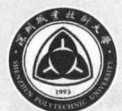
深圳职业技术大学"十四五"规划教材

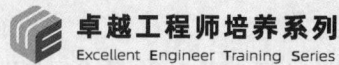
卓越工程师培养系列
Excellent Engineer Training Series

Android 移动医疗实训教程

主　编◎张庆平　周　慧
副主编◎董　磊　覃进宇

同济大学 出版社
TONGJI UNIVERSITY PRESS
· 上海 ·

内 容 提 要

Android 是由 Google 公司与开放手机联盟合作开发的免费操作系统,该系统基于优化的 Linux 内核,主要应用于移动设备。Android 最大的特点在于它是一个开放的体系架构,具有用户友好的开发和调试环境,同时还支持各种可扩展的功能服务,这使得其开发成本相对较低,得到了众多用户的青睐,具有很大的市场潜力。

本书主要从实训的目的出发,通过通俗易懂的语言、综合的应用实例,详细介绍了使用 Android 进行程序开发所需要掌握的知识与技术。全书共安排了 10 个项目,涉及入门引导、PCT 通信协议介绍、界面设计、UI 组件介绍,以及数据云同步技术等内容。本书完整地体现了一个综合项目案例的实现过程,力求让学习者能够学有所得,并能学以致用。

本书既可以作为技术应用型高等院校相关专业的入门教材,也可以作为 Android 开发及相关行业工程技术人员的入门培训用书。

图书在版编目（CIP）数据

Android 移动医疗实训教程 / 张庆平,周慧主编；董磊,覃进宇副主编. --上海：同济大学出版社，2024.8.--ISBN 978－7－5765－1201－4

Ⅰ.①R197-39

中国国家版本馆 CIP 数据核字第 2024VL6287 号

Android 移动医疗实训教程

主编 张庆平 周 慧 **副主编** 董 磊 覃进宇

责任编辑 屈斯诗 **助理编辑** 韩 青 **责任校对** 徐春莲 **封面设计** 渲彩轩

出版发行	同济大学出版社 www.tongjipress.com.cn （地址：上海市四平路 1239 号 邮编：200092 电话：021-65985622）
经　　销	全国各地新华书店
制　　作	南京月叶图文制作有限公司
印　　刷	启东市人民印刷有限公司
开　　本	787mm×1092mm 1/16
印　　张	17.5
字　　数	426 000
版　　次	2024 年 8 月第 1 版
印　　次	2024 年 8 月第 1 次印刷
书　　号	ISBN 978-7-5765-1201-4
定　　价	65.00 元

本书若有印装质量问题,请向本社发行部调换   版权所有 侵权必究

前言

本书是一本主要面向技术应用型院校学生的 Android 开发设计实训手册。本书以 Android Studio 为开发平台,共安排了 10 个项目,除了第一个项目的引导介绍,其他项目都为实战实验,包含一个用于专门讲解 PCT 通信协议的打包解包实验,以及 8 个综合应用实验,综合应用实验主要是知识点的应用与拓展。

在内容结构的编排上,本书的实验项目首先介绍了实验内容,即需要通过什么知识点来完成实验,然后通过实验原理对这些知识点展开介绍。实验原理又分为实验框图、基础知识点和重点掌握技能,其中实验框图主要用于描绘实验的实现思路或者实验中的数据流向,基础知识点主要介绍的是一些细碎但必备的知识点,而重点掌握技能则是实现实验的关键知识点,要求读者切实掌握并熟练运用。除此之外,本书的每个实验都配有详细的实验步骤,实验步骤的源代码都有详细的注释与说明,以确保读者能够顺利完成实验和完全理解源代码。每个实验项目后,配置了实战演练和思考练习,其中实战演练作为实验拓展,思考练习由若干个习题构成,用于帮助读者自查是否掌握了实验知识。

本书的编写特色如下:

(1) 内容实际,条理清晰。本书以实际应用训练为主,并在每个实验中穿插知识点的讲解,可以让读者在实训的过程中学习 Android 开发理论知识,即使是未接触过程序设计的初学者也能迅速掌握并上手操作。

(2) 知识详尽,重点讲解。本书详细讲解每个实验所涉及的知识点,未涉及的内容尽量不予讲解,以便于初学者快速掌握 Android 系统设计的核心要点。

(3) 格式严谨,标准规范。本书将各种规范贯穿于整个 Android 开发设计过程中,如 Android Studio 平台参数设置、工程和文件命名规范、版本规范、软件设计规范等。

(4) 架构统一,模块标准。本书所有实验严格按照统一的工程架构设计,每个子模块按照统一标准设计。

(5) 资料丰富,持续更新。本书配有丰富的资料包,包括 Android 例程、软件包,以及配套的 PPT、视频等,这些资料会持续更新,下载链接可通过微信公众号"卓越工程师培养系列"或扫描相应二维码获取。

本书中的程序按照深圳市乐育科技有限公司的《Java 语言软件设计规范(LY-STD004—2019)》的要求编写,该设计规范要求每个模块的实现必须有清晰的模块信息,模块信息包括模块名称、模块摘要、当前版本、模块作者、完成日期、模块内容和注意事项。

本书由张庆平、周慧任主编,董磊、覃进宇任副主编。张庆平和周慧共同策划了本书的编写思路和大纲,指导全书的编写,并参与了部分章节的编写;钟超强、郭文波和彭芷晴在例程优化和文本校对中做了大量的工作,同时也参与了部分章节的编写;董磊、覃进宇对全书进行统稿,并参与了部分章节的编写。本书涉及的实验基于深圳市乐育科技有限公司的LY-M501型人体生理参数监测系统,该公司提供了充分的技术支持。在此一并致以衷心的感谢!

由于编者水平有限,书中难免有疏漏之处,恳请读者批评指正。读者反馈、相关资料的获取或实验平台技术问题,可发信至邮箱:ExcEngineer@163.com。

编者

2024 年 3 月

目 录

前言

项目 1　Android 开发环境 ······ 001
1.1　智能手机的操作系统 ······ 001
1.2　Android 的开发环境 ······ 001
1.3　搭建 Android 开发环境 ······ 003
1.4　Android 应用开发特色 ······ 014
1.5　第一个 Android Studio 工程 ······ 014
1.6　HelloWorld 工程详解 ······ 021
1.7　日志工具 Log 的使用 ······ 025
实战演练 ······ 028
思考练习 ······ 028

项目 2　打包解包 App 设计实验 ······ 029
2.1　实验内容 ······ 029
2.2　实验原理 ······ 029
2.3　实验步骤 ······ 035
实战演练 ······ 053
思考练习 ······ 053

项目 3　人体生理参数监测系统软件平台布局实验 ······ 054
3.1　实验内容 ······ 054
3.2　实验原理 ······ 054
3.3　实验步骤 ······ 059
实战演练 ······ 083
思考练习 ······ 083

项目 4　体温监测与显示实验 ······ 084
4.1　实验内容 ······ 084
4.2　实验原理 ······ 084
4.3　实验步骤 ······ 092
实战演练 ······ 128
思考练习 ······ 128

项目 5　血压监测与显示实验 ······ 129
5.1　实验内容 ······ 129

5.2 实验原理 …………………………………………………………………………… 129
5.3 实验步骤 …………………………………………………………………………… 137
实战演练 ………………………………………………………………………………… 149
思考练习 ………………………………………………………………………………… 149

项目6 呼吸监测与显示实验 ……………………………………………………………… 150
6.1 实验内容 …………………………………………………………………………… 150
6.2 实验原理 …………………………………………………………………………… 150
6.3 实验步骤 …………………………………………………………………………… 156
实战演练 ………………………………………………………………………………… 173
思考练习 ………………………………………………………………………………… 173

项目7 血氧监测与显示实验 ……………………………………………………………… 174
7.1 实验内容 …………………………………………………………………………… 174
7.2 实验原理 …………………………………………………………………………… 174
7.3 实验步骤 …………………………………………………………………………… 176
实战演练 ………………………………………………………………………………… 191
思考练习 ………………………………………………………………………………… 192

项目8 心电监测与显示实验 ……………………………………………………………… 193
8.1 实验内容 …………………………………………………………………………… 193
8.2 实验原理 …………………………………………………………………………… 193
8.3 实验步骤 …………………………………………………………………………… 197
实战演练 ………………………………………………………………………………… 214
思考练习 ………………………………………………………………………………… 214

项目9 数据演示实验 ……………………………………………………………………… 215
9.1 实验内容 …………………………………………………………………………… 215
9.2 实验原理 …………………………………………………………………………… 215
9.3 实验步骤 …………………………………………………………………………… 218
实战演练 ………………………………………………………………………………… 235
思考练习 ………………………………………………………………………………… 235

项目10 数据云同步实验 ………………………………………………………………… 236
10.1 实验内容 ………………………………………………………………………… 236
10.2 实验原理 ………………………………………………………………………… 236
10.3 实验步骤 ………………………………………………………………………… 240
实战演练 ………………………………………………………………………………… 249
思考练习 ………………………………………………………………………………… 249

附录 ………………………………………………………………………………………… 250
附录A 人体生理参数监测系统使用说明 …………………………………………… 250
附录B PCT通信协议应用在人体生理参数监测系统硬件平台说明 ……………… 252

参考文献 …………………………………………………………………………………… 273

项目 1

Android 开发环境

1.1 智能手机的操作系统

智能手机具有独立的操作系统，像计算机一样支持用户自行安装软件、游戏等第三方服务商提供的程序，并通过此类程序不断对手机的功能进行扩充，同时可通过移动通信网络来实现无线网络接入。操作系统是智能手机的核心，因此，研究智能手机就要从操作系统开始。目前，智能手机主流的操作系统包括 Android 和 iOS，下面分别对这两种操作系统进行简单的介绍。

1. Android

Android 是由 Google 公司和开放手机联盟领导及开发的基于 Linux 内核(不包含 GNU 组件)的开放源代码的操作系统，它主要使用于移动设备，如智能手机和平板电脑。Android 操作系统最初是由 Andy Rubin 公司开发的，主要支持手机。2005 年 8 月 Andy Rubin 公司被 Google 公司收购。2007 年 11 月，Google 公司与 84 家硬件制造商、软件开发商及电信运营商组建开放手机联盟，共同研发改良 Android 操作系统。随后 Google 公司以 Apache 开源许可证的授权方式，发布了 Android 的源代码。第一部 Android 智能手机发布于 2008 年 10 月。随后，Android 逐渐扩展到平板电脑及其他电子产品，如电视、数码相机、游戏机、智能手表等。截至 2017 年，Android 智能手机占全球手机市场份额的 87.2%。

2. iOS

iOS 是由苹果公司开发的移动操作系统，最早于 2007 年 1 月 9 日的 Macworld 大会上公布。该系统最初是设计给 iPhone 使用的，因此将其命名为 iPhone OS，后来陆续套用到 iPad、iPod touch、Apple TV 上，2010 年，苹果公司在 WWDC 大会上宣布，将 iPhone OS 改名为 iOS。iOS 属于类 Unix 的商业操作系统，使用 Objective-C 和 Swift 作为程序开发语言。苹果公司还发布了软件开发工具包(Software Development Kit，SDK)，为 iOS 应用程序开发、测试、运行和调试提供了工具。截至 2017 年，iOS 智能手机占全球手机市场份额的 12.4%。

1.2 Android 的开发环境

Google 公司在 2013 年为开发者提供的集成环境工具 Android Studio，在多次更新后，已经成为非常强大的集成开发环境。

1. Android 基本架构

Android 分为 5 个层，从高层到低层分别是应用程序层（Applications）、应用程序框架层（Application Framework）、系统运行库层（Libraries）、运行环境层（Android Runtime）和 Linux 核心层（Linux Kernel），如图 1-1 所示。

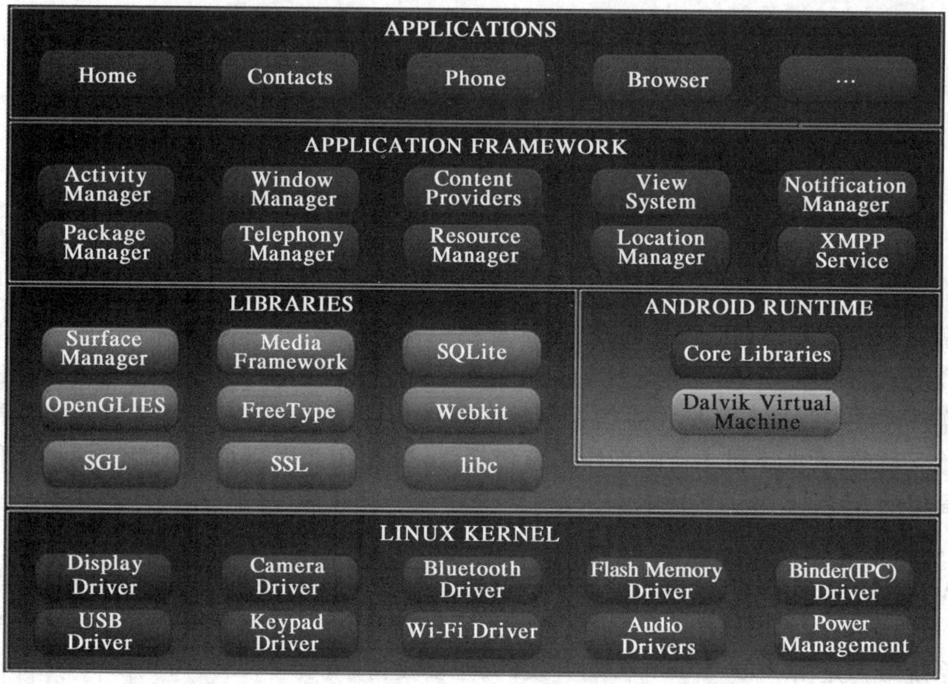

图 1-1　Android 基本架构

Applications、Application Framework 和 Android Runtime 的核心库是 Java 程序；Android Runtime 的 Dalvik Virtual Machine 代码是为运行 Java 程序而实现的虚拟机；Libraries 为 C/C++ 语言编写的程序库；Linux Kernel 为 Linux 内核和驱动，在 Application Framework 之下，由 C/C++ 的程序库组成，通过 Java 本地调用（Java Native Interface，JNI）完成从 Java 程序到 C 语言程序的调用。

2. JDK、Android SDK 与 Android Studio

JDK 是 Java 语言的软件开发工具包，也是 Java 语言编译器。JDK 包含了 Java 的运行环境（JVM+Java 系统类库）和 Java 工具。

SDK 是一些被用于特定的软件包、软件框架、硬件平台、操作系统等开发工具的集合。Android SDK 指的是 Android 专属的软件开发工具包，是提供 App 开发的常用工具集合。

Android Studio 是 Google 公司推出的 Android 集成开发环境，可以在 Android 官网（https://developer.android.google.cn/）下载。在 Android 发布初期，Google 公司推荐使用的开发工具是 Eclipse。

3. 计算机配置要求

搭建 Android 开发环境，需要同时安装 JDK 和 Android SDK，为了保证开发的顺畅，建议选用配置较高的计算机，运行 Android 开发环境的计算机配置要求如下：

（1）操作系统：Windows 7 及以上版本（本书基于 Windows 10，推荐读者也使用 Windows 10）。

（2）CPU：主频不低于 2.0 GHz。

（3）内存：4 G 或更大，推荐 8 G。

（4）硬盘：80 G 或更大。

1.3 搭建 Android 开发环境

搭建 Android 开发环境需要准备好如图 1-2 所示的文件，这些文件位于本书配套资料包的"02.相关软件"文件夹。

名称	修改日期	类型	大小
.android.rar	2020/4/2 20:44	WinRAR 压缩文件	1,117 KB
.AndroidStudio3.1.rar	2020/4/2 20:48	WinRAR 压缩文件	56,890 KB
.gradle.rar	2020/4/2 21:02	WinRAR 压缩文件	1,178,938...
Android.rar	2020/4/2 21:07	WinRAR 压缩文件	2,123,516...
android-studio-ide-173.4720617-win...	2020/4/2 20:52	应用程序	776,278 KB
jdk-8u241-windows-x64.exe	2020/3/28 20:43	应用程序	215,980 KB
npp.7.8.5.Installer.rar	2020/6/7 18:37	WinRAR 压缩文件	3,581 KB
npp插件.rar	2020/6/7 18:37	WinRAR 压缩文件	519 KB

图 1-2 搭建 Android 开发环境文件夹

很多初学者在搭建 Android 开发环境时，由于操作系统、Android Studio 和 JDK 版本等差异，可能浪费大量时间，甚至因此放弃学习 Android 开发。因此，建议读者严格按照以下步骤进行 Android Stuido 和 JDK 的安装。其中，Android Studio 版本为 3.1.2，安装源文件名为"android-studio-ide-173.4720617-windows.exe"，JDK 的版本为 1.8.0，安装源文件名为"jdk-8u241-windows-x64.exe"。

如果计算机已经安装过其他版本的 Android Studio，建议将其卸载。同时删除位于"C:\Users\Administrator"目录下的".android"".AndroidStudio"和".gradle"文件夹，以及"C:\Users\Administrator\AppData\Local"目录下的"Android"文件夹，注意，如果用户名不是"Administrator"，须根据用户名查找并删除这四个文件夹。

1. 安装和配置 JDK

（1）JDK 的安装

① 双击运行本书配套资料包的"02.相关软件"文件夹中的"jdk-8u241-windows-x64.exe"，在弹出的如图 1-3 所示的对话框中，单击"下一步"按钮。

② 在弹出的如图 1-4 所示的对话框中，直接单击"下一步(N)>"按钮。

③ 如图 1-5 所示，选择安装路径，建议安装在 C 盘，此时，直接单击"下一步(N)>"按钮开始安装 JDK。

④ JDK 安装完成之后，会弹出如图 1-6 所示的对话框，单击"关闭(C)"按钮。

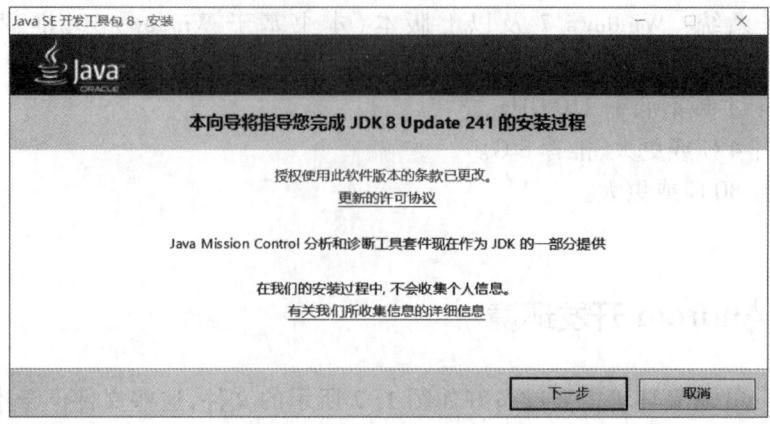

图 1-3　JDK 安装步骤 1

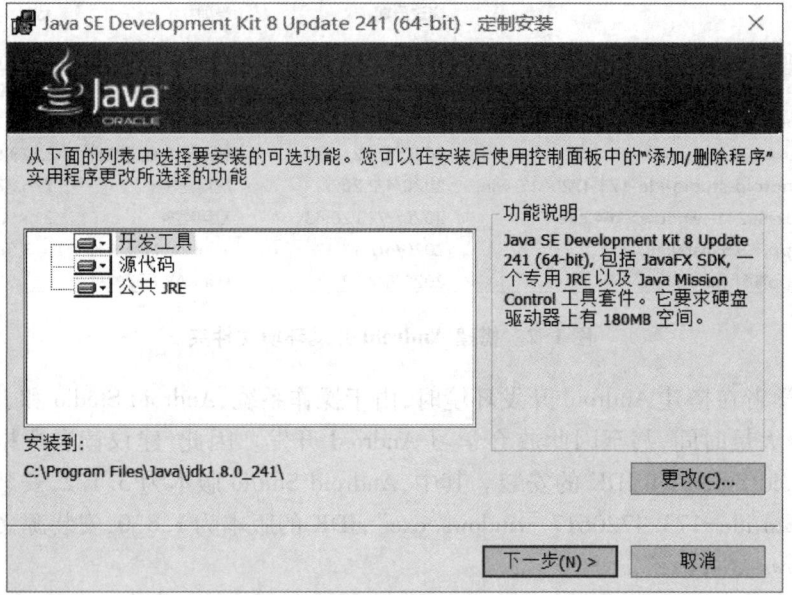

图 1-4　JDK 安装步骤 2

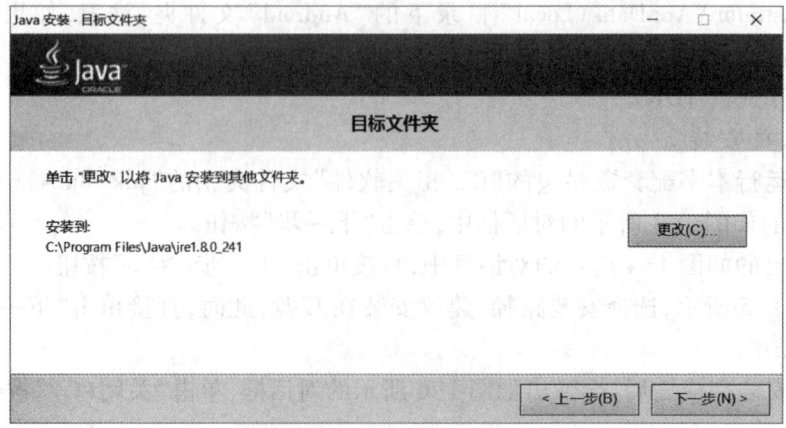

图 1-5　JDK 安装步骤 3

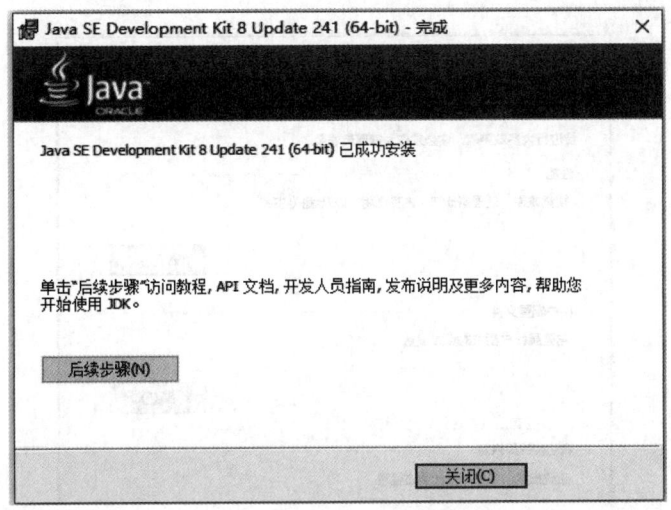

图 1-6　JDK 安装步骤 4

（2）JDK 的配置

① 完成 JDK 的安装之后，就可以配置 JDK，即设置 JDK 的环境变量。在"此电脑"图标（Windows 7 系统为"计算机"图标）上单击鼠标右键，然后，在鼠标右键菜单中，单击"属性"，在弹出的如图 1-7 所示的界面中单击"高级系统设置"按钮。

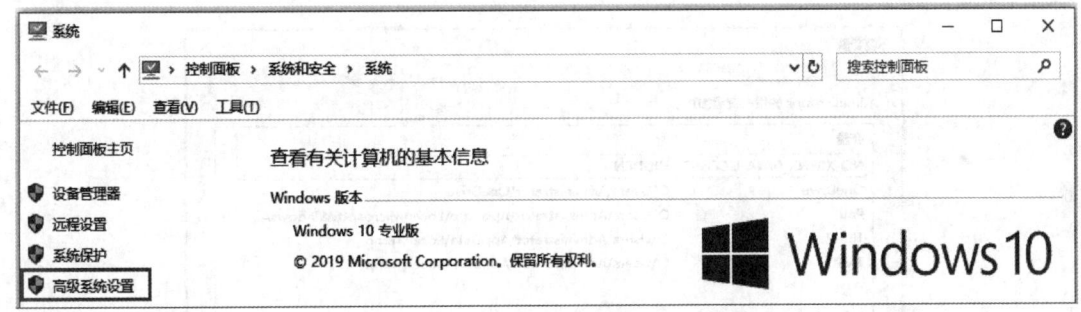

图 1-7　JDK 配置步骤 1

② 在弹出的如图 1-8 所示的"系统属性"对话框中，在"高级"标签页中直接单击"环境变量(N)…"按钮。

③ 在如图 1-9 所示的"环境变量"对话框中，单击"系统变量(S)"下的"新建(W)…"按钮。

④ 在弹出的"编辑系统变量"对话框中，输入变量名"JAVA_HOME"，输入变量值"C:\Program Files\Java\jdk1.8.0_241"，最后单击"确定"按钮，如图 1-10 所示。

⑤ 双击"系统变量(S)"下的"Path"，如图 1-11 所示。

⑥ 在弹出的如图 1-12 所示的"编辑环境变量"对话框中，通过单击"新建(N)"按钮依次新建两个变量，变量值分为"%JAVA_HOME%\bin"和"%JAVA_HOME%\jre\bin"。注意，如果是 Windows 7 系统，则需在 Path 变量值末尾添加英文分号，即"%JAVA_HOME%\bin;%JAVA_HOME%\jre\bin;"。

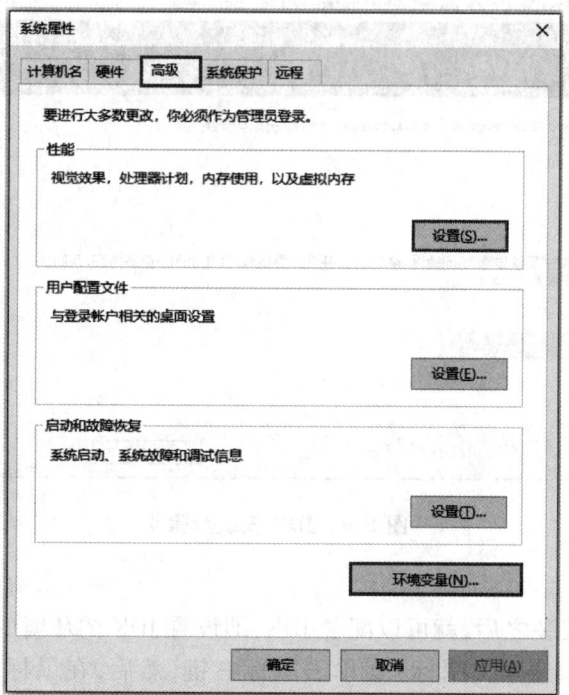

图 1-8 JDK 配置步骤 2

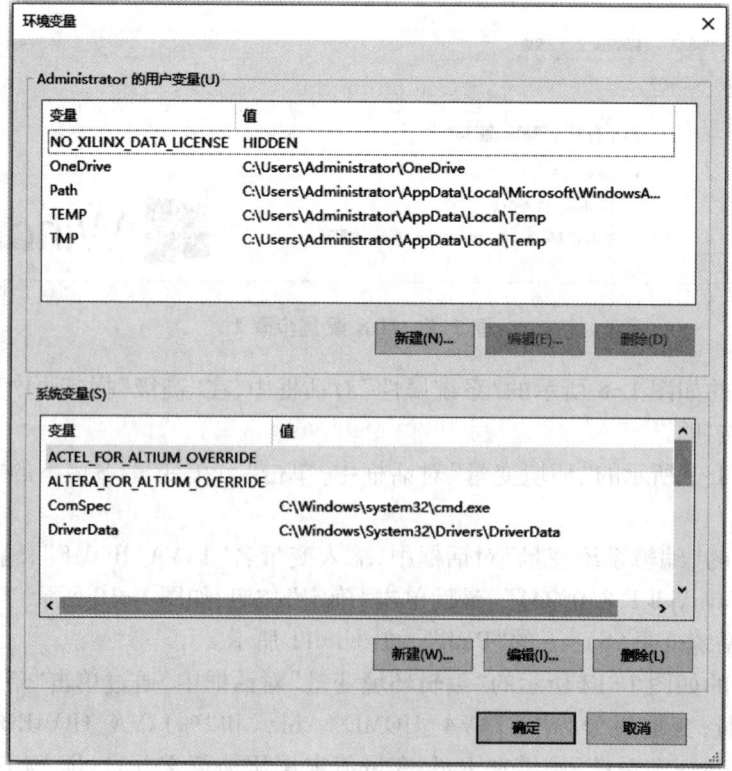

图 1-9 JDK 配置步骤 3

图 1-10　JDK 配置步骤 4

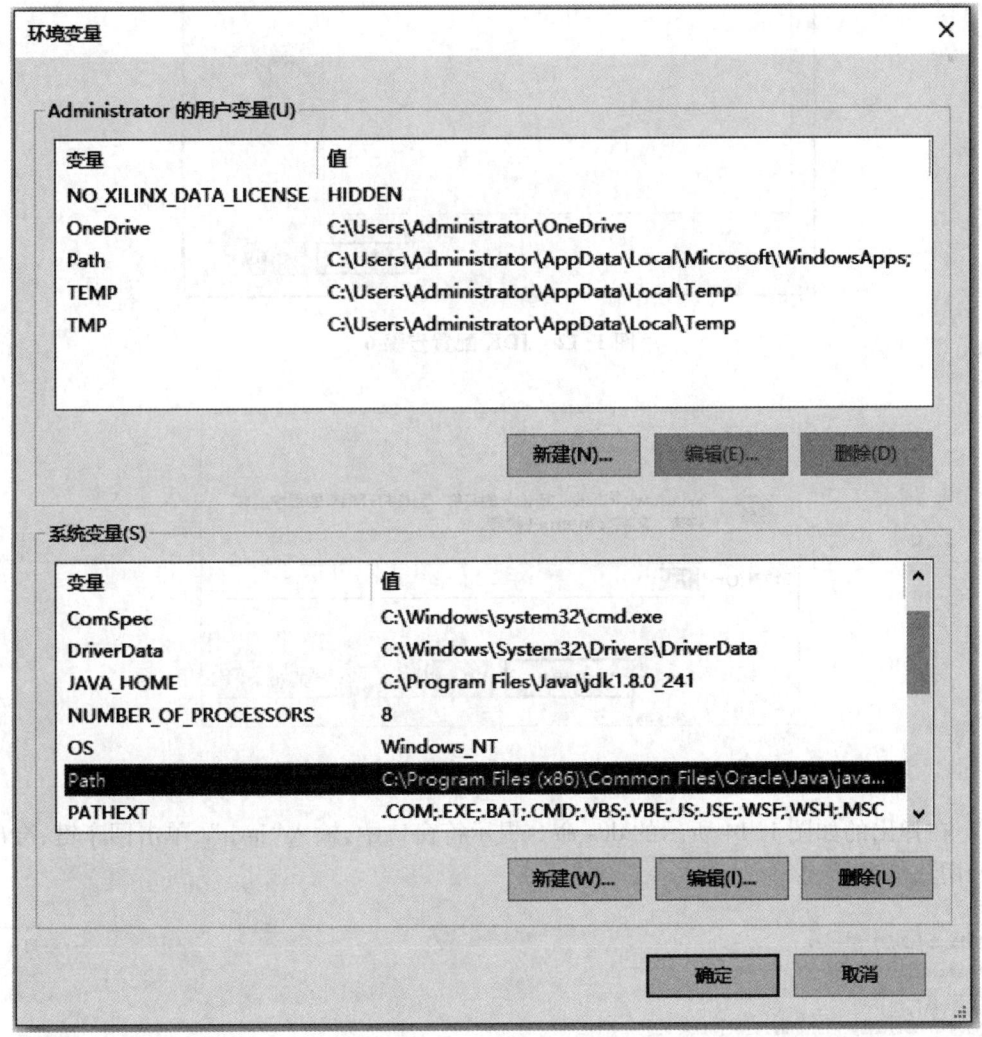

图 1-11　JDK 配置步骤 5

（3）JDK 的验证

① 完成 JDK 的安装和配置之后，需要验证 JDK 安装及配置是否成功。首先，在"运行"窗口输入"cmd"，然后单击"确定"按钮，如图 1-13 所示。

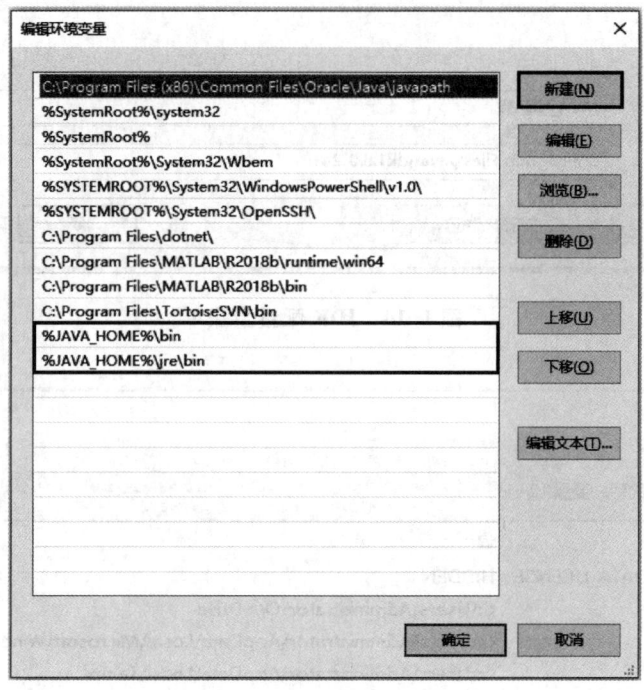

图 1-12　JDK 配置步骤 6

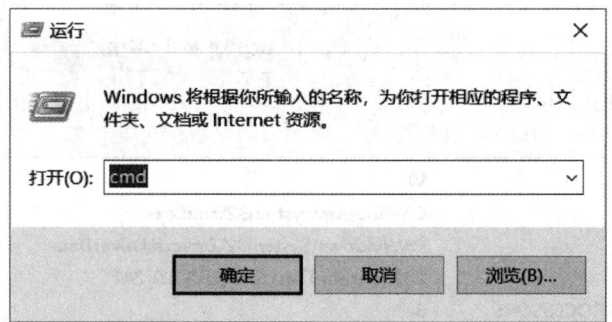

图 1-13　验证 JDK 安装及配置是否成功步骤 1

② 在弹出的如图 1-14 所示的 dos 命令提示符窗口中，输入 "java"，单击回车键，会出现 java 的用法信息。

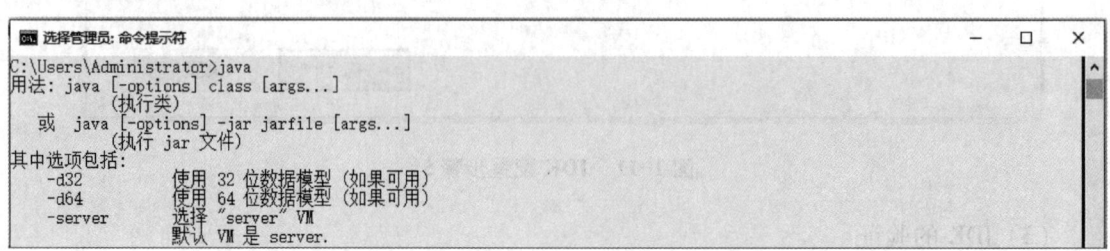

图 1-14　验证 JDK 安装及配置是否成功步骤 2

③ 同样的方法,在 dos 命令提示符窗口中,输入"javac",单击回车键,会出现 javac 的用法信息,如图 1-15 所示。

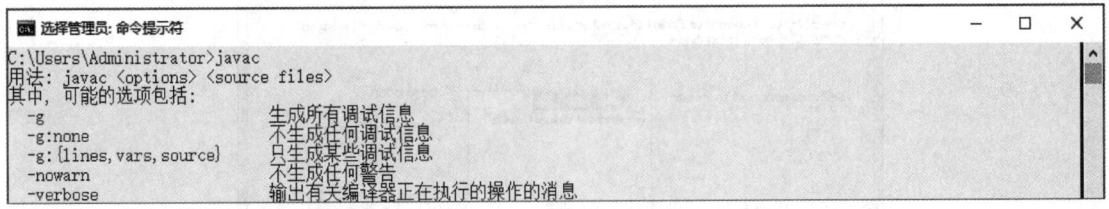

图 1-15　验证 JDK 安装及配置是否成功步骤 3

④ 可以通过在 dos 命令提示符窗口中输入"java -version",查看 JDK 的版本信息,如图 1-16 所示。

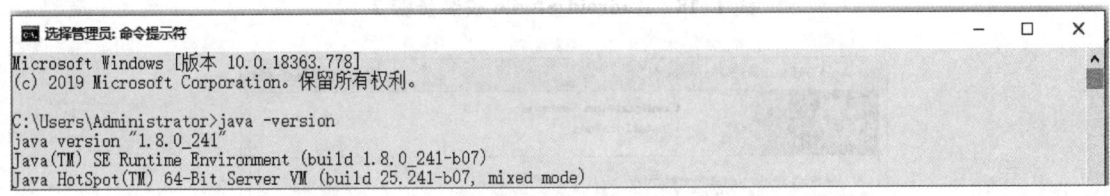

图 1-16　验证 JDK 安装及配置是否成功步骤 4

2. 安装 Android Studio

在安装 Android Studio 之前,先将本书配套资料包的"02. 相关软件"文件夹中的". android. rar"". AndroidStudio3. 1. rar"和". gradle. rar"复制到"C:\Users\Administrator"路径下,将"Android. rar"复制到"C:\Users\Administrator\AppData\Local"路径下,然后分别解压这四个压缩包。注意,解压时要确保解压之后的文件夹中不能再嵌套同名的文件夹。以 Android. rar 为例,解压之后,Android 文件夹中不能再有一个 Android 文件夹。同时,要确保计算机处于联网状态。以下为具体的安装步骤。

（1）双击运行本书配套资料包的"02. 相关软件"文件夹中的"android-studio-ide-173. 4720617-windows. exe",在弹出的如图 1-17 所示的对话框中,单击"Next>"按钮。

（2）勾选"Android Virtual Device",单击"Next>"按钮,如图 1-18 所示。

（3）如图 1-19 所示,选择安装路径,建议安装在 C 盘,因此,直接单击"Next>"按钮。

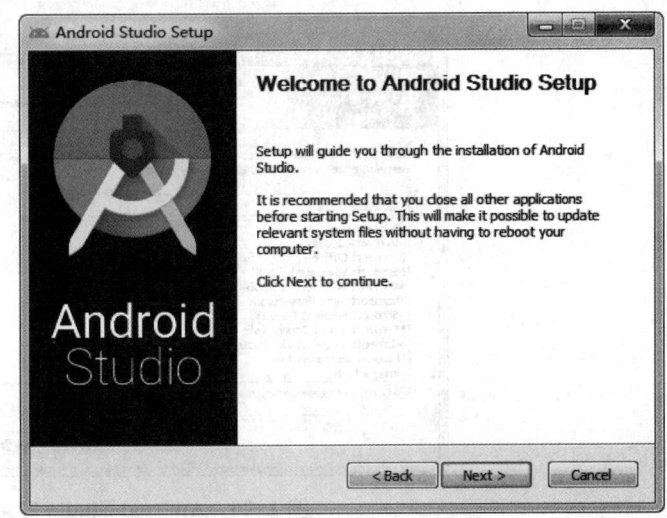

图 1-17　Android Studio 安装步骤 1

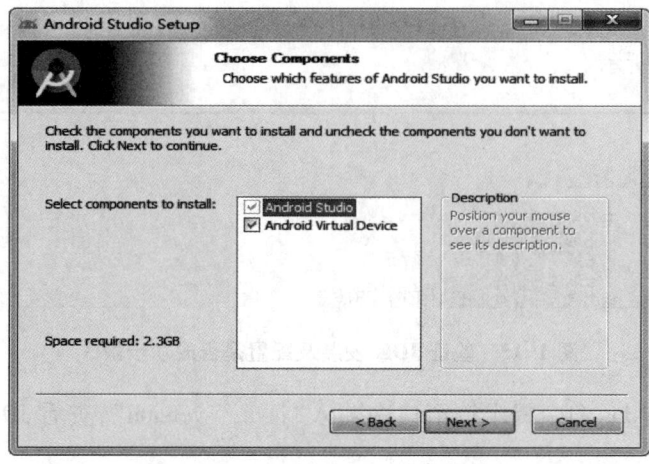

图 1-18　Android Studio 安装步骤 2

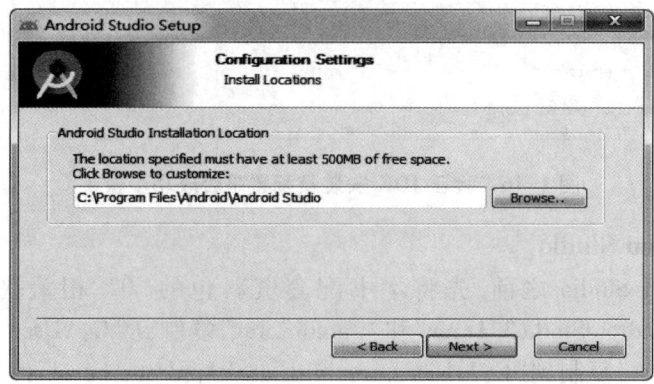

图 1-19　Android Studio 安装步骤 3

（4）在弹出的如图 1-20 所示的对话框中，单击"Install"按钮开始安装 Android Studio。

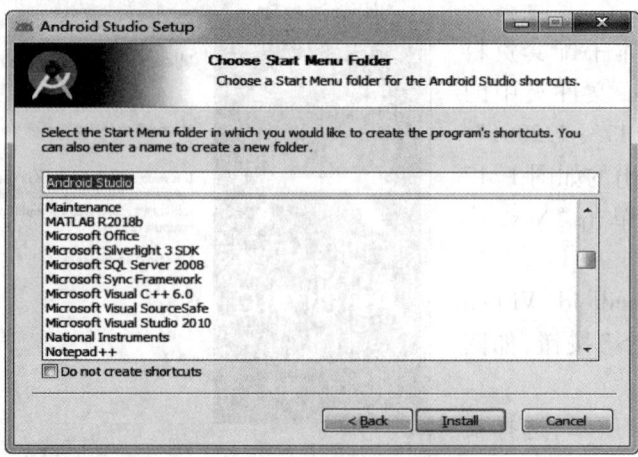

图 1-20　Android Studio 安装步骤 4

(5) Android Studio 安装完成后，会弹出如图 1-21 所示的对话框，单击"Finish"按钮完成安装。

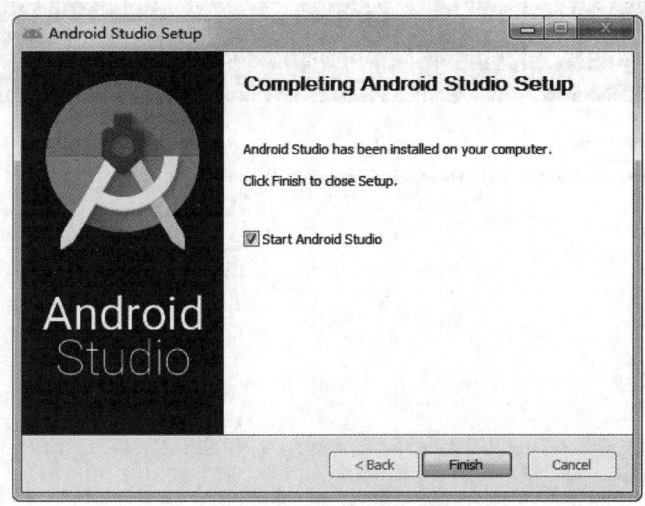

图 1-21　Android Studio 安装步骤 5

(6) 在如图 1-22 所示的对话框中，保持默认选项，单击"OK"按钮。

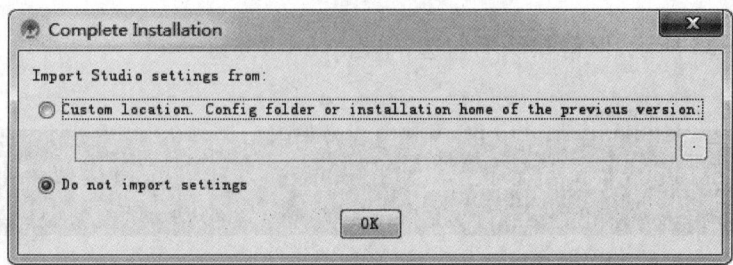

图 1-22　安装 Android Studio 步骤 6

(7) 在如图 1-23 所示的对话框中，单击"Cancel"按钮。

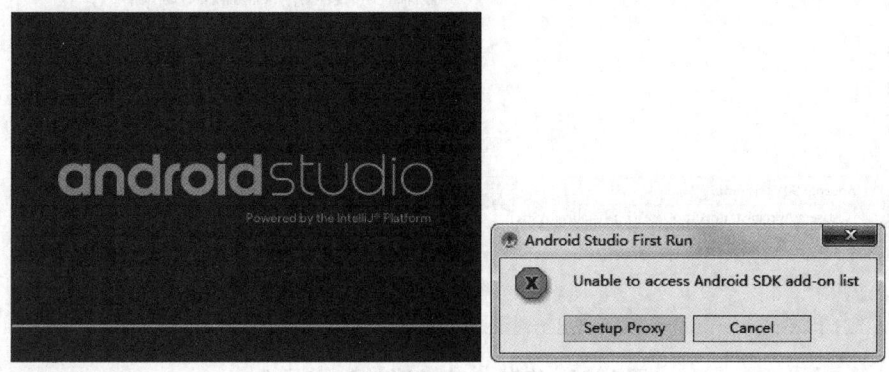

图 1-23　安装 Android Studio 步骤 7

（8）在图1-24所示的对话框中，单击"Next"按钮。

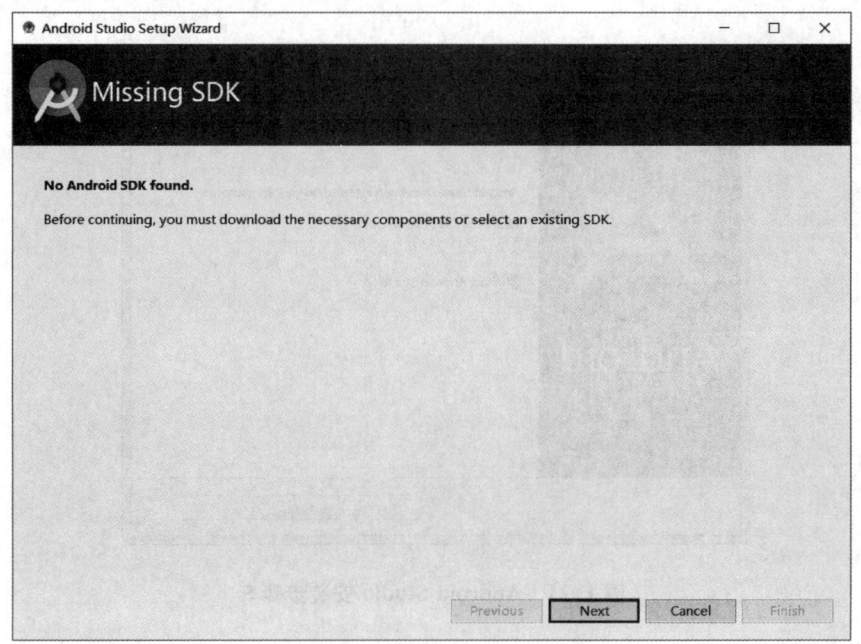

图1-24　安装Android Studio 步骤8

（9）如图1-25所示，保持默认不勾选，单击"Next"按钮。

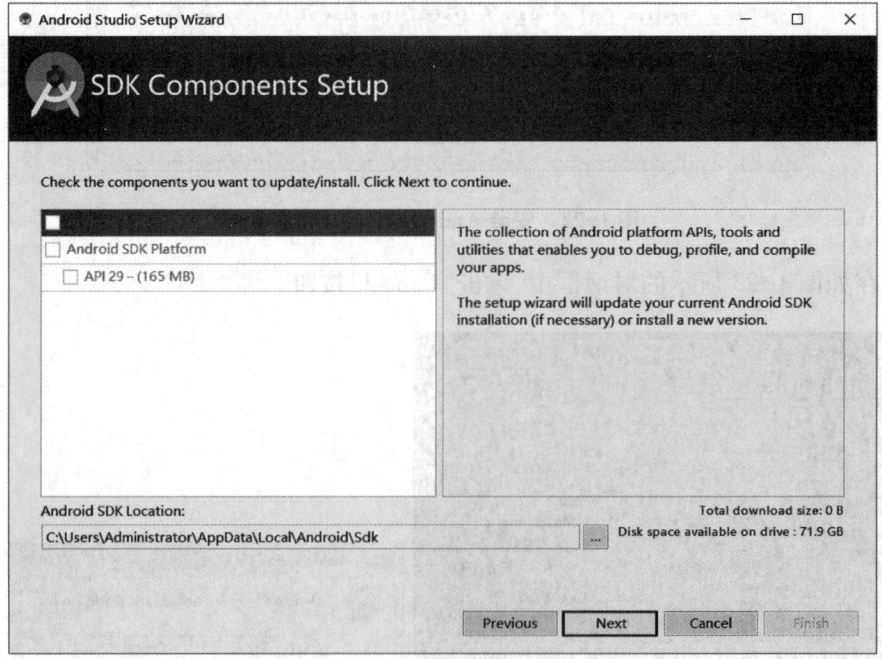

图1-25　安装Android Studio 步骤9

（10）在图 1-26 所示的对话框中，单击"Finish"按钮。

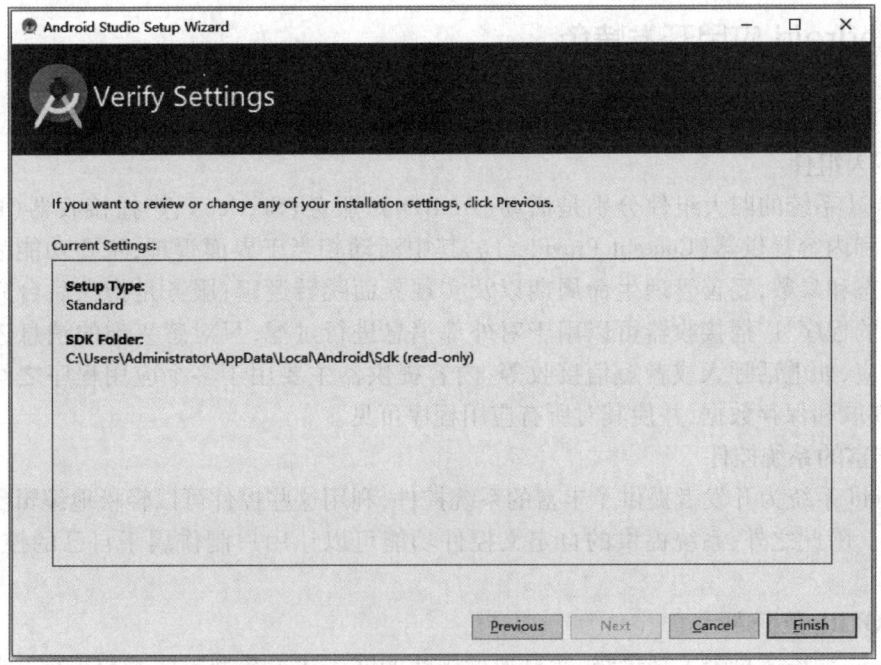

图 1-26　安装 Android Studio 步骤 10

（11）在图 1-27 所示的对话框中，单击右上角的"×"，关闭 Android Studio 软件。

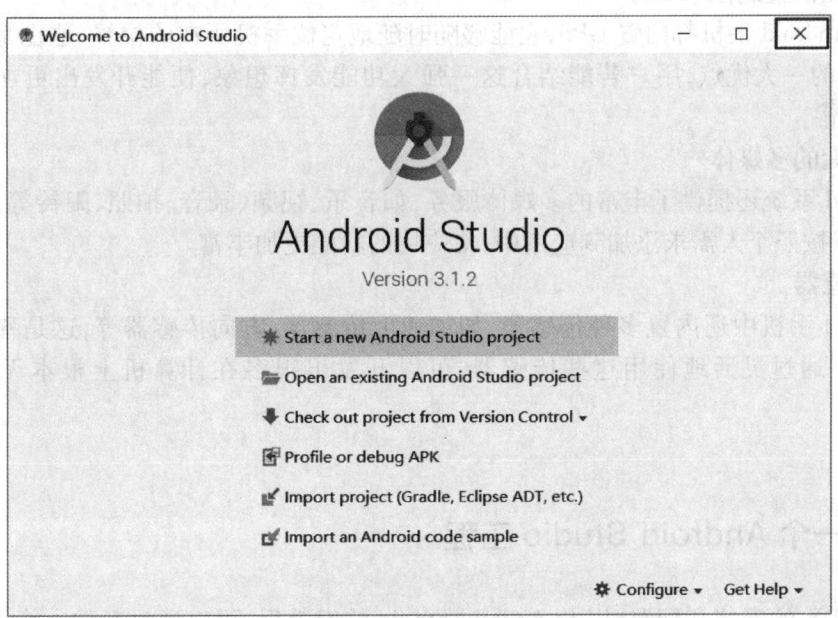

图 1-27　安装 Android Studio 步骤 11

1.4 Android 应用开发特色

在开始 Android 开发之前,首先了解一下 Android 系统的特点。

1. 四大组件

Android 系统的四大组件分别是活动(Activity)、服务(Service)、广播接收器(Broadcast Receiver)和内容提供器(Content Provider)。其中活动相当于界面管理,主要功能为保持各界面的状态和参数,妥善管理生命周期以及实现界面跳转逻辑;服务是指在后台完成用户指定操作的程序;广播接收器可以用于对外部消息进行过滤,只对感兴趣的消息进行接收并做出响应,如电话呼入或者短信接收等;内容提供器主要用于多个应用程序之间共享数据,能够获取和保存数据,并使其对所有应用程序可见。

2. 丰富的系统控件

Android 系统为开发者提供了丰富的系统控件,利用这些控件可以轻松地编辑出用户理想的界面。除此之外,系统提供的自定义控件功能可以让用户制作属于自己的控件,更方便开发。

3. SQLite 数据库

Android 系统还自带了轻量级、运算速度极快的嵌入式关系型数据库 SQLite。它支持标准的 SQL 语法,可以通过 Android 封装好的 API 进行操作,使得数据的存储和读取变得非常方便。

4. 地理位置定位(LBS)

目前 Android 手机都内置 GPS,它能够随时随地定位手机所在的位置,这也是移动端相比于 PC 端的一大优点,用户若能结合这一强大功能发挥想象,便能开发出更加有创意的应用。

5. 强大的多媒体

Android 系统还提供了丰富的多媒体服务,如音乐、视频、录音、拍照、闹铃等,这些服务用户都可以按照个人需求添加到应用中,使应用的功能更加丰富。

6. 传感器

Android 手机中还内置多种传感器,如加速度传感器、方向传感器等,这是移动设备的一大特点。通过灵活地使用这些传感器,可以开发出很多在计算机上根本无法实现的应用。

1.5 第一个 Android Studio 工程

完成 JDK 的安装和配置,以及 Android Studio 的安装后,可以通过新建一个 HelloWorld 工程,并将其下载到 Android 手机,验证 Android 开发环境是否搭建成功。

(1)在计算机的 D 盘下建立一个"AndroidStudioTest"文件夹。在"开始"菜单中找到"Android Studio"并单击,在弹出的如图 1-28 所示的对话框中,单击"Start a new Android

Studio project"。

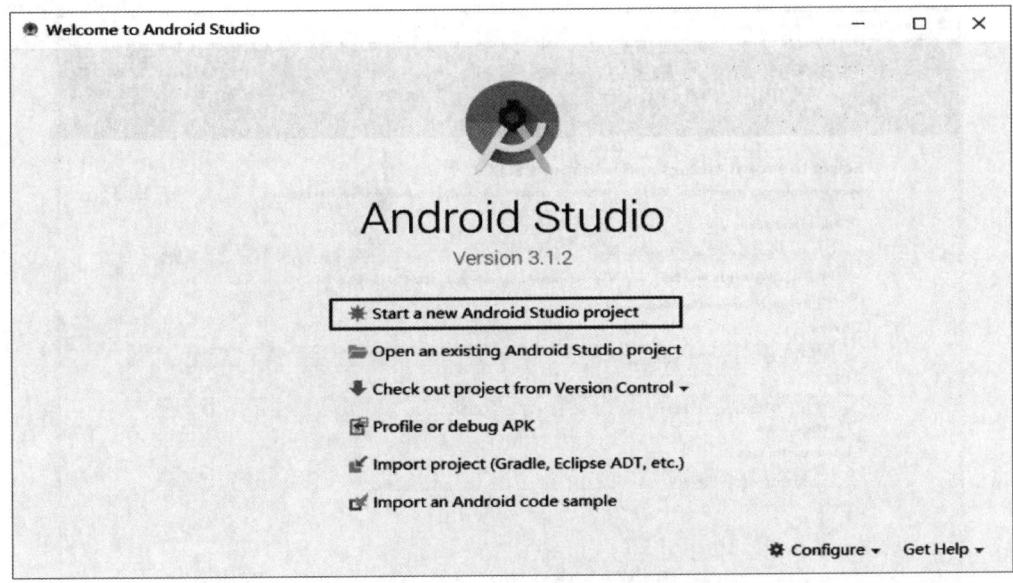

图 1-28　新建 Android Studio 工程步骤 1

（2）在弹出的如图 1-29 所示的新建工程对话框中，在"Application name"栏输入新建工程的名称"HelloWorld"；在"Company domain"栏输入公司域名"leyutek.com"；在"Project location"栏输入工程所在路径"D:\AndroidStudioTest\HelloWorld"，然后，单击"Next"按钮。

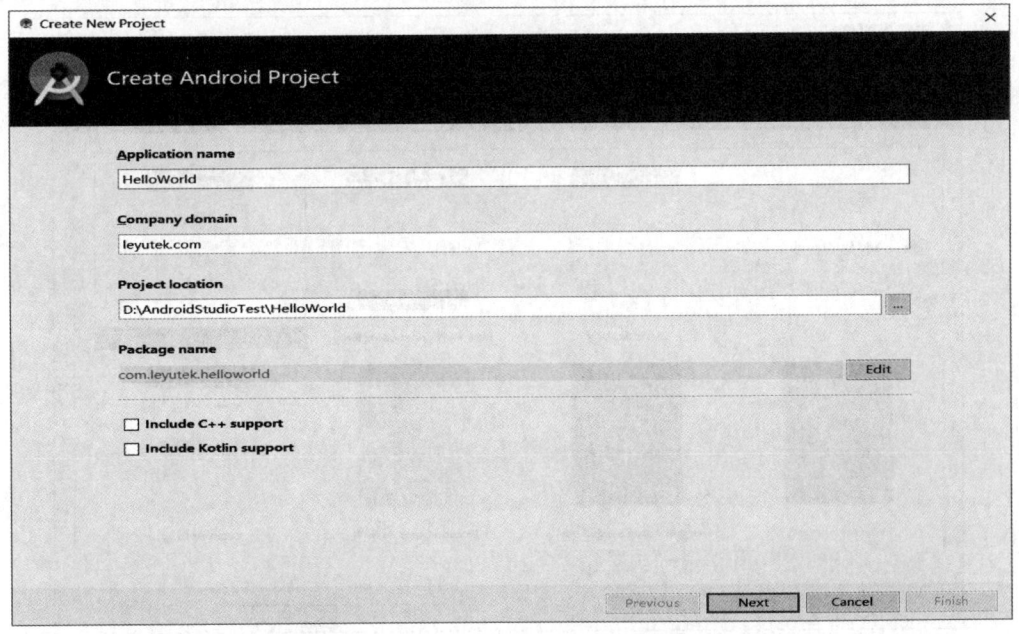

图 1-29　新建 Android Studio 工程步骤 2

（3）在如图 1-30 所示的对话框中，勾选"Phone and Tablet"，并选择"API 15：Android

4.0.3(IceCreamSandwich)",单击"Next"按钮。

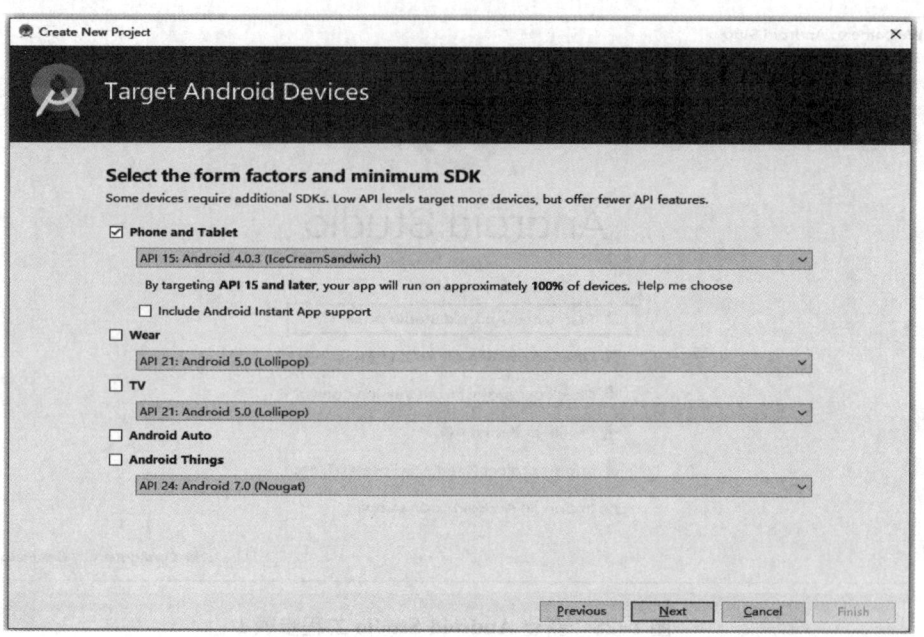

图 1-30　新建 Android Studio 工程步骤 3

（4）在如图 1-31 所示的对话框中，保持默认的"Empty Activity"不变，然后，单击"Next"按钮。

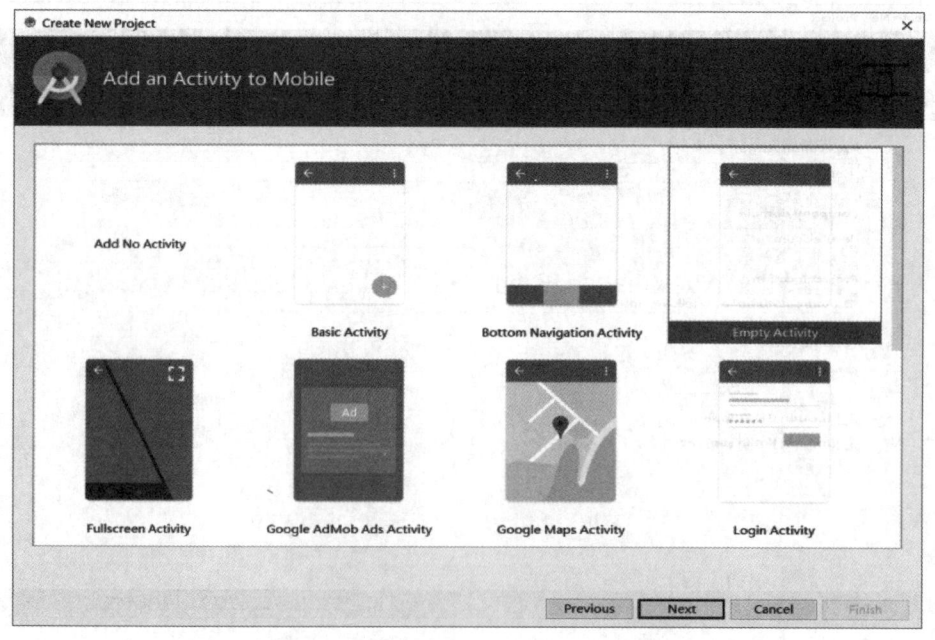

图 1-31　新建 Android Studio 工程步骤 4

（5）在弹出的如图 1-32 所示的对话框中，保持默认的"Activity Name"和"Layout

Name"不变,单击"Finish"按钮。

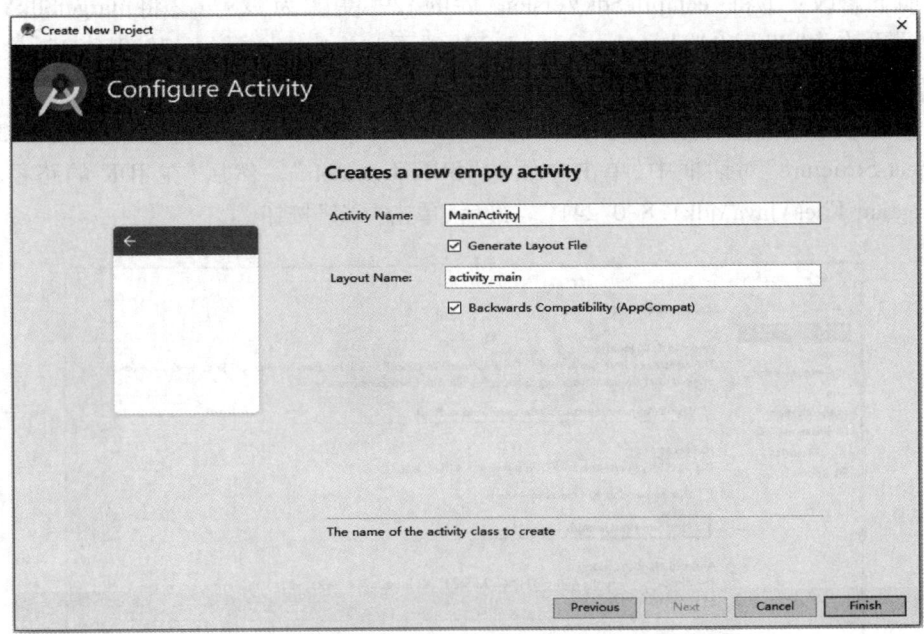

图 1-32　新建 Android Studio 工程步骤 5

(6) 在如图 1-33 所示的 Android Studio 集成开发环境窗口,将"Android"目录切换为

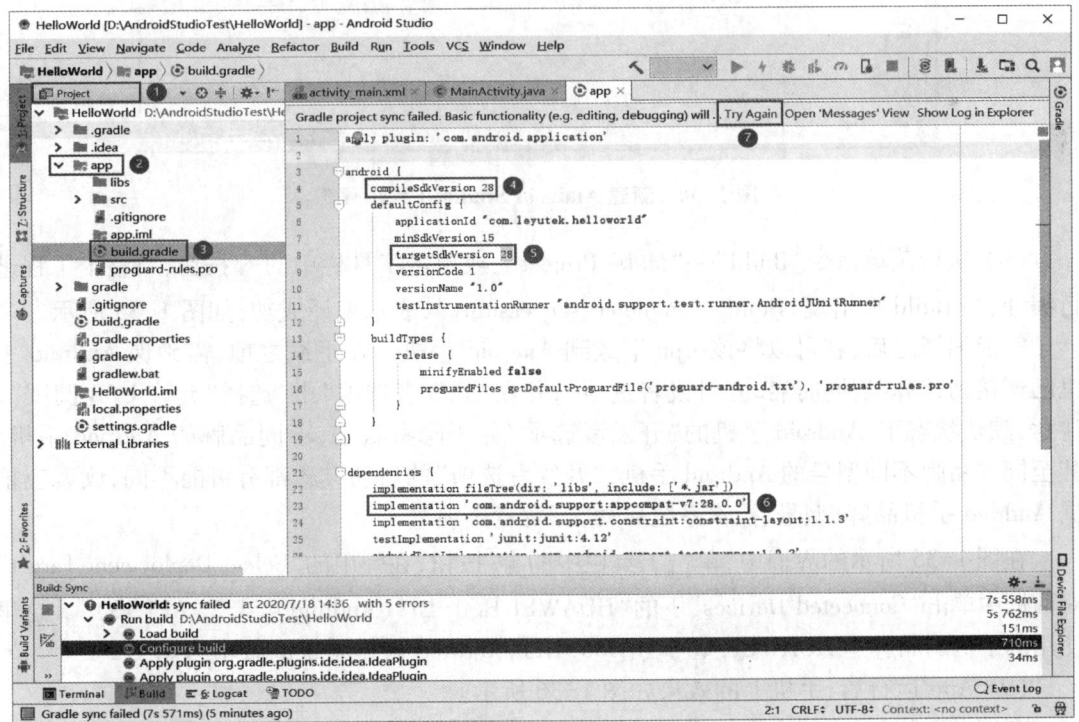

图 1-33　新建 Android Studio 工程步骤 6

"Project"目录。然后,双击"HelloWorld"→"app"下的"build.gradle",并对"build.gradle"文件进行如下修改:①将"compileSdkVersion"后的"29"更改为"28";②将"targetSdkVersion"后的"29"更改为"28";③将"appcompat-v7:29.+"更改为"appcompat-v7:28.0.0",最后单击界面上方的"Try Again"进行编译。

(7)编译完成后,执行菜单命令"File"→"Project Structure",在弹出的如图1-34所示的"Project Structure"对话框中,单击左侧的"SDK Location"。然后,在JDK的路径栏输入"C:\Program Files\Java\jdk1.8.0_241"。最后,单击"OK"按钮。

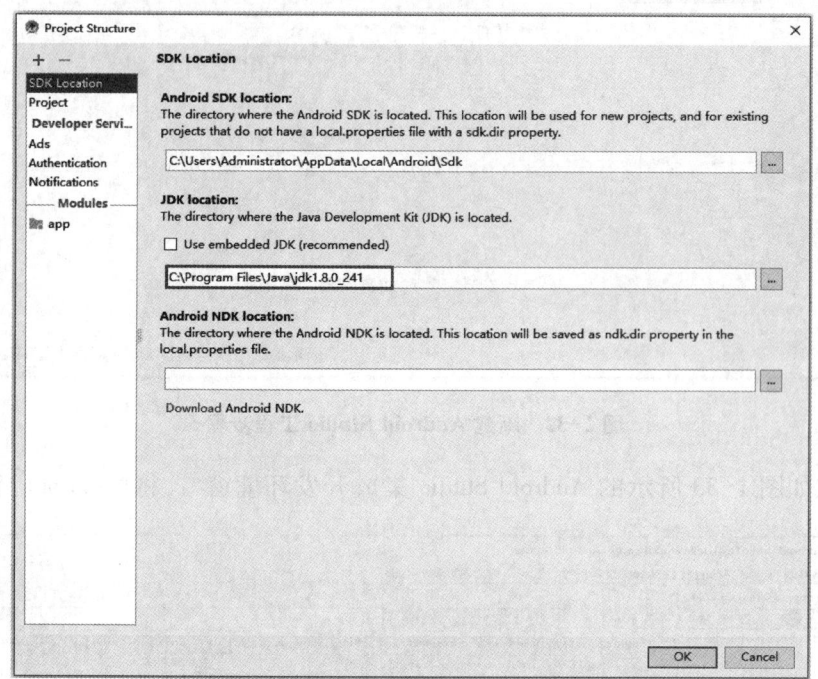

图1-34 新建Android Studio工程步骤7

(8)执行菜单命令"Build"→"Make Project",或单击工具栏中的 ⚒ 按钮,对整个工程进行编译,当Build栏出现"Build:completed successfully",表示编译成功,如图1-35所示。

完成编译之后,就可以将该App下载到Android手机。在下载之前,需确保Android手机已连接到计算机,同时启动"开发者选项",并在"开发者选项"中,选择"允许USB调试"。注意,默认状态下,Android手机的"开发者选项"处于隐藏状态,不同品牌的Android手机,甚至同一品牌不同型号的Android手机,"开发者选项"的启动方式都有可能不同,读者应根据Android手机品牌、型号、操作系统启动"开发者选项"。

在图1-35所示的界面中,单击工具栏中的 ▶ 按钮,在弹出的"Select Deployment Target"对话框中单击"Connected Devices"下的"HUAWEI H60-L11(Android 4.4.2, API 19)"。这里使用的手机的品牌是HUAWEI,型号为H60-L11,Android操作系统的版本为4.4.2。

(9)App运行后,手机上的效果如图1-36所示。

在编译工程时,可能会遇到无法从默认的google()库与jcenter()库下载相应的组件的情况,从而导致编译出错,此时可以通过以下两种方法解决。注意,要确保网络能够使用。

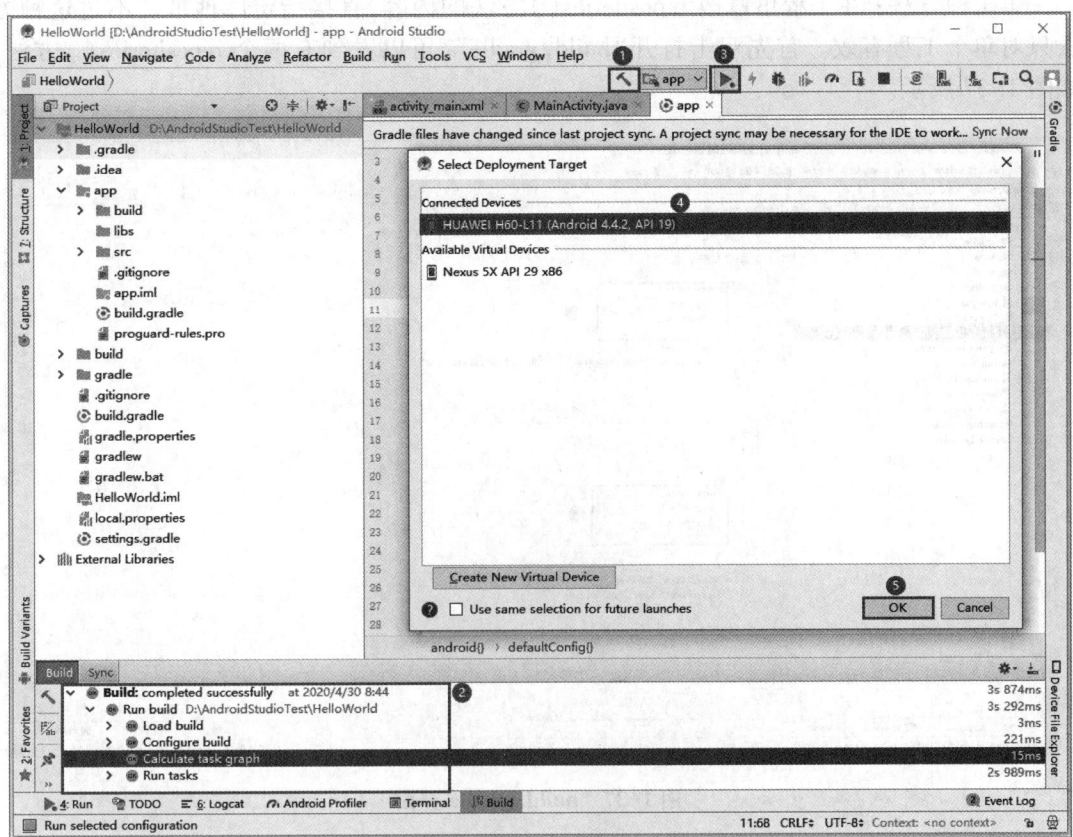

图 1-35 新建 Android Studio 工程步骤 8

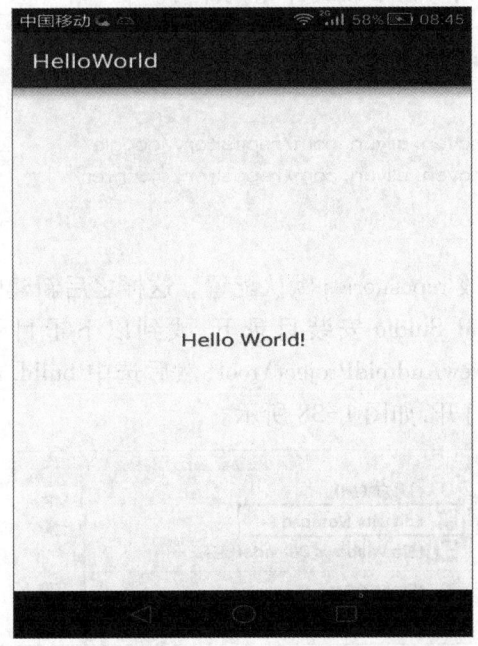

图 1-36 新建 Android Studio 工程步骤 9

第1种方法：在工程里修改 repositories( ) 方法的内容，直接指定库地址。不过这种方法只对单个工程有效。首先双击打开"build.gradle"，可以看到有两个 repositories( ) 方法，如图 1-37 所示。

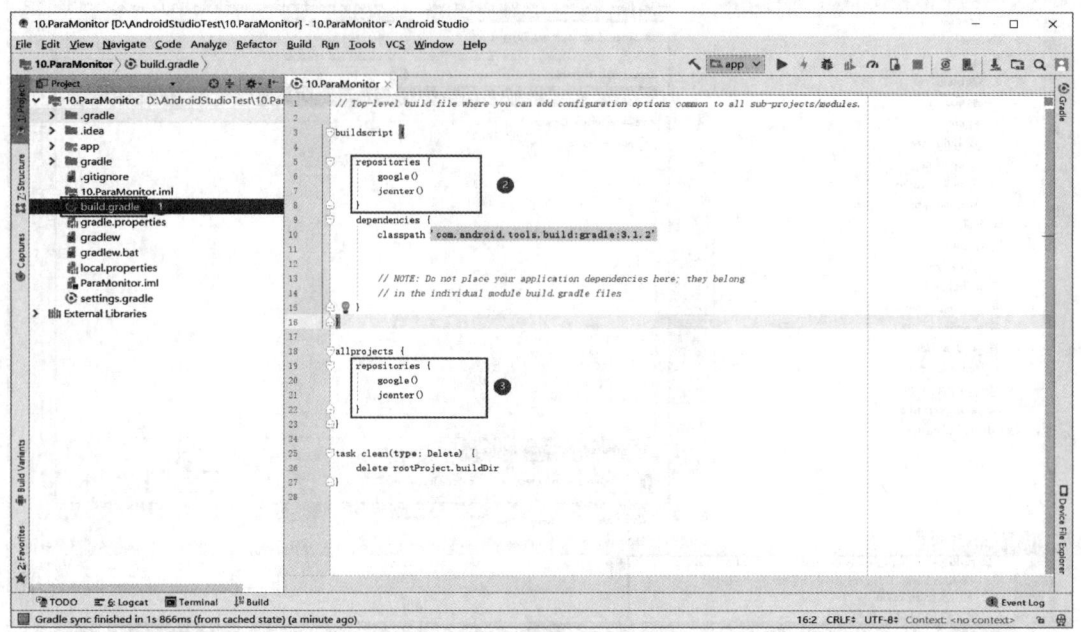

图 1-37　build.gradle 界面

然后将两个 repositories( ) 方法的内容替换成如程序清单 1-1 所示代码，直接指定库地址，然后关闭工程重新打开，等待下载编译完成即可。

程序清单 1-1

```
repositories {
    maven { url 'https://maven.aliyun.com/repository/google/' }
    maven { url 'https://maven.aliyun.com/repository/jcenter/' }
}
```

第2种方法：直接修改 repositories 默认配置。这样之后新建的所有工程都会默认匹配修改后的配置。在 Android Studio 安装目录下，找到以下子目录：\plugins\android\lib\templates\gradle-projects\NewAndroidProject\root，然后选中 build.gradle.ftl，单击鼠标右键，通过 Edit with Notepad++ 打开，如图 1-38 所示。

图 1-38　打开 build.gradle.ftl

在打开的 build.gradle.ftl 中同样将两个 repositories( ) 方法的内容替换成程序清单 1-1 所示代码,然后单击左上角的保存按钮即可完成配置,如图 1-39 所示。完成后可以新建一个工程测试效果,查看是否配置成功。

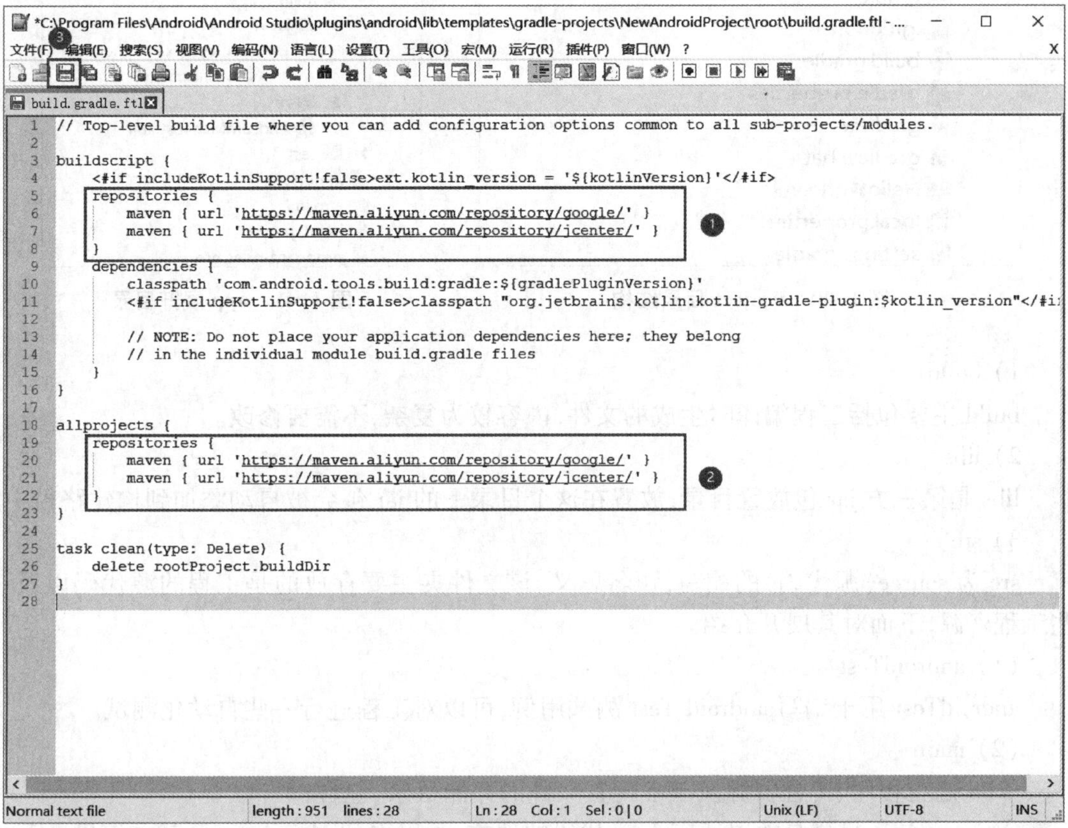

图 1-39 修改 build.gradle.ftl 文件

1.6 HelloWorld 工程详解

成功运行 HelloWorld 工程后,回到 Android Studio,了解 HelloWorld 工程的目录。任何一个新建的工程都会默认使用 Android 模式的目录结构,这种结构简洁明了,适合进行快速开发,但这并不是工程真实的目录结构。在 1.5 节中已经将 Android 目录切换成了 Project 目录,Project 目录才是工程真实的目录结构,如图 1-40 所示,接下来对该目录展开介绍。

1. .gradle 和 .idea

这两个目录下放置的都是新建工程时系统自动生成的文件,开发者无须关心,也不用去编辑。

2. app

工程中的代码、资源等内容几乎都是放置在 app 目录下的,后面的开发工作也基本是在该目录下进行,其展开目录如图 1-41 所示,接下来对该目录内容进行一一介绍。

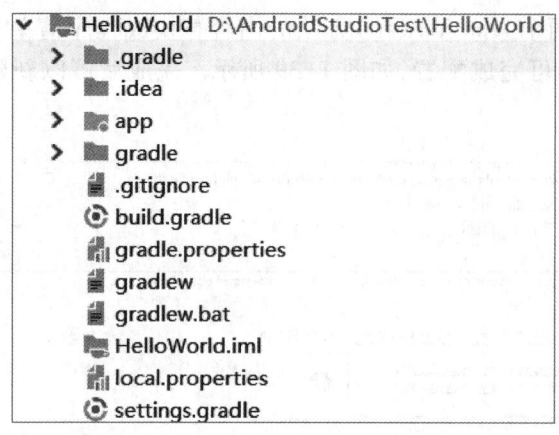
图1-40 Project 目录结构

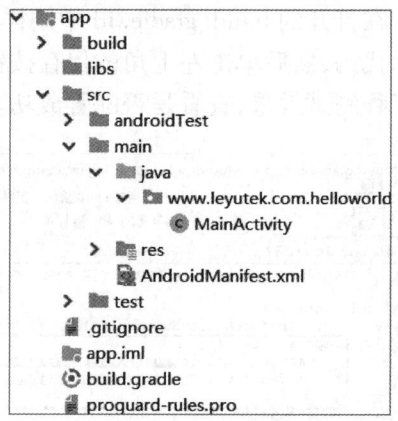
图1-41 app 展开目录

1）build

build 主要包括工程编译时生成的文件，内容较为复杂，不需要修改。

2）libs

libs 是第三方 jar 包放置目录，放置在这个目录下的 jar 包会被自动添加到构建路径中。

3）src

src 为 source（源代码）的缩写，顾名思义，该文件夹主要存放的是工程的源代码以及一些工程资源，下面对其展开介绍。

（1）androidTest

androidTest 用于编写 android Test 测试用例，可以对工程进行一些自动化测试。

（2）main

main 是主程序、工程资源及工程配置文件的存储目录，包含：

① java：java 目录是放置所有 Java 代码的地方，可以看到 MainActivity 就在该目录下。

② res：工程中使用到的所有图片、布局、字符串等资源都存放在 res 目录下。该目录下又分为很多子目录，图片放在 drawable 目录下，布局放在 layout 目录下，应用图标放在 mipmap 目录下，字符串、样式、颜色等配置放在 values 目录下，所以开发时不用担心会把整个 res 目录弄得很混乱，其展开目录如图 1-42 所示。

③ AndroidManifest.xml：这是整个 Android 工程的配置文件，在程序中定义的四大组件都需要在这个文件里注册，另外还可以在这个文件中给应用程序添加权限声明。

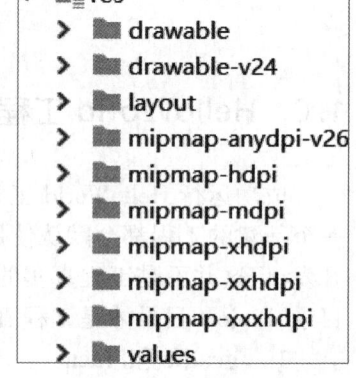
图1-42 res 展开目录

（3）test

test 用于编写 Unit Test 测试用例，是对工程进行自动化测试的另一种方式。

（4）.gitignore

其作用与外层的 .gitignore 文件类似，用于将 app 模块内的指定的目录或文件排除在版本控制之外。

（5）app.iml

app.iml 用于标识这是一个 IntelliJ IDEA 项工程，系统自动生成，不用理会。

（6）build.gradle

build.gradle 是 app 模块的 gradle 构建脚本，会指定很多工程构建相关的配置，展开后如图 1-43 所示。接下来，对其代码进行分析。

```
1   apply plugin: 'com.android.application'
2
3   android {
4       compileSdkVersion 28
5       defaultConfig {
6           applicationId "www.leyutek.com.helloworld"
7           minSdkVersion 15
8           targetSdkVersion 28
9           versionCode 1
10          versionName "1.0"
11          testInstrumentationRunner "android.support.test.runner.AndroidJUnitRunner"
12      }
13      buildTypes {
14          release {
15              minifyEnabled false
16              proguardFiles getDefaultProguardFile('proguard-android.txt'), 'proguard-rules.pro'
17          }
18      }
19  }
20
21  dependencies {
22      implementation fileTree(dir: 'libs', include: ['*.jar'])
23      implementation 'com.android.support:appcompat-v7:28.0.0'
24      implementation 'com.android.support.constraint:constraint-layout:1.1.3'
25      testImplementation 'junit:junit:4.12'
26      androidTestImplementation 'com.android.support.test:runner:1.0.2'
27      androidTestImplementation 'com.android.support.test.espresso:espresso-core:3.0.2'
28  }
```

图 1-43 app 内部 build.gradle 展开

① apply：应用插件，有两个选择，见表 1-1。

表 1-1 应用插件选择

插件	作用
com.android.application	应用程序模块，可以直接运行
com.android.library	库模块，需要依赖其他应用程序模块运行

② android 闭包：配置项目构造的各种属性，其属性与作用见表 1-2。

表 1-2 项目构造属性选择

属性	作用
compileSdkVersion	指定项目的编译版本
defaultConfig	项目的更多细节配置

(续表)

属性	作用
applicationId	指定项目的包名
minSdkVersion	指定最低兼容的 Android 系统版本
targetSdkVersion	目标版本
versionCode	指定项目的版本号
versionName	指定项目的版本名
testInstrumentationRunner	自动调试脚本
buildTypes	指定生成安装文件的相关配置
release	指定生成正式版安装文件的配置
minifyEnabled	指定是否对项目的代码进行混淆
proguardFiles	指定混淆时使用的规则文件

③ dependecies：Android Studio 工程一共有三种依赖方式：本地依赖、库依赖和远程依赖。该部分中的 implementation fileTree 为本地依赖声明，它表示将 libs 目录下所有 .jar 后缀的文件都添加到项目的构建路径当中。

（7）proguard-rules.pro

如果不希望代码被别人破解，通常会将代码混淆，从而让破解者难以阅读。proguard-rules.pro 用于指定项目代码的混淆规则，当代码开发完成后打包成安装包文件。

3. gradle

wrapper 的 jar 和配置文件所在的位置。Android Studio 默认没有启动 gradle wrapper 的方式，如果需要打开，可以单击 Android Studio 导航栏下的"File"→"Settings"→"Build，Execution，Deployment"→"Gradle"，进行配置更改。

4. .gitignore

.gitignore 用于将指定的目录或文件排除在版本控制之外。

5. build.gradle

build.gradle 是项目全局的 gradle 构建脚本，通常这个文件中的内容是不需要修改的，其内容与 app 目录下的 build.gradle 不同，如图 1-44 所示。这个文件中的内容是自动生成的，需要重点关注两个部分。

（1）jcenter()：很多 Android 开源工程都会选择将代码托管到 jcenter 上，声明了这行配置之后，就可以在工程中轻松引用任何 jcenter 上的开源工程。

（2）dependencies：Gradle 并不是专门为构建 Android 工程而开发的，Java、C++等很多工程都可以使用 Gradle 来构建，因此若需要使用它来构建 Android 项目，则需要声明"com.android.tools.build:gradle:3.1.2"这个插件，其中，"3.1.2"表示插件的版本号。

6. gradle.properties

gradle 相关的全局属性设置文件。

7. gradlew 和 gradlew.bat

这两个文件用于在命令行界面执行 gradle 命令，其中 gradlew 在 Linux 或 Mac 系统中使用，gradlew.bat 在 Windows 系统中使用。

```
1    // Top-level build file where you can add configuration options common to all sub-projects/modules.
2    buildscript {
3        repositories {
4            google()
5            jcenter()
6        }
7        dependencies {
8            classpath 'com.android.tools.build:gradle:3.1.2'
9            // NOTE: Do not place your application dependencies here; they belong
10           // in the individual module build.gradle files
11       }
12   }
13
14   allprojects {
15       repositories {
16           google()
17           jcenter()
18       }
19   }
20
21   task clean(type: Delete) {
22       delete rootProject.buildDir
23   }
```

图 1-44 外部 build.gradle 展开

8. HelloWorld.iml

.iml 后缀的文件是系统自动生成的文件,用于标识这是一个 IntelliJ IDEA 项目,用户不需要修改这个文件中的任何内容。

9. local.properties

这个文件用于指定本机中的 Android SDK 路径,内容都是自动生成的,若 Android SDK 路径发生更改,则将该文件中的路径更改到对应路径即可。

10. settings.gradle

这个文件用于指定项目中所有引入的模块。由于 HelloWorld 工程中只有一个 app 模块,因此该文件中也就只引入了 app 这一个模块。通常情况下模块的引入都是自动完成的,不需要用户修改该文件中的内容。

至此便将 HelloWorld 工程的目录结构分析完毕,读者对 Android 工程的整体架构也有了初步的认识。

1.7 日志工具 Log 的使用

1.7.1 日志工具 Log

在程序开发过程中,Log 用于记录程序执行过程的机制及发生的事件,如报警、报错等。Log 主要提供五个方法打印日志。

(1) Log.v():用于打印琐碎和意义最小的日志信息,对应级别为 Verbose,是 Android

日志里面级别最低的一种。

（2）Log.d()：用于打印调试信息，这些信息有助于调试程序和分析问题，对应级别为 Debug，比 Verbose 高一级。

（3）Log.i()：用于打印比较重要的数据，这些数据可以帮助开发者分析用户行为，对应级别 Info，比 Debug 高一级。

（4）Log.w()：用于打印警告信息，提示程序在这个地方可能会有潜在的风险，最好修复出现警告的地方，对应级别为 Warning，比 Info 高一级。

（5）Log.e()：用于打印程序中的错误信息，提示程序出现了严重问题，必须尽快修复，对应级别为 Error，比 Warning 高一级。

下面通过实践深入了解它们的用法。打开之前建立的 HelloWorld 工程，在开始使用日志工具 Log 前，先设置打印不同类型日志信息的颜色，便于后期代码的调试。打开"File"→"Settings"→"Editor"→"Color Scheme"→"Android Logcat"或者在搜索框直接输入"Logcat"，然后单击要修改的日志信息，取消勾选"Inherit values from"，在"Foreground"后修改色值，如图 1-45 所示。这里将 Verbose 信息设置为黑色，Debug 信息设置为蓝色，Info 信息设置为绿色，Warning 信息设置为橙色，Error 信息设置为红色。

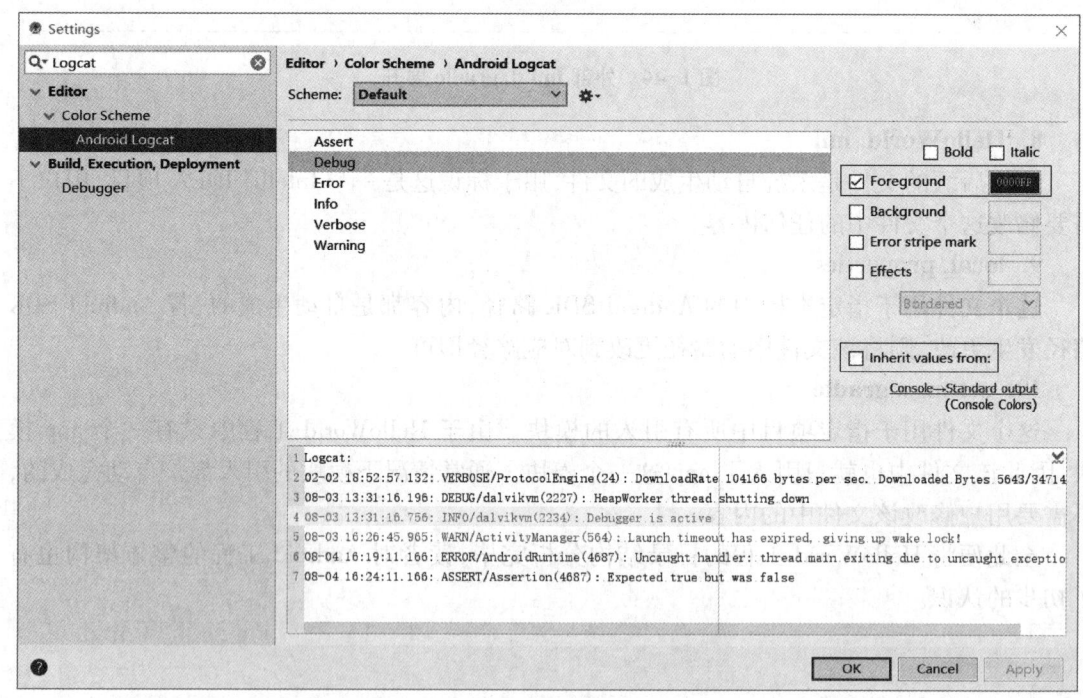

图 1-45　设置日志颜色

设置完成后打开 MainActivity.java，开始使用 Log，具体步骤如下：

（1）Log 基于 android.util.Log 类，因此在使用前，需要先在 MainActivity.java 的顶部将其导入；

（2）在 onCreate() 中分别使用 Log.v()、Log.d()、Log.i()、Log.w()、Log.e() 打印日志，完成后运行程序；

（3）程序运行结束后，在 Android Studio 底部工具栏选择"Logcat"；

（4）在信息显示级别处选择"Verbose"，选择该级别则可以显示所有的日志信息；

（5）在关键字输入框输入"MainActivity"搜索，并过滤其他信息，这样就可以看到打印的日志信息，打印出的日志信息颜色与之前的设置对应，如图 1-46 所示。

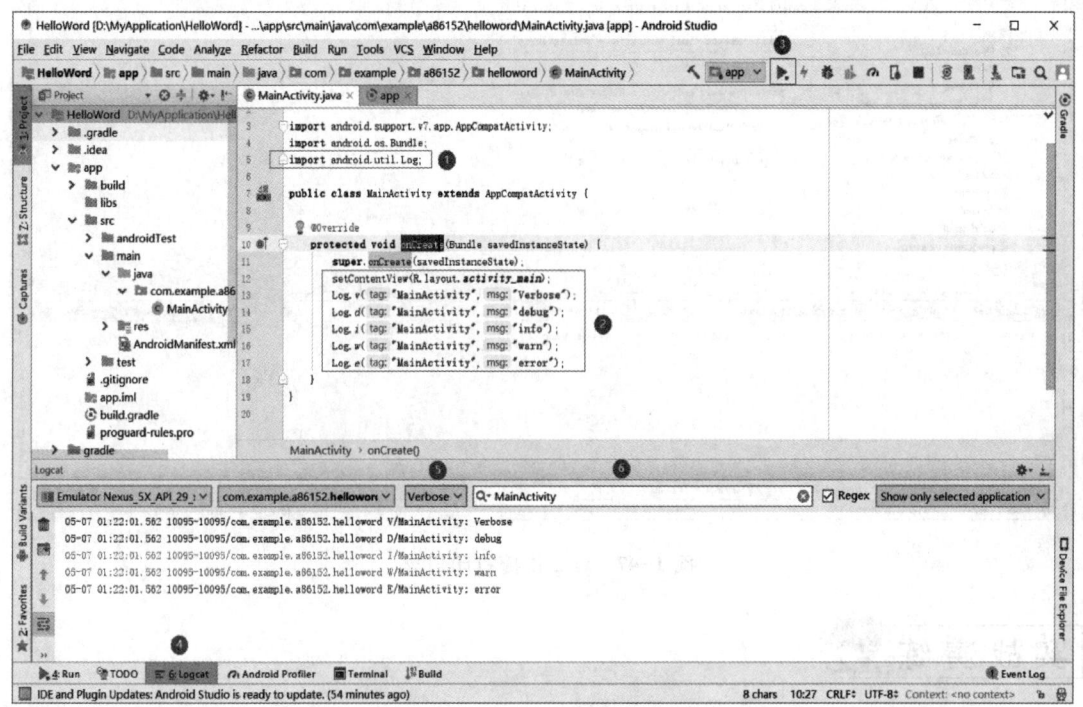

图 1-46　使用日志工具 Log

Log.x()(x = v、d、i、w、e)传入两个参数，第一个参数 tag 一般设置为当前的类名，用于过滤打印信息；第二个参数 msg 为打印的具体信息。通过 Log 打印日志信息，除了可以显示打印的内容，还可以显示程序包名、打印时间及应用程序进行号等。

1.7.2　Log 与 System.out.println()

在 Android Studio 中，日志除了可以使用 Log 打印外，还可以通过 System.out.println() 方法打印。不过相比于 Log，System.out.println() 方法存在明显缺点，如日志打印不可控制、打印时间无法确定、不能添加过滤器以及日志没有级别区分等。

Log 除了能够避免以上所说的 System.out.println() 方法不足外，还能够通过快捷方式完成打印语句的输入。例如，若想打印一条 Debug 级别的日志，可以直接输入"logd"，然后通过键盘的 Tab 键让系统自动补全打印语句，打印其他级别日志的方法类似。如果不想手动更改生成语句的 TAG，可以基于当前类在 onCreate() 外输入"logt"，然后单击 Tab 键生成一个 TAG 常量，如图 1-47 所示。

总的来说，在 Android Studio 中，Log 相对于 System.out.println() 方法能够提供更加快捷方便及详细的日志打印。

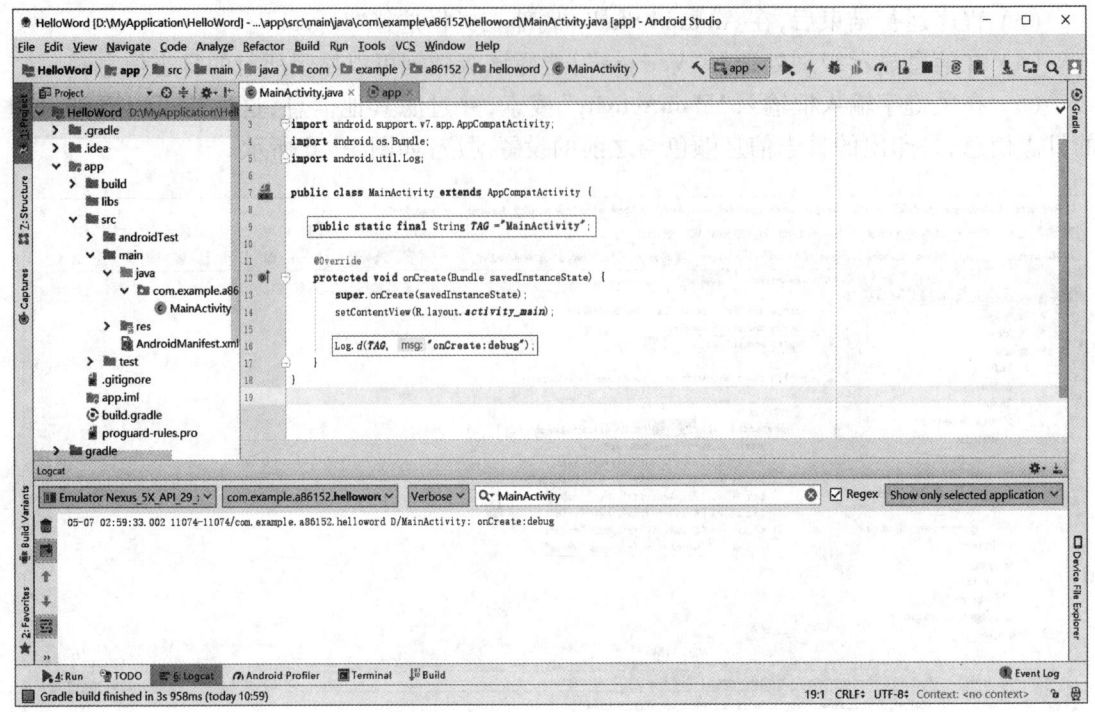

图 1-47　Log 快捷打印日志

实战演练

1. 下载并安装 Android Studio 和 Android SDK。

2. 新建一个 HelloWorld 工程，在 HelloWorld 工程中添加使用日志工具 Log 的代码，通过 5 种方法打印 HelloWorld 文本，观察打印结果。完成后将 Android 手机连接到计算机，将 HelloWorld 工程下载到手机进行验证。

3. 根据个人爱好，更改 HelloWorld 默认的 App 图标。

思考练习

1. 智能手机的操作系统除了 Android 和 iOS 外，还有哪些？
2. 搭建 Android 开发环境都需要安装哪些软件？
3. 什么是 JDK？什么是 SDK？

项目 2

打包解包 App 设计实验

为了实现基于 Android 手机的人体生理参数监测系统软件平台开发,可将一系列控制命令(如启动血压测量、停止血压测量等)发送到人体生理参数监测系统硬件平台,随后将硬件平台返回的生理参数(体温、血氧、呼吸、心电、血压)信息显示在 Android 手机上,需要确保数据(或命令)在传输过程中的完整性和安全性,因此在发送之前应对数据(或命令)进行打包处理,接收到数据(或命令)之后应进行解包处理。所以,无论是软件平台还是硬件平台,都需要有一个共同的模块,即打包解包模块(PackUnpack),该模块遵照某种通信协议。本项目将介绍 PCT 通信协议,以及 Android Studio 中的部分控件,并通过开发一个打包解包 App,来加深理解。

2.1 实验内容

1. 学习 PCT 通信协议,以及 Android Studio 中的部分控件,如文本表示框(TextView)、文本编辑框(EditText)和按钮(Button)等。

2. 设计一个打包解包 App,在该 App 的文本编辑框中输入模块 ID、二级 ID 以及 6 字节数据后,点击 App 中的"打包"按钮实现打包操作,并将打包结果显示到打包结果显示区。

3. 用户在该 App 的文本编辑框输入 10 字节的待解包数据后,点击"解包"按钮实现解包操作,并将解包结果显示到解包结果显示区。

2.2 实验原理

2.2.1 实验框图

1. 打包解包 App 设计框图

打包解包 App 设计框图如图 2-1 所示。

2. 按下"打包"按钮后的处理流程

按下"打包"按钮后的处理流程如图 2-2 所示。

3. 按下"解包"按钮后的处理流程

按下"解包"按钮后的处理流程如图 2-3 所示。

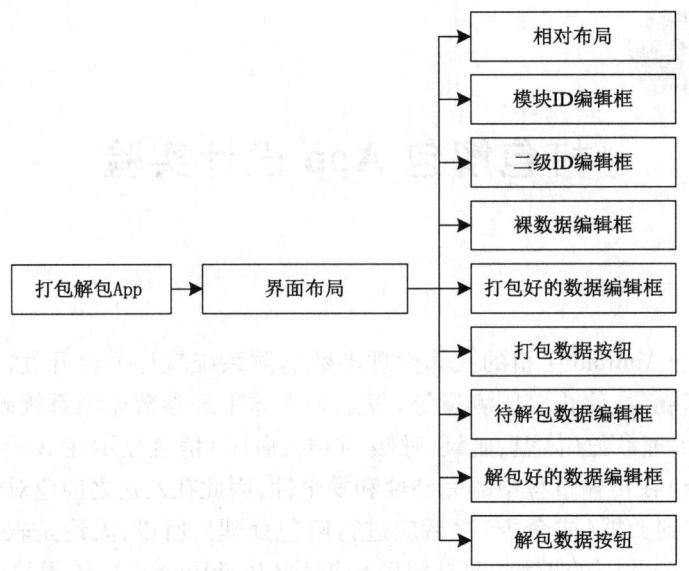

图 2-1　打包解包 App 设计框图

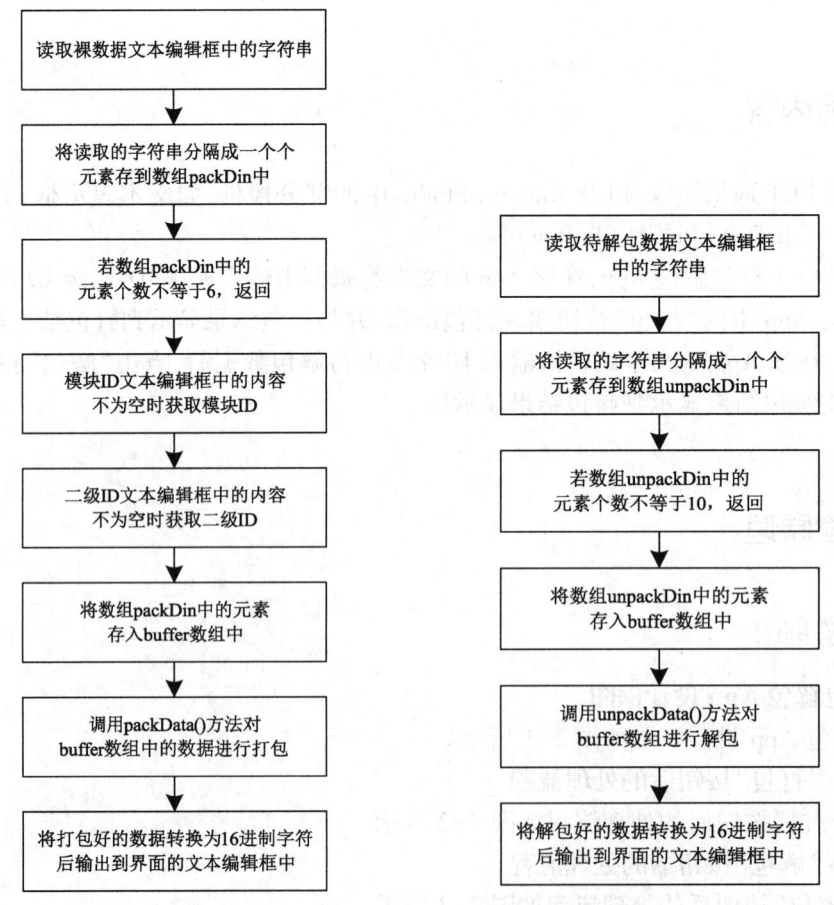

图 2-2　按下"打包"按钮后的处理流程　　图 2-3　按下"解包"按钮后的处理流程

2.2.2 基础知识点

1. 主机和从机交互简介

从机常常作为执行单元,用于处理一些具体的事务。而主机,如 Windows 平台、Linux 平台、Android 平台和 emWin 平台等用于与从机进行交互,向从机发送命令,或处理来自从机的数据,如图 2-4 所示。

主机与从机之间的通信过程如图 2-5 所示。

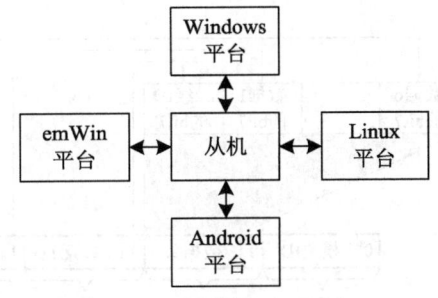

图 2-4 主机与从机交互

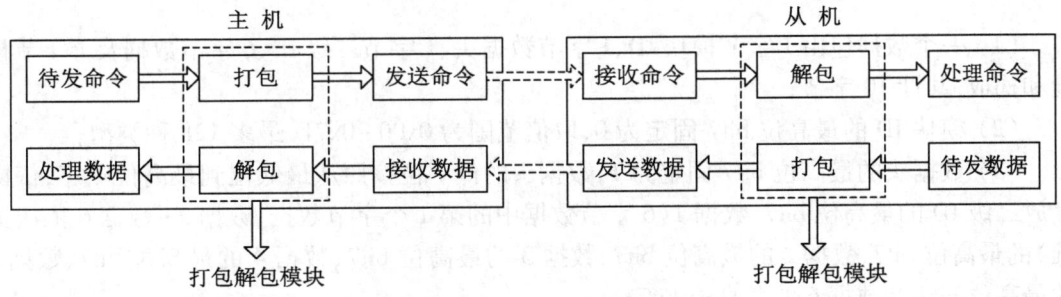

图 2-5 主机与从机之间的通信过程

主机向从机发送命令的具体过程是:①主机对待发命令进行打包;②主机通过通信模块,如串口、USB、蓝牙、Wi-Fi 等将打包好的命令发送出去;③从机在接收到命令之后,对命令进行解包;④从机按照相应的命令执行任务。

从机向主机发送数据的具体过程是:①从机对待发数据进行打包;②从机通过通信模块,如串口、USB、蓝牙、Wi-Fi 等将打包好的数据发送出去;③主机在接收到数据之后,对数据进行解包;④主机对接收到的数据进行处理(计算、显示等)。

在主机和从机通信过程中,主机和从机都有打包解包模块,该模块遵循某种通信协议。本书使用 PCT 通信协议,该协议由本书作者编制,且该协议已经分别通过 C、C++、C#、Java 等编程语言实现。

2. PCT 通信协议简介

本书采用的 PCT 通信协议主要实现人体生理参数监测系统硬件平台与 Android 手机之间的交互。PCT 通信协议数据包格式如图 2-6 所示。数据包说明见表 2-1。

表 2-1 数据包说明

数据包内容	说明
模块 ID	用于指示是哪个模块的数据,如体温、血压、呼吸、血氧、心电等
数据头	由二级 ID 和 6 个数据的最高位组成
6 字节数据	用于存放数据,大于 0xF 的数据占 2 字节,大于 0xFF 的数据占 3 字节,以此类推
校验和	用于后期校验数据是否正确

PCT 通信协议具有如下规定:

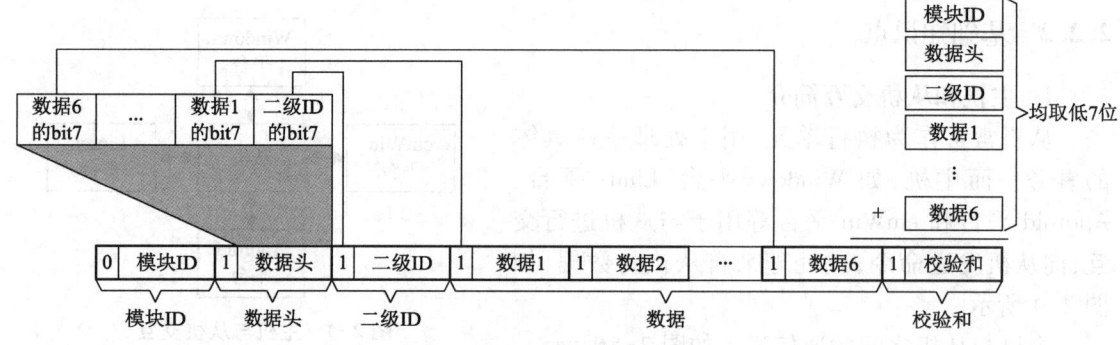

图 2-6　PCT 通信协议数据包格式

（1）一个数据包由 1 字节模块 ID、1 字节数据头、1 字节二级 ID、6 字节数据及 1 字节校验和构成，共计 10 字节；

（2）模块 ID 的最高位 bit7 固定为 0，取值范围为 0x00~0x7F，最多 128 种类型；

（3）数据头的最高位 bit7 固定为 1，数据头的低 7 位按照从最低位到最高位顺序，依次存放二级 ID 的最高位 bit7、数据 1（6 字节数据中的第 1 个字节数据，数据 2~数据 6 依次类推）的最高位 bit7、数据 2 的最高位 bit7、数据 3 的最高位 bit7、数据 4 的最高位 bit7、数据 5 的最高位 bit7 和数据 6 的最高位 bit7；

（4）二级 ID、数据 1、数据 2、数据 3、数据 4、数据 5、数据 6 和校验和的最高位 bit7 固定为 1；

（5）校验和的低 7 位为模块 ID+数据头+二级 ID+数据 1+数据 2+…+数据 6 求和的结果（取低 7 位）。

3. PackUnpack.java 文件

本书配套资料包提供的 PackUnpack.java 文件中包含了 PCT 通信协议的 Java 语言实现，主要有 4 种 API 方法，分别是构造方法 PackUnpack()、打包方法 packData()、解包方法 unPackData()、获得解包后的数据包方法 getUnPackResult()，具体说明见表 2-2。感兴趣的读者也可以通过阅读 PackUnpack.java 文件源码，了解 PCT 通信协议打包解包的 Java 语言实现思路。

表 2-2　PackUnpack.java 中的方法及说明

方法	说明
PackUnpack()	构造方法，对模块进行初始化
packData()	待打包的数据必须是 8 个字节，模块 ID 必须是 0x00 到 0x7F
unPackData()	通过该方法逐个对数据进行解包和判断，解包后的数据通过 getUnPackResult() 方法获取
getUnPackResult()	返回值为获得解包后的数据包

2.2.3　重点掌握技能

1. PCT 通信协议打包过程

PCT 通信协议的打包过程分为以下四步。

（1）准备原始数据,原始数据由模块 ID(0x00~0x7F)、二级 ID、数据 1、数据 2、数据 3、数据 4、数据 5 和数据 6 组成,如图 2-7 所示。其中,模块 ID 的取值范围为 0x00~0x7F,二级 ID 和数据的取值范围为 0x00~0xFF。

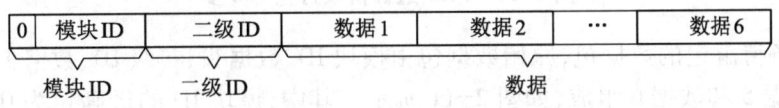

图 2-7　PCT 通信协议打包第 1 步

（2）依次取出二级 ID、数据 1、数据 2、数据 3、数据 4、数据 5 和数据 6 的最高位 bit7,将其存放于数据头的低 7 位,按照从最低位到最高位的顺序依次存放二级 ID、数据 1、数据 2、数据 3、数据 4、数据 5 和数据 6 的最高位 bit7,如图 2-8 所示。

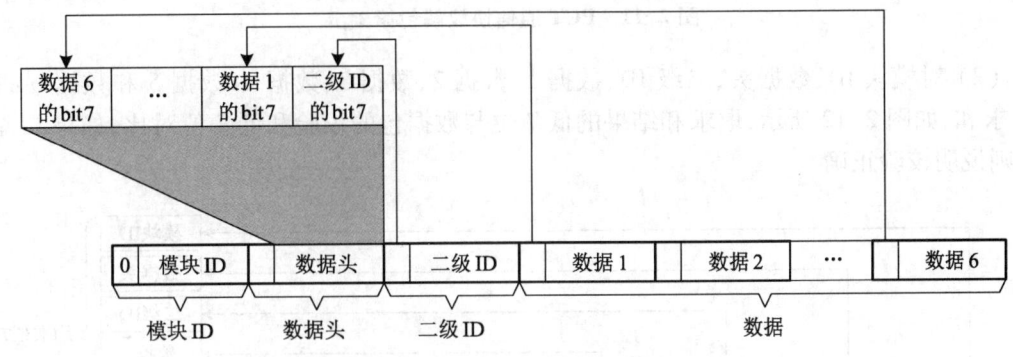

图 2-8　PCT 通信协议打包第 2 步

（3）对模块 ID、数据头、二级 ID、数据 1、数据 2、数据 3、数据 4、数据 5 和数据 6 的低 7 位求和,取求和结果的低 7 位,将其存放于校验和的低 7 位,如图 2-9 所示。

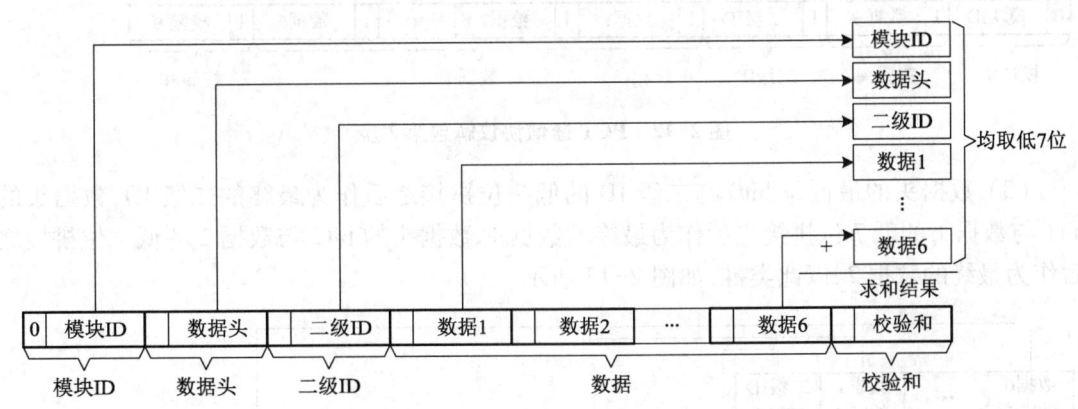

图 2-9　PCT 通信协议打包第 3 步

（4）将数据头、二级 ID、数据 1、数据 2、数据 3、数据 4、数据 5、数据 6 和校验和的最高位置为 1,如图 2-10 所示。

2. PCT 通信协议解包过程

PCT 通信协议的解包过程也分为四步。

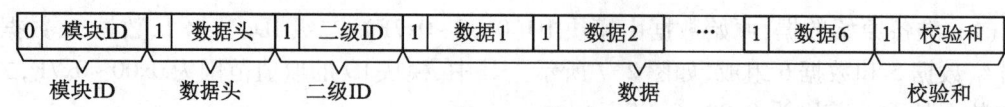

图 2-10　PCT 通信协议打包第 4 步

（1）准备待解包的数据包，原始数据包由模块 ID、数据头、二级 ID、数据 1、数据 2、数据 3、数据 4、数据 5 和数据 6 组成，如图 2-11 所示。其中，模块 ID 的最高位为 0，其余字节的最高位均为 1。

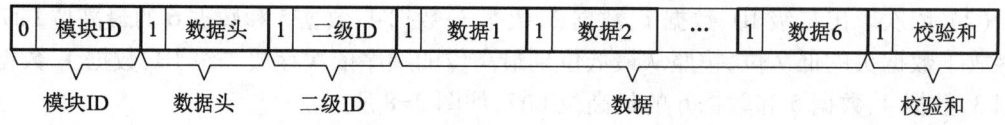

图 2-11　PCT 通信协议解包第 1 步

（2）对模块 ID、数据头、二级 ID、数据 1、数据 2、数据 3、数据 4、数据 5 和数据 6 的低 7 位求和，如图 2-12 所示，取求和结果的低 7 位与数据包的校验和低 7 位对比，如果二者相同，则说明校验正确。

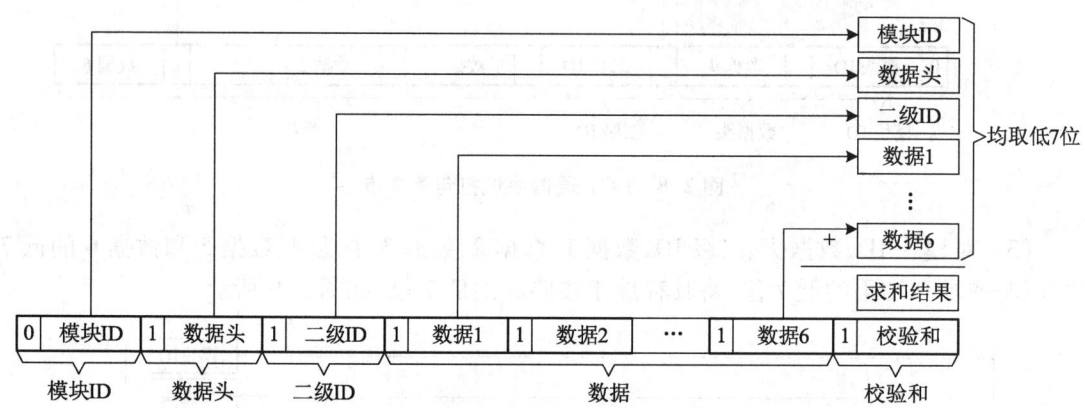

图 2-12　PCT 通信协议解包第 2 步

（3）数据头的最低位 bit0 与二级 ID 的低 7 位拼接之后作为最终的二级 ID，数据头的 bit1 与数据 1 的低 7 位拼接之后作为最终的数据 1，数据头的 bit2 与数据 2 的低 7 位拼接之后作为最终的数据 2，以此类推，如图 2-13 所示。

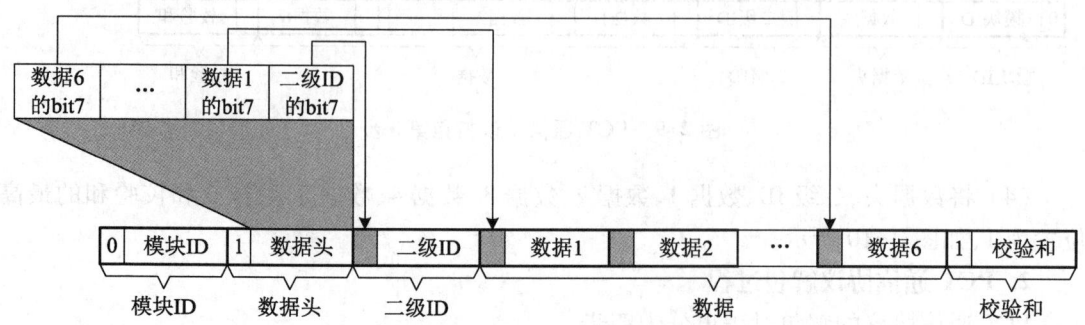

图 2-13　PCT 通信协议解包第 3 步

（4）图 2-14 所示即为解包之后的结果，由模块 ID、二级 ID、数据 1、数据 2、数据 3、数据 4、数据 5 和数据 6 组成。其中，模块 ID 的取值范围为 0x00~0x7F，二级 ID 和数据的取值范围为 0x00~0xFF。

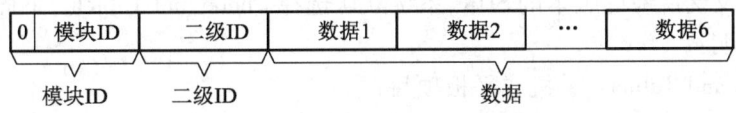

图 2-14　PCT 通信协议解包第 4 步

2.3　实验步骤

1. 新建 PackUnpack 工程

首先，打开 Android Studio 软件，执行菜单命令"File"→"New"→"New Project"，在弹出的"Create New Project"对话框中，修改 Application name（工程名）、Company domain（公司的域名或个人域名）、Project location（工程存放路径）和 Package name（包名）。

如图 2-15 所示，工程名填写"PackUnpack"，域名填写"leyutek.com"，工程路径选择"D：\AndroidStudioTest\PackUnpack"，包名为"com.leyutek.packunpack"（根据工程名和域名自动生成），最后，单击"Next"按钮。

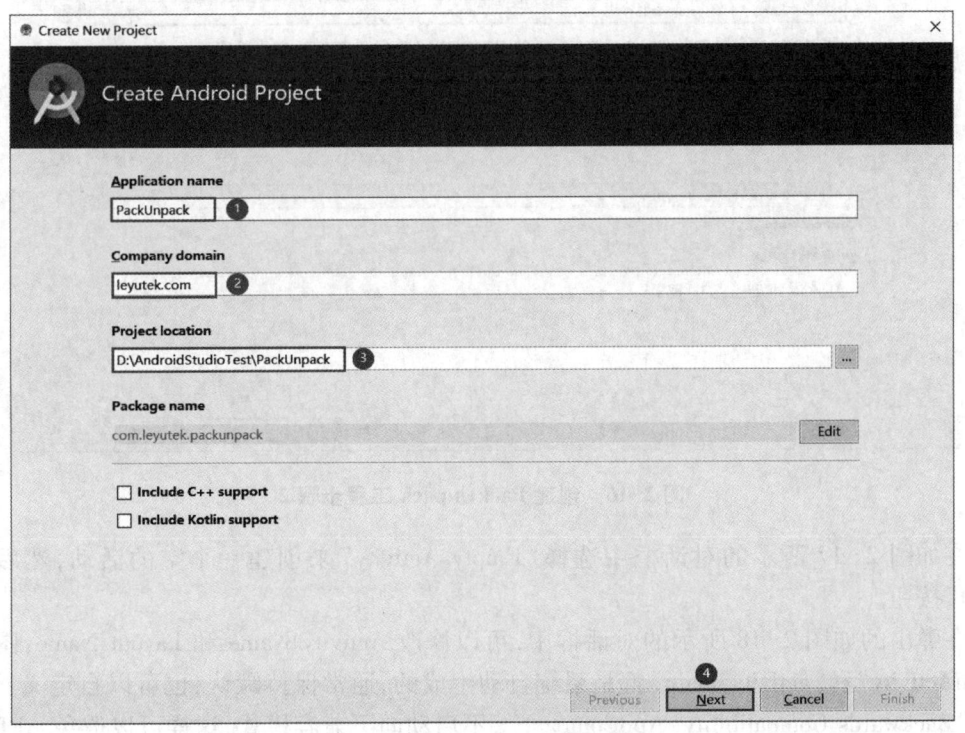

图 2-15　创建 PackUnpack 工程步骤 1

补充说明：工程名采用 Pascal 命名法，即每个单词的首字母大写，其余字母均小写，域名是公司网址，例如 Google 公司，域名则填写 google.com。

在弹出的如图 2-16 所示的对话框中，选择目标 Android 设备，这里可以选择 Project 中的 moudle 类型及支持最低版本的 SDK，系统默认选择 Phone and Tablet。下面是不同类型的 Android 设备说明：

（1）Phone and Tablet：手机或平板项目；
（2）Wear：可穿戴设备（如手环）项目；
（3）TV：Android TV 项目。

注意，版本越低支持的设备越多，但低版本提供的 API 更少，如果特殊针对某一版本做开发，可选特定更高的版本。因此，建议选择 Phone and Tablet 下的"API23：Android6.0（Marshmallow）"，这样，开发出来的 Android 工程就可以应用在更多的 Android 平台上。设置完成后单击"Next"按钮。

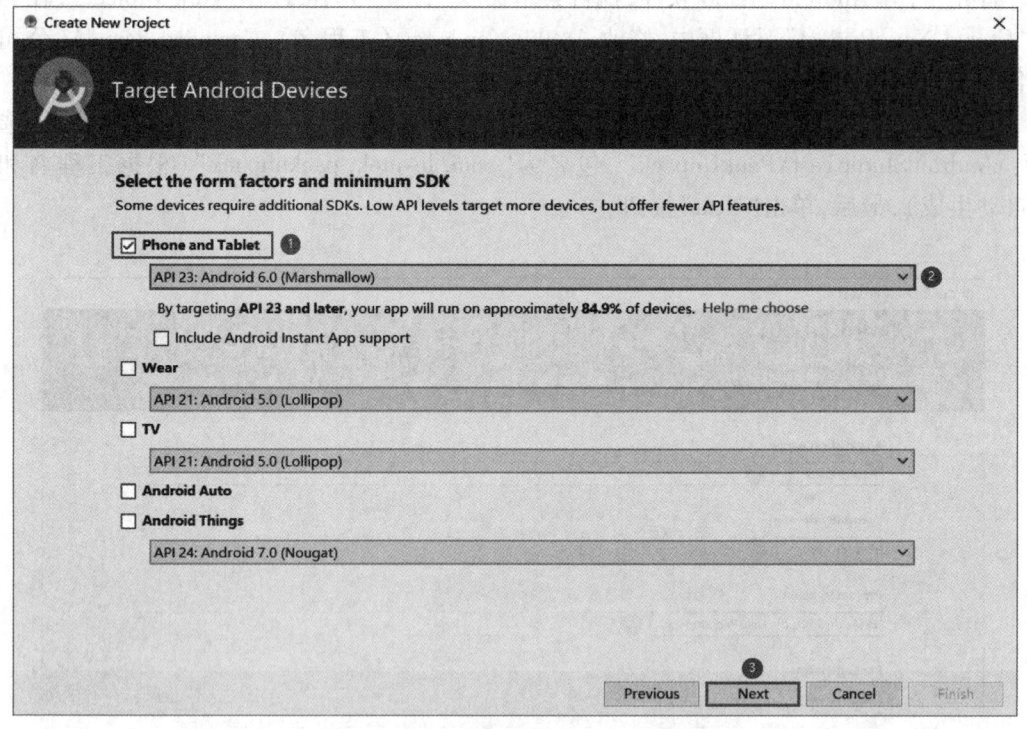

图 2-16　创建 PackUnpack 工程步骤 2

在如图 2-17 所示的对话框中选择"Empty Activity"来创建一个空的活动，然后单击"Next"按钮。

在弹出的如图 2-18 所示的对话框中，可以修改 Activity Name 和 Layout Name，图中的"MainActivity"和"activity_main"都是系统自动生成的，通常保持默认，也可以自定义。取消勾选"Backwards Compatibility（AppCompat）"，不启动向下兼容模式，这样可以避免 API 自动更新时编译出错，然后单击"Next"按钮，等待系统创建和编译 PackUnpack 工程。

弹出如图 2-19 所示的界面，单击"Finish"按钮，完成新建工程。

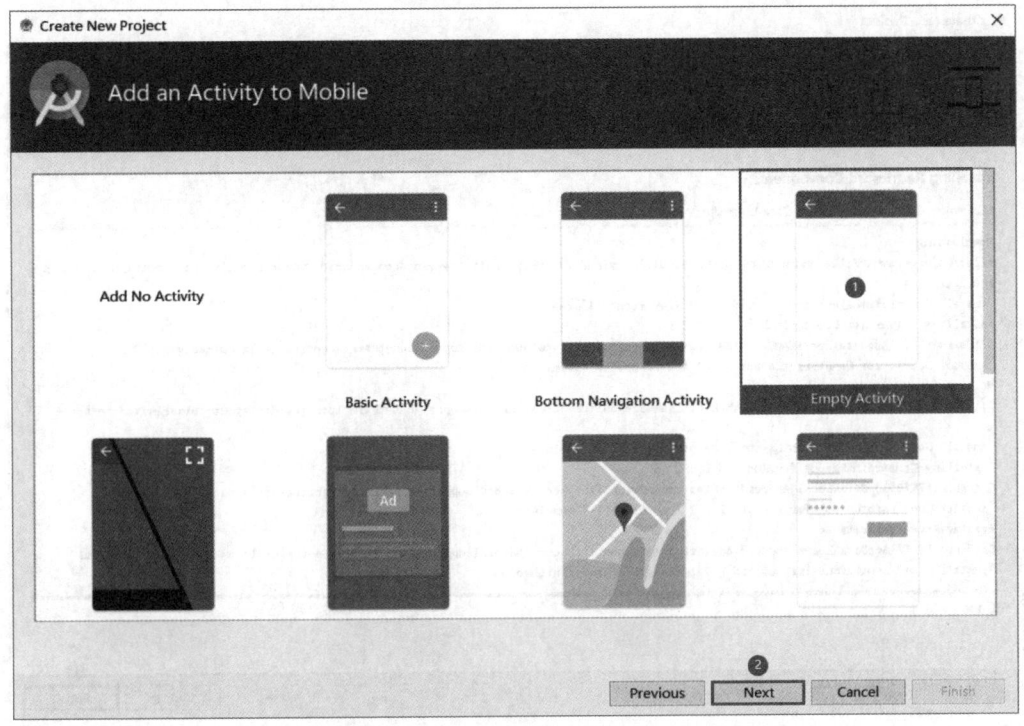

图 2-17　创建 PackUnpack 工程步骤 3

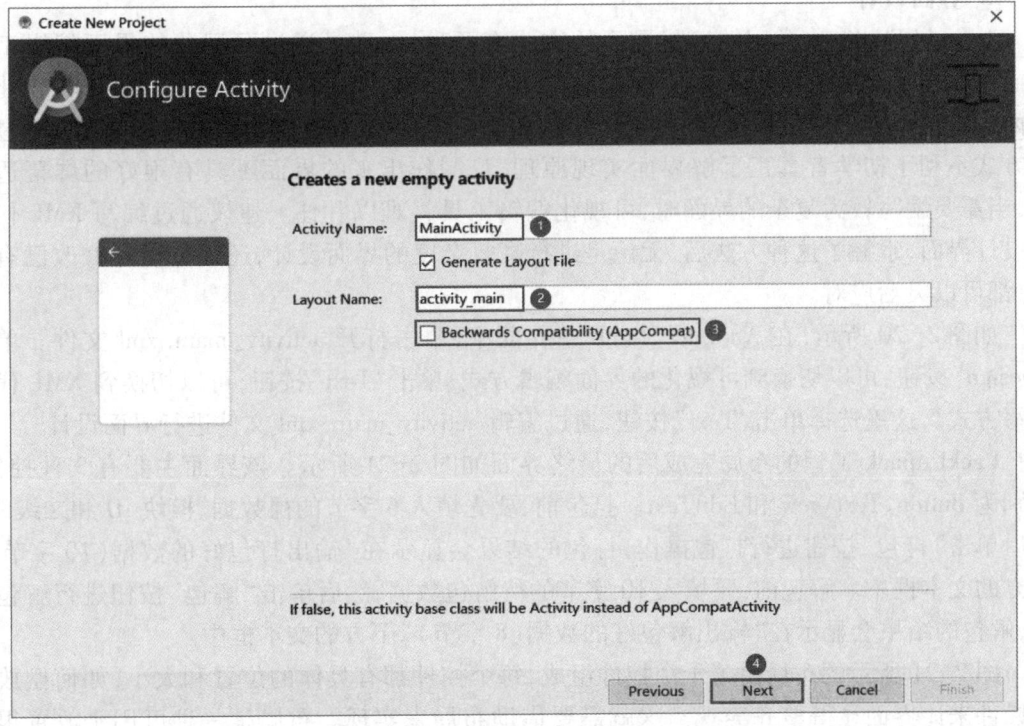

图 2-18　创建 PackUnpack 工程步骤 4

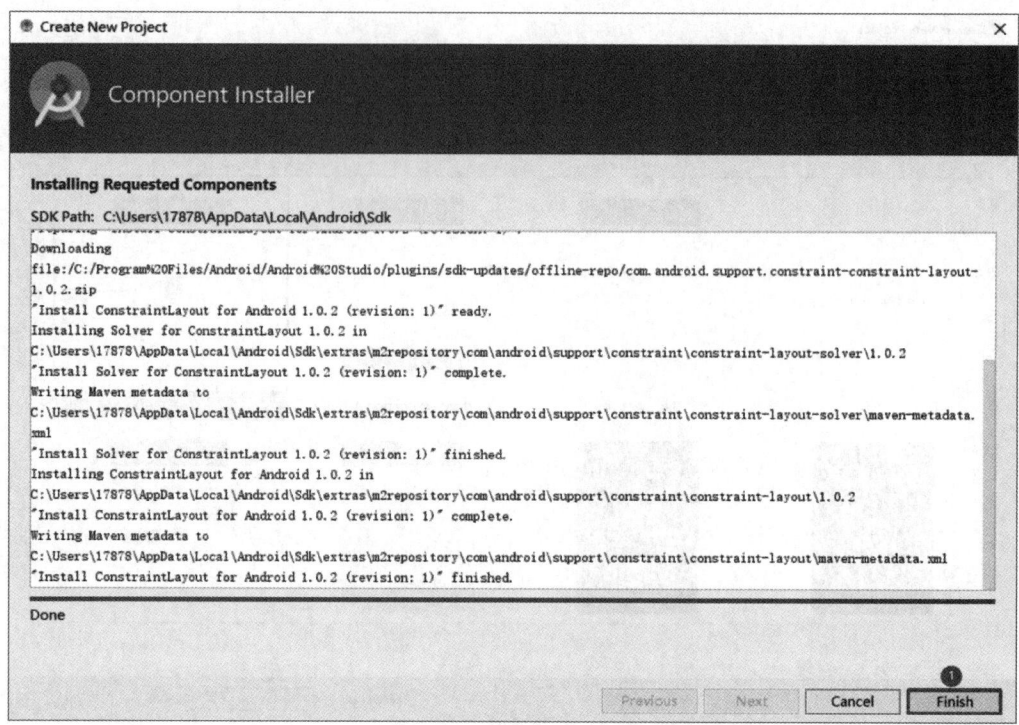

图 2-19　创建 PackUnpack 工程步骤 5

2. 界面设计

Android Studio 中常用的编写界面的方式有两种,一种是通过可视化的界面编辑工具(Design)进行程序界面设计,另一种是通过编写 XML 代码(Text)进行界面设计。可视化的界面编辑工具允许使用拖拽控件的方式来编写布局,并能在视图上修改控件属性,不过这种方式不利于初学者真正了解界面实现原理,且制作出来的界面不具有很好的屏幕适配性,当需要编写较为复杂的界面时,可视化编辑工具将难以胜任。建议通过编写 XML 代码来设计界面,掌握了这种方法后,无论是进行高复杂度的界面设计,还是分析和修改已有界面,都可以灵活应对。

如图 2-20 所示,在 Android Studio 主界面中,单击打开 activity_main.xml 文件。单击"Design"按钮,可以切换到可视化的界面编辑方式;单击"Text"按钮,可以切换到 XML 代码编写方式。这里选择单击"Text"按钮,通过编辑 activity_main.xml 文件进行界面设计。

PackUnpack 工程的布局完成后的最终界面如图 2-21 所示。该界面主要有 3 种控件,分别为 Button、TextView 和 EditText。打包前,要先填入 6 字节的裸数据、模块 ID 和二级 ID,然后单击"打包"按钮进行打包操作,打包的结果会显示在"输出打包好的数据(10 字节)"下方的文本框中。解包前,要填入 10 字节的待解包数据,然后单击"解包"按钮进行解包操作,解包的结果会显示在"输出解包好的数据(8 字节)"下方的文本框中。

图 2-21 所示的布局由若干个控件组成,每个控件都有具体的位置和大小,如何摆放这些控件来让界面显得整齐美观? 这就需要借助布局来实现。布局是一种可用于放置很多控件的容器,可以按照一定的规律调整内部控件的位置,从而设计出精美的界面。

项目 2 打包解包 App 设计实验 | 039

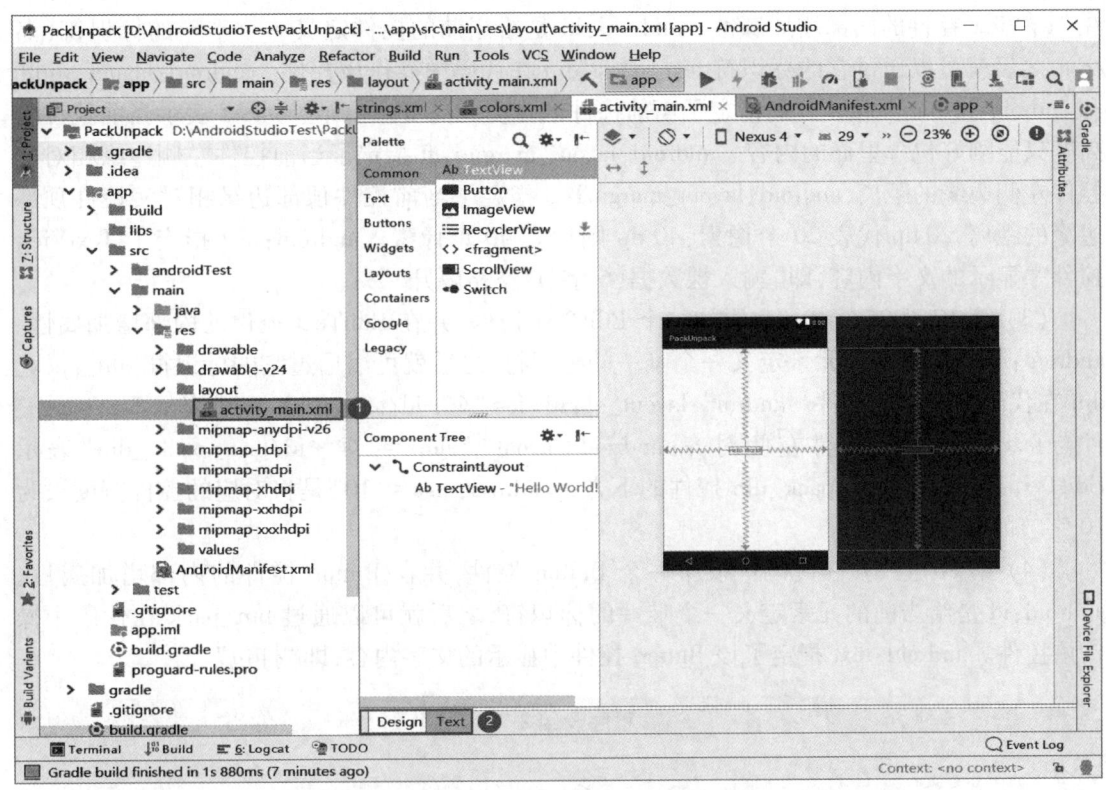

图 2-20 布局文件 activity_main.xml

Android Studio 提供了几种最基本的布局方式,分别是线性布局(LinearLayout)、相对布局(RelativeLayout)、帧布局(FrameLayout)和表格布局(TableLayout)。线性布局会将其所包含的控件在线性方向上依次排列;相对布局通过相对定位的方式让控件出现在布局的任何位置;帧布局将所有的控件都摆放在布局的左上角;表格布局是使用表格的方式按行列来摆放控件。

通常线性布局和相对布局使用最为广泛。本实验使用相对布局进行界面设计。

在 activity_main.xml 文件中,删除所有的代码,输入如程序清单 2-1 所示的代码,代码解释如下:

(1)第 1 行代码:用于告知解析器和浏览器,这个 .xml 文件应该按照 1.0 版本的 XML 规则进行解析,并采用 utf-8 的编码格式。第 2 行和第 89 行代码说明 PCT 通信协议打包解包 App 的界面采用的是相对布局。第 5 行和第 6 行代码说明,界面的宽和高填满它的父控件,即界面的宽和高与设备屏幕的大小一致。

(2)第 9 至 15 行代码:添加一个 TextView 控件,并

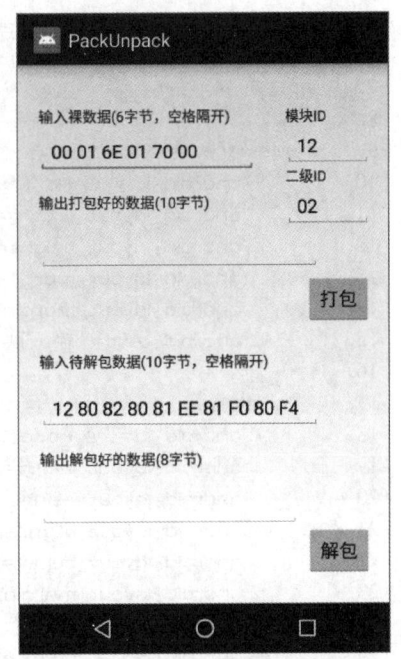

图 2-21 PackUnpack 工程最终布局完成界面

在 TextView 控件的内部增加属性。android:id 是给当前的控件定义一个唯一的标识符(名称),之后就可以通过它的标识符 text_pack_din 在代码中操作该控件。android:layout_width 和 android:layout_height 分别指定了当前控件的宽度和高度。wrap_content 表示当前控件的高度只能刚好包含里面的内容。android:layout_marginLeft 指定了当前控件左侧边缘相对父控件左侧边缘的距离,android:layout_marginTop 指定了当前控件顶部边缘相对父控件顶部边缘的距离,20 dp 代表 20 个像素,40 dp 则代表 40 个像素。android:text 指定了 TextView 控件中显示的文字内容,即"输入裸数据(6 字节,空格隔开)"。

(3)第 17 至 25 行代码:添加一个 EditText 控件,并在 EditText 控件的内部增加属性。android:id 是给当前的元素定义一个唯一的标识符,之后就可以通过它的标识符 edit_pack_din 在代码中操作该控件。android:layout_alignLeft = "@+id/text_pack_din" 表示 EditText 控件与 text_pack_din 控件左侧对齐;android:layout_below = "@+id/text_pack_din" 表示 EditText 控件位于 text_pack_din 控件的下方。android:ems = "10" 是将对应的控件宽度设为 10 字节的宽度。

(4)第 80 至 87 行代码:添加一个 Button 控件,并在 Button 控件的内部增加属性。android:id 是给当前的元素定义一个唯一的标识符,之后就可以通过 btn_pack 在代码中操作该控件。android:text 指定了该 Button 控件中显示的文字内容,即"打包"。

程序清单 2-1

```
1.  <?xml version="1.0" encoding="utf-8"?>
2.  <RelativeLayout
3.      xmlns:android="http://schemas.android.com/apk/res/android"
4.
5.      android:layout_height="match_parent"
6.      android:layout_width="match_parent"
7.      >
8.
9.      <TextView
10.         android:id="@+id/text_pack_din"
11.         android:layout_width="wrap_content"
12.         android:layout_height="wrap_content"
13.         android:layout_marginLeft="20dp"
14.         android:layout_marginTop="40dp"
15.         android:text="输入裸数据(6字节,空格隔开)" />
16.
17.     <EditText
18.         android:id="@+id/edit_pack_din"
19.         android:layout_width="wrap_content"
20.         android:layout_height="wrap_content"
21.         android:layout_alignLeft="@+id/text_pack_din"
22.         android:layout_below="@+id/text_pack_din"
23.         android:layout_marginTop="5dp"
24.         android:ems="10"
25.         android:text="00 01 6E 01 70 00" />
26.
27.     <TextView
```

```
28.        android:id="@+id/text_pack_dout"
29.        android:layout_width="wrap_content"
30.        android:layout_height="wrap_content"
31.        android:layout_alignLeft="@+id/edit_pack_din"
32.        android:layout_below="@+id/edit_pack_din"
33.        android:layout_marginTop="20dp"
34.        android:text="输出打包好的数据(10字节)" />
35.    <EditText
36.        android:id="@+id/edit_pack_dout"
37.        android:layout_width="wrap_content"
38.        android:layout_height="wrap_content"
39.        android:layout_alignLeft="@+id/edit_pack_din"
40.        android:layout_below="@+id/text_pack_dout"
41.        android:layout_marginTop="16dp"
42.        android:ems="13"
43.        android:text="" />
44.    <TextView
45.        android:id="@+id/text_mod_id"
46.        android:layout_width="wrap_content"
47.        android:layout_height="wrap_content"
48.        android:layout_above="@+id/edit_pack_din"
49.        android:layout_marginLeft="29dp"
50.        android:layout_toRightOf="@+id/edit_pack_din"
51.        android:text="模块 ID" />
52.
53.    <EditText
54.        android:id="@+id/edit_mod_id"
55.        android:layout_width="wrap_content"
56.        android:layout_height="wrap_content"
57.        android:layout_alignLeft="@+id/text_mod_id"
58.        android:layout_below="@+id/text_mod_id"
59.        android:layout_marginLeft="0dp"
60.        android:ems="4"
61.        android:text="12" />
62.    <TextView
63.        android:id="@+id/text_sec_id"
64.        android:layout_width="wrap_content"
65.        android:layout_height="wrap_content"
66.        android:layout_alignLeft="@+id/edit_mod_id"
67.        android:layout_alignStart="@+id/edit_mod_id"
68.        android:text="二级 ID"
69.        android:layout_below="@+id/edit_mod_id" />
70.
71.    <EditText
72.        android:id="@+id/edit_sec_id"
73.        android:layout_width="wrap_content"
74.        android:layout_height="wrap_content"
75.        android:layout_alignLeft="@+id/text_sec_id"
76.        android:layout_alignStart="@+id/text_sec_id"
77.        android:layout_below="@+id/text_sec_id"
```

```
78.            android:ems="4"
79.            android:text="02" />
80.        <Button
81.            android:id="@+id/btn_pack"
82.            android:layout_width="wrap_content"
83.            android:layout_height="wrap_content"
84.            android:layout_alignRight="@+id/edit_sec_id"
85.            android:layout_below="@+id/edit_sec_id"
86.            android:layout_marginTop="46dp"
87.            android:text="打包" />
88.
89. </RelativeLayout>
```

这样就完成了界面的打包部分的布局,接下来实现解包部分。在程序清单2-1的第88行代码后添加如程序清单2-2所示的第18至60行代码,代码解释与打包部分类似,不再赘述。

程序清单2-2

```
1. <?xml version="1.0" encoding="utf-8"?>
2. <RelativeLayout
3.     xmlns:android="http://schemas.android.com/apk/res/android"
4.
5.     android:layout_height="match_parent"
6.     android:layout_width="match_parent"
7.     >
8.     ...
9.     <Button
10.         android:id="@+id/btn_pack"
11.         android:layout_width="wrap_content"
12.         android:layout_height="wrap_content"
13.         android:layout_alignRight="@+id/edit_sec_id"
14.         android:layout_below="@+id/edit_sec_id"
15.         android:layout_marginTop="46dp"
16.         android:text="打包" />
17.
18.     <TextView
19.         android:id="@+id/text_unpack_din"
20.         android:layout_width="wrap_content"
21.         android:layout_height="wrap_content"
22.         android:layout_alignLeft="@+id/edit_pack_dout"
23.         android:layout_below="@+id/btn_pack"
24.         android:layout_marginTop="26dp"
25.         android:text="输入待解包数据(10字节,空格隔开)" />
26.
27.     <EditText
28.         android:id="@+id/edit_unpack_din"
29.         android:layout_width="wrap_content"
30.         android:layout_height="wrap_content"
```

```
31.         android:layout_alignLeft="@+id/text_unpack_din"
32.         android:layout_below="@+id/text_unpack_din"
33.         android:layout_marginTop="16dp"
34.         android:ems="13"
35.         android:text="12 80 82 80 81 EE 81 F0 80 F4" />
36.
37.     <TextView
38.         android:id="@+id/text_unpack_dout"
39.         android:layout_width="wrap_content"
40.         android:layout_height="wrap_content"
41.         android:layout_alignLeft="@+id/edit_unpack_din"
42.         android:layout_below="@+id/edit_unpack_din"
43.         android:layout_marginTop="20dp"
44.         android:text="输出解包好的数据(8字节)" />
45.     <EditText
46.         android:id="@+id/edit_unpack_dout"
47.         android:layout_width="wrap_content"
48.         android:layout_height="wrap_content"
49.         android:layout_alignLeft="@+id/text_unpack_dout"
50.         android:layout_below="@+id/text_unpack_dout"
51.         android:layout_marginTop="16dp"
52.         android:ems="12"
53.         android:text="" />
54.     <Button
55.         android:id="@+id/btn_unpack"
56.         android:layout_width="wrap_content"
57.         android:layout_height="wrap_content"
58.         android:layout_below="@+id/edit_unpack_dout"
59.         android:layout_alignRight="@+id/btn_pack"
60.         android:text="解包" />
61.
62. </RelativeLayout>
```

3. 创建 PackUnpack.java 文件

完成主界面设计之后，还需要创建 PackUnpack.java 文件，该文件包含打包、解包相关的 API(接口)方法。如图 2-22 所示，选中 com.leyutek.packunpack 并单击鼠标右键，选择"New"→"Java Class"。

在如图 2-23 所示对话框中的"Name"栏输入"PackUnpack"，然后单击"OK"按钮。

PackUnpack.java 文件创建成功后，自动保存于"D:\AndroidStudioTest\PackUnpack\app\src\main\java\com\leyutek\packunpack"目录下，双击即可打开查看 PackUnpack.java 文件，如图 2-24 所示。

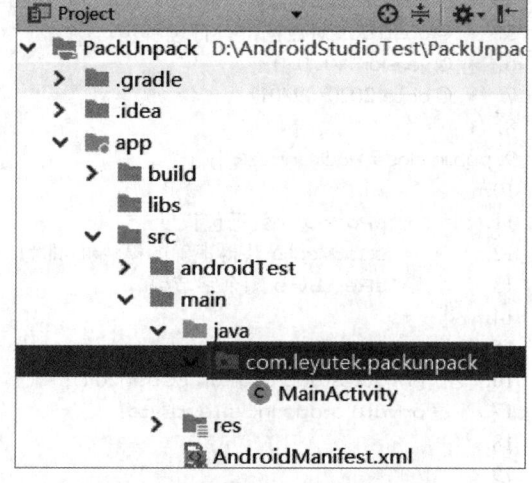

图 2-22 添加 PackUnpack 类步骤 1

图 2-23 添加 PackUnpack 类步骤 2

删除打开的 PackUnpack.java 文件中的所有代码,然后找到本书配套资料包的"04. 例程资料\Material\02. PackUnpack\StepByStep\"目录下的 PackUnpack.java 文件,将其中的代码复制到 Android Studio 的 PackUnpack.java 文件中,如程序清单 2-3 所示。

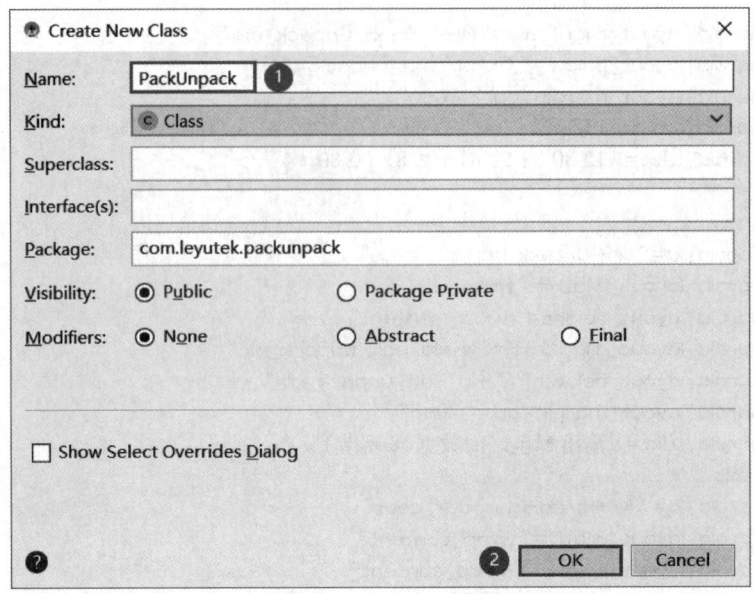

图 2-24 添加 PackUnpack 类步骤 3

程序清单 2-3

```
1.  package com.leyutek.packunpack;
2.
3.  /**
4.   * @author SZLY( COPYRIGHT 2018 — 2020 SZLY. All rights reserved. )
5.   * @abstract 对数据进行打包解包
6.   * @version V1.0.0
7.   * @date 2020/09/01
8.   */
9.  public class PackUnpack {
10.     /**
11.      * sPackLen 数据包长度
12.      * sGotModID 获得正确的模块 ID 即为 true,否则为 false
13.      * sRestByte 剩余字节数
14.      */
15.     private static int sPackLen;
16.     private static boolean sGotModID;
17.     private static int sRestByte;
18.
19.     /**
20.      * mPackBuf[0]:    modID(模块 ID)
```

```
21.     * mPackBuf[1]:   dataHead(数据头)
22.     * mPackBuf[2]:   secID(二级 ID)
23.     * mPackBuf[3-8]: data(6 字节数据)
24.     * mPackBuf[9]:   checkSum(校验和)
25.     */
26.    private int[] mPackBuf = new int[10];
27.
28.    /**
29.     * @method 类的构造函数,初始化该模块
30.     */
31.    public PackUnpack() {
32.        //模块 ID、数据头、二级 ID、数据及校验和均清零
33.        for (int i = 0; i < 10; i++) {
34.            mPackBuf[i] = 0;
35.        }
36.        //数据包的长度默认为 0,获取到数据包 ID 标志默认为 false,剩余的字节数默认为 0
37.        sPackLen = 0;
38.        sGotModID = false;
39.        sRestByte = 0;
40.    }
41.
42.    /**
43.     * @method 获取解包结果
44.     * @return mPackBuf 解包后的数据包
45.     */
46.    public int[] getUnpackResult() {
47.        return (mPackBuf);
48.    }
49.
50.    /**
51.     * @method 对数据进行打包
52.     * @param packet 待打包的数据包
53.     */
54.    public void packData(int[] packet) {
55.        //模块 ID 必须在 0x00-0x7F 之间, packDin[0]为模块 ID
56.        if (packet[0] < 0x80) {
57.            if (packet.length == 10) {
58.                packWithCheckSum(packet);
59.            }
60.        }
61.    }
62.
63.    /**
64.     * @method 对数据进行解包
65.     * @param data 接收的数据
66.     * @return findPack true - 获取到正确的数据包,同时解包成功
67.     */
68.    public boolean unpackData(int data) {
69.        boolean findPack = false;
70.
71.        //已经接收到模块 ID
```

```
72.        if (sGotModID) {
73.            //非模块 ID(数据头、二级 ID、数据、校验和)必须大于或等于 0×80
74.            if (data >= 0x80) {
75.                //存储包括除模块 ID 之外的 9 个字节,因为第一个字节是模块 ID
76.                mPackBuf[ sPackLen ] = data;
77.                sPackLen++; //包长递增
78.                sRestByte--; //剩余字节数递减
79.
80.                //已经接收到完整的数据包
81.                if (sRestByte <= 0 && sPackLen == 10) {
82.                    //接收到完整数据包后尝试解包
83.                    findPack = unpackWithCheckSum(mPackBuf);
84.                    //清除获取到模块 ID 标志,即重新判断下一个数据包
85.                    sGotModID = false;
86.                }
87.            } else {
88.                sGotModID = false;
89.            }
90.        } else if (data < 0x80) {
91.            //如果当前的数据小于 0×80,将其视为模块 ID
92.            sRestByte = 9; //包剩余字节为 9
93.            sPackLen = 1; //当前包长为 1
94.            mPackBuf[0] = data; //数据包的模块 ID
95.            sGotModID = true; //表示已经接收到模块 ID
96.        }
97.        return findPack; //如果获取到完整的数据包,并解包成功,findPack 为 true,否则为 false
98.    }
99.
100.    /**
101.     * @method 带校验和的数据打包
102.     * @param packet 待打包的数据包(输入参数),打包好的数据包(输出参数)
103.     */
104.    private void packWithCheckSum(int[] packet) {
105.        int dataHead; //数据头,位于模块 ID 之后
106.        int checkSum; //校验和,数据包的最后一个字节
107.
108.        checkSum = packet[0]; //取出模块 ID,赋值给校验和
109.        dataHead = 0; //数据头清零
110.
111.        for (int i = 8; i > 1; i--) {
112.            dataHead <<= 1; //数据头左移
113.            packet[i] = ((packet[i - 1]) | 0x80); //最高位置为 1
114.            checkSum += packet[i]; //数据加到校验和
115.            dataHead |= (((packet[i - 1]) & 0x80) >> 7); //取出原始数据的最高位,与
                dataHead 相或
116.        }
117.        packet[1] = (dataHead | (0x80)); //数据头的最高位也要置为 1
118.        checkSum += packet[1]; //将数据头加到校验和
119.        packet[9] = ((checkSum | 0x80) & 0x0ff); //校验和的最高位也要置为 1
120.    }
121.
```

```
122.    /**
123.     * @method 带校验和的数据解包
124.     * @param packet 待解包的数据包(输入参数),解包之后的数据包(输出参数)
125.     * @return true - 解包成功,false - 解包不成功
126.     */
127.    private boolean unpackWithCheckSum(int[ ] packet) {
128.        int dataHead;  //数据头,位于模块 ID 之后
129.        int checkSum;  //校验和,数据包的最后一个字节
130.
131.        checkSum = packet[0];  //取出模块 ID,加到校验和
132.        dataHead = packet[1];  //取出数据头,赋给 dataHead
133.        checkSum += dataHead;  //将数据头加到校验和
134.
135.        for (int i = 1; i < 8; i++) {
136.            checkSum += packet[i + 1];  //将数据依次加到校验和
137.            packet[i] = ((packet[i + 1] & 0x7F) | ((dataHead & 0x01) << 7));  //还原二
                级 ID 和数据
138.            dataHead >>= 1;  //数据头右移一位
139.        }
140.
141.        return (checkSum & 0x7F) == ((packet[9]) & 0x7F);
142.    }
143. }
```

也可将本书配套资料包中 04. 例程资料\Material\02. PackUnpack\StepByStep\ 目录下的 PackUnpack. java 文件直接复制到本工程的 com. leyutek. packunpack 目录下,操作步骤如下:

(1) 复制本书配套资料包中的 PackUnpack. java 文件后,选中 com. leyutek. packunpack 并单击鼠标右键,选择 "Paste",如图 2-25 所示。

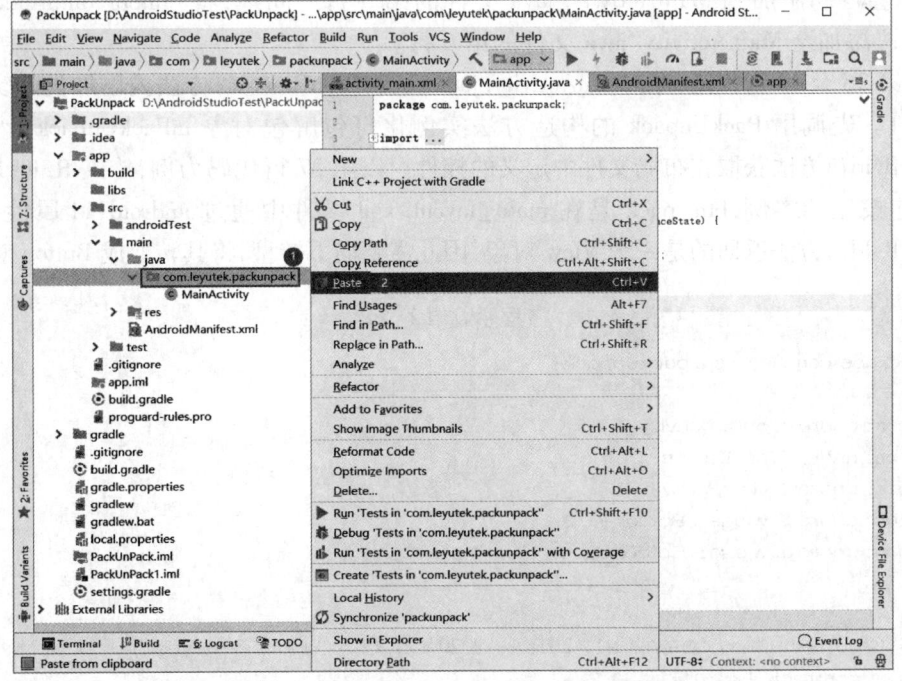

图 2-25　复制 PackUnpack. java 步骤 1

（2）在如图2-26所示的对话框中单击"OK"按钮，即可添加PackUnpack.java文件。

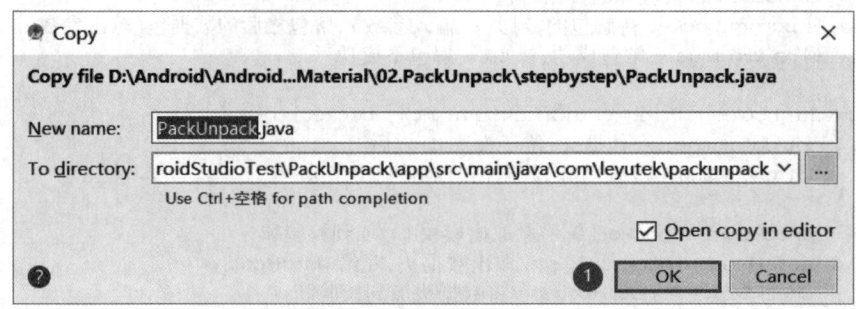

图2-26 复制PackUnpack.java步骤2

4. 完善MainActivity.java文件

完成界面设计和PackUnpack.java文件的创建之后，接下来完善MainActivity.java文件。

（1）打开MainActivity.java文件，并添加如程序清单2-4所示的第17至25行代码和第36至44行代码。代码解释如下：

① 第17至25行代码：定义对象和控件，分别定义PackUnpack类型的对象mPackUnpack，Button类型的控件mPackButton和mUnPackButton，以及EditText类型的控件mModIDEditText、mSecIDEditText、mPackDinEditText、mUnpackDinEditText、mUnpackDoutEditText和mPackDoutEditText。这些代码添加完成后，若Button和EditText字体呈红色，则表示代码有错误，这是因为没有包含相应的android.widget.Button和android.widget.EditText包。单击"Button"后按下组合键Alt+Enter，然后选择"Import class"，此时"import android.widget.Button;"会自动添加到MainActivity.java文件的第5行。同理，将"import android.widget.EditText;"添加至MainActivity.java文件的第6行。

② 第36至44行代码：在MainActivity.java文件的onCreate()方法内增加类的实例化并绑定控件。先调用PackUnpack的构造方法实例化打包解包对象mPackUnpack，然后使用findViewById()方法获取在布局文件中定义的控件。以第37行代码为例，传入R.id.btn_pack得到打包按钮的实例，btn_pack是在main_layout.xml文件中通过android:id属性指定的，findViewById()方法返回的是一个View对象，因此需要向下转型，将其转变成Button对象。

程序清单2-4
1.　　package com.leyutek.packunpack;
2.
3.　　import android.app.Activity;
4.　　import android.os.Bundle;
5.　　import android.view.View;
6.　　import android.widget.Button;
7.　　import android.widget.EditText;
8.
9.　　/**
10.　　 * @author SZLY(COPYRIGHT 2018 — 2020 SZLY. All rights reserved.)
11.　　 * @abstract 主界面设计

```
12.  * @version V1.0.0
13.  * @date 2020/09/01
14.  */
15. public class MainActivity extends Activity {
16.
17.     private PackUnpack mPackUnpack;
18.     private Button mPackButton;
19.     private Button mUnPackButton;
20.     private EditText mModIDeditText;
21.     private EditText mSecIDEditText;
22.     private EditText mPackDinEditText;
23.     private EditText mUnpackDinEditText;
24.     private EditText mUnpackDoutEditText;
25.     private EditText mPackDoutEditText;
26.
27.     /**
28.      * @method onCreate 方法
29.      * @param savedInstanceState 用户按到 home 键,退出界面,用户再次打开时使用该参数
             恢复原来状态
30.      */
31.     @Override
32.     protected void onCreate(Bundle savedInstanceState) {
33.         super.onCreate(savedInstanceState);
34.         setContentView(R.layout.activity_main);
35.
36.         mPackUnpack = new PackUnpack();
37.         mPackButton = (Button)findViewById(R.id.btn_pack);
38.         mUnPackButton = (Button)findViewById(R.id.btn_unpack);
39.         mModIDeditText = (EditText)findViewById(R.id.edit_mod_id);
40.         mSecIDEditText = (EditText)findViewById(R.id.edit_sec_id);
41.         mPackDinEditText = (EditText)findViewById(R.id.edit_pack_din);
42.         mPackDoutEditText = (EditText)findViewById(R.id.edit_pack_dout);
43.         mUnpackDinEditText = (EditText)findViewById(R.id.edit_unpack_din);
44.         mUnpackDoutEditText = (EditText)findViewById(R.id.edit_unpack_dout);
45.
46.     }
47. }
```

（2）添加"打包"按钮的处理事件相关代码,如程序清单 2-5 所示,添加了第 10 至 45 行代码。代码解释如下：

① 第 11 至 13 行和第 44 至 45 代码：调用 setOnClickListener()方法为按钮注册一个监听器,单击按钮时就会执行监听器中的 onClick()方法。代码添加后,"View"呈红色,这是因为没有包含相应的 android.view.View 包。单击"View",然后按下组合键 Alt+Enter,"import android.view.View;"会自动添加到 MainActivity.java 文件的第 5 行。

② 第 14 至 16 行代码：定义一个长度为 10 的整型数组 buffer。mPackDoutEditText.setText("")将待打包数据输入区清空；mPackDinEditText.getText().toString()获取带空格的字符串；mPackDinEditText.getText().toString().split(" ")将这些字符串以空格为分割,并取出这些分割的数据,然后,将每一个数据存进 string 类型的 data 数组。

③ 第18至20行代码：判断"输入裸数据（6字节，空格隔开）"区输入的数据的字节数是否等于6，因为一个完整的待打包数据包应包括模块ID、二级ID和6字节数据，如果输入裸数据的字节数不等于6则直接返回。

④ 第21至28行代码：取出模块ID控件和二级ID控件输入的内容，前提是确保控件输入的内容为非空，并把取出的内容转换为int类型，赋值给buffer数组，注意，buffer[0]存放模块ID，buffer[1]存放二级ID。

⑤ 第29至43行代码：将输入的6字节数据添加到buffer数组里，然后调用打包方法packData进行打包，最后将打包好的buffer转化为16进制数，并以空格隔开再显示到"输出打包好的数据（10字节）"下方，若数据小于0x10，则在数字前面添加"0"，例如"01""03"和"05"。

程序清单2-5

```
1.   package com.leyutek.packunpack;
2.
3.   ...
4.   public class MainActivity extends Activity {
5.       ...
6.       protected void onCreate( Bundle savedInstanceState ) {
7.           ...
8.           mUnpackDoutEditText = (EditText)findViewById( R.id.edit_unpack_dout );
9.
10.          //按下打包按钮
11.          mPackButton.setOnClickListener( new View.OnClickListener() {
12.              @Override
13.              public void onClick( View v ) {
14.                  int[] buffer = new int[10];
15.                  mPackDoutEditText.setText("");
16.                  String[] packDin = mPackDinEditText.getText().toString().split(" ");
17.
18.                  if ( packDin.length != 6 ) {
19.                      return;
20.                  }
21.                  if ( !mModIDEditText.getText().toString().equals("") ) {
22.                      int packModID = Integer.parseInt( mModIDEditText.getText().toString(), 16 );
23.                      buffer[0] = packModID;
24.                  }
25.                  if ( !mSecIDEditText.getText().toString().equals("") ) {
26.                      int packSecID = Integer.parseInt( mSecIDEditText.getText().toString(), 16 );
27.                      buffer[1] = packSecID;
28.                  }
29.                  for ( int i = 0; i < packDin.length; i++ ) {
30.                      buffer[i + 2] = Integer.parseInt( packDin[i], 16 );
31.                  }
32.                  mPackUnpack.packData( buffer );
33.
34.                  for( int i = 0; i < buffer.length; i++ ) {
35.                      String packDout = Integer.toHexString( buffer[i] );
```

```
36.
37.                        if ( buffer[ i ] < 0x10 ) {
38.                            packDout = "0" + packDout;
39.                        }
40.
41.                        mPackDoutEditText.append( packDout );
42.                        mPackDoutEditText.append( " " );
43.                    }
44.                }
45.            } );
46.
47.        }
48.    }
```

(3) 添加"解包"按钮的处理事件,如程序清单 2-6 所示,添加了第 12 至 42 行代码。代码解释如下:

① 第 13 至 15 行和第 41 至 42 行代码:调用 setOnClickListener()方法为"解包"按钮注册一个监听器,单击该按钮时就会执行监听器中的 onClick()方法。

② 第 16 至 19 行代码:定义一个长度为 10 的整型数组 buffer 和一个 String 类型变量 unpackDout。mUnpackDoutEditText.setText("")将显示解包后数据的控件内容清空;mUnpackDinEditText.getText().toString()获取带空格的字符串;mUnpackDinEditText.getText().toString().split(" ")将这些字符串的数据用空格进行分割并取出,然后将数据存进 string 类型的 data 数组。

③ 第 21 至 23 行代码:判断待解包数据输入区输入的数据是否为 10 字节,因为一个完整的待解包数据包应包括模块 ID、数据头、二级 ID、6 字节数据和校验和共 10 字节,如果数据包的字节数不为 10 则直接返回。

④ 第 25 至 40 行代码:将 Stirng 类型数据转化为 int 类型,然后调用解包方法 unpackData(),若解包成功则表示收到正确的数据包,返回 true,再通过调用 getUnpackResult()方法获取解包后的结果,并将结果存放到 buffer 数组中。将 buffer 数组中的数据转化为 16 进制数据,并以空格隔开,显示到解包好的数据显示区。

程序清单 2-6

```
1.  package com. leyutek. packunpack;
2.
3.  ...
4.  public class MainActivity extends Activity {
5.      ...
6.      protected void onCreate( Bundle savedInstanceState ) {
7.          ...
8.
9.          //按下打包按钮
10.         ...
11.
12.         //按下解包按钮
```

```
13.         mUnPackButton.setOnClickListener(new View.OnClickListener() {
14.             @Override
15.             public void onClick(View v) {
16.                 int[] buffer = new int[10];
17.                 String unpackDout;
18.                 mUnpackDoutEditText.setText("");
19.                 String[] unpackDin = mUnpackDinEditText.getText().toString().
                        split(" ");
20.
21.                 if (unpackDin.length != 10) {
22.                     return;
23.                 }
24.
25.                 for (int i = 0; i < unpackDin.length; i++) {
26.                     buffer[i] = Integer.parseInt(unpackDin[i], 16);
27.                     if(mPackUnpack.unpackData(buffer[i])) {
28.                         buffer =  mPackUnpack.getUnpackResult();
29.
30.                         for(int j = 0; j < 8; j++) {
31.                             unpackDout = Integer.toHexString(buffer[j]);
32.                             if ((buffer[j] < 0x10)) {
33.                                 unpackDout = "0" + unpackDout;
34.                             }
35.
36.                             mUnpackDoutEditText.append(unpackDout);
37.                             mUnpackDoutEditText.append(" ");
38.                         }
39.                     }
40.                 }
41.             }
42.         });
43.     }
44. }
```

5. 编译运行

项目 1 已经介绍过如何编译工程,并通过 USB 将 apk(app)安装至 Android 手机。此处介绍另一种方法,先编译工程,再生成 apk,最后将 apk 发送或复制到 Android 手机。具体步骤为:执行菜单命令"Build"→"Make Project",对 PackUnpack 工程进行编译;编译成功后,再执行菜单命令"Build"→"Build APK",生成 apk,最终生成的 apk 位于"D:\AndroidStudioTest\packunpack\app\build\outputs\apk\debug"路径下,名称为"app-debug.apk"。将 app-dubug.apk 文件发送到手机,与其他手机应用程序类似,在手机上打开后直接安装,安装成功后的界面如图 2-27 所示,Android 手机即可基于该 PackUnpack 应用程序进行打包解包操作。

6. 程序验证

修改输入的裸数据,单击"打包"按钮,再将打包好的数据复制到待解包数据输入区,单击"解包"按钮,验证是否能还原为裸数据,如图 2-28 所示,如果解包后的数据与裸数据一致,则说明当前的打包和解包操作成功。

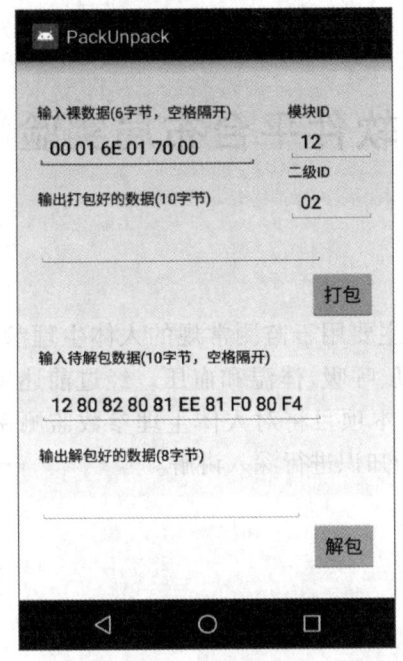 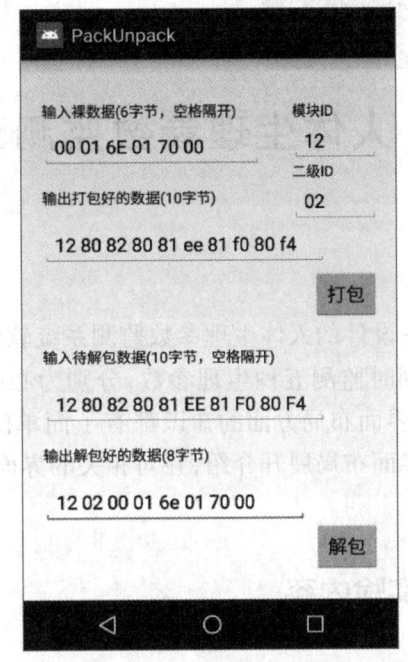

图 2-27　打包解包 App 界面　　　　图 2-28　验证打包解包操作

实战演练

按照 PCT 通信协议规定，模块 ID 的最高位固定为 0，这意味着其取值范围为 0x00～0x7F。那么在进行程序验证时，如果在模块 ID 编辑框中输入的值大于 0x7F 会出现什么情况呢？经过验证后发现此时在打包结果显示区仍然会显示数据，显然这不符合 PCT 通信协议的规定，这个问题在解包过程中也同样存在，尝试解决这个问题，当模块 ID 不在规定范围内时弹出错误提示信息，并要求用户重新输入。

思考练习

1. 根据 PCT 通信协议，模块 ID 和二级 ID 分别有多少种？
2. PCT 通信协议规定二级 ID 的最高位固定为 1，那么当一组待打包数据的二级 ID 小于 0x80 时，这组数据能否通过打包解包 App 打包得到正确结果？为什么？
3. 在遵循 PCT 通信协议规定的前提下，随机写一组数据，推算打包解包结果，熟练掌握基于 PCT 通信协议具体的打包解包流程。
4. 打包解包 App 共有 6 个 EditText 控件，向每个 EditText 的输入框中添加一句对应的提示文本，如模块 ID 输入框提示"请输入模块 ID"。

项目 3　人体生理参数监测系统软件平台布局实验

本书设计的人体生理参数监测系统软件平台主要用于监测常规的人体生理参数,该软件可以同时监测五种生理参数,分别为心电、血氧、呼吸、体温和血压。经过前述项目的学习,对于界面布局方面的知识都有了简单的了解,本项目将对人体生理参数监测系统软件平台的界面布局展开介绍,并对相关的界面布局的知识进行深入讲解。

3.1　实验内容

1. 熟练掌握常用的线性布局与相对布局的用法。
2. 完成人体生理参数监测系统软件平台的界面布局。

3.2　实验原理

3.2.1　实验框图

人体生理参数监测系统软件平台布局设计框图如图 3-1 所示。

3.2.2　基础知识点

1. 布局的 XML 属性

布局的 XML 属性及相应描述见表 3-1。

表 3-1　布局的 XML 属性及描述

XML 属性	描述
android:layout_width	设置控件宽度
android:layout_height	设置控件高度
android:background	指定控件的背景,可以是背景图片或颜色
android:layout_margin	设置外边距
android:padding	设置内边距

（续表）

XML 属性	描述
android:gravity	设置当前控件中的内容相对于本控件的位置
android:layout_gravity	设置当前控件相对于父控件的位置
android:visible	指定控件是否可见，置 true 可见，置 false 不可见
android:textColor	指定控件字体颜色

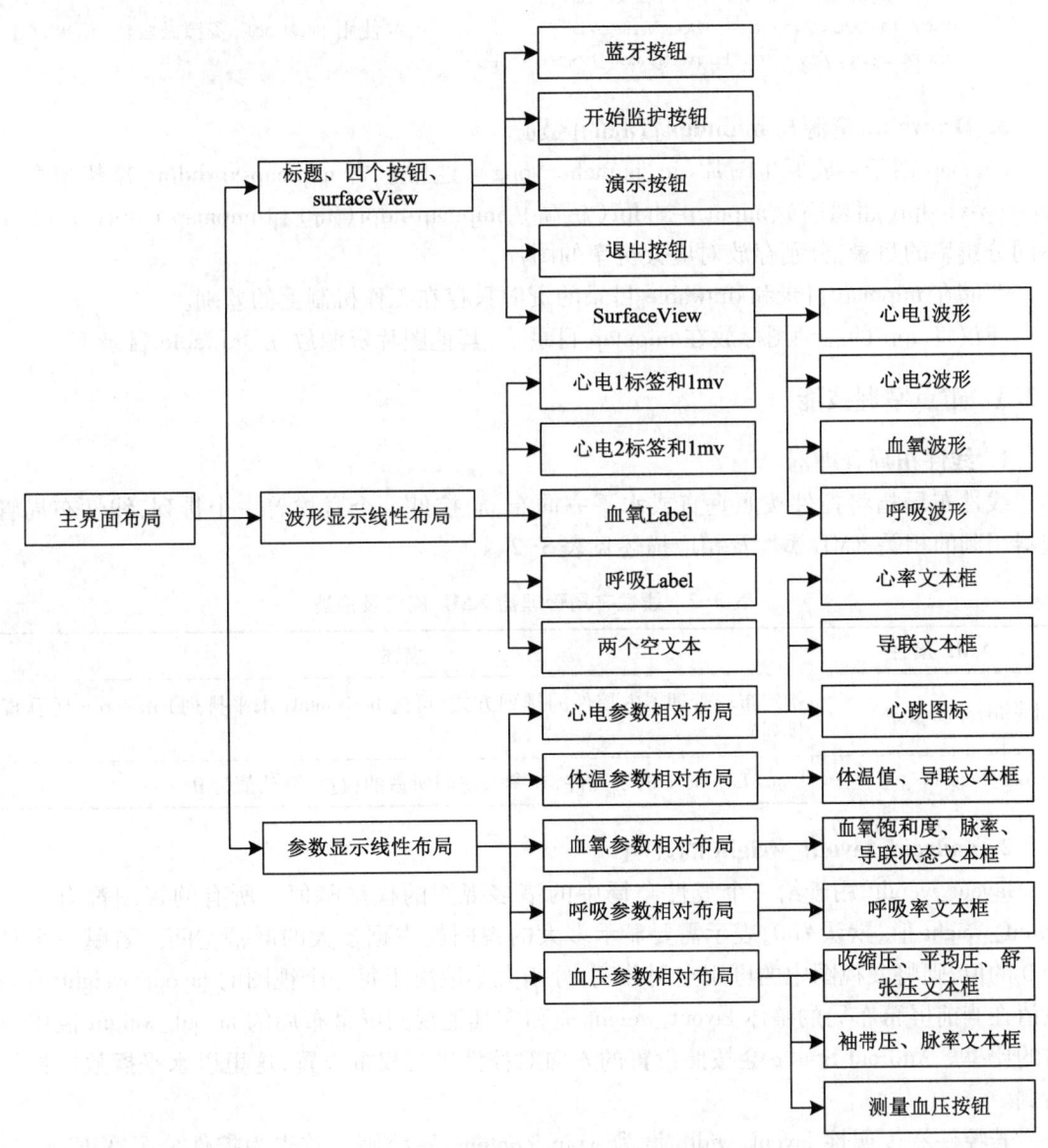

图 3-1　人体生理参数监测系统软件平台框架图

2. Drawable 资源

将扩展名为 .png、.jpg 和 .gif 的图片资源复制到 res/drawable 目录下，这些图片资源可以用作屏幕或按钮的背景，图片可按照屏幕尺寸或者按钮大小改变，示例代码如下：

```
<Button
    android:id="@+id/btn_start_bt"
    android:layout_width="45dp"
    android:layout_height="48dp"
    android:textSize="8sp"
    android:text="bt"
    android:layout_toLeftOf="@+id/btn_start"
    android:background="@drawable/bt"          //使用 drawable 资源做按钮背景
    android:gravity="bottom|center_horizontal" />
```

3. Drawable 资源与 mipmap 资源的区别

mipmap 用于存放原生图片（ic_launcher.png），通常包含 mipmap-xxxhdpi（超超超高）、mipmap-xxhdpi（超超高）、mipmap-xhdpi（超高）、mipmap-hdpi（高）和 mipmap-mdpi（中）5 个不同分辨率的目录，分别存放对应分辨率的图片。

存储在 mipmap 目录和 drawable 目录的资源只存在工作机制上的差别。

建议将 app 的启动图标放在 mipmap 目录下，其他图片资源放在 drawable 目录下。

3.2.3 重点掌握技能

1. 线性布局管理器

线性布局指将控件按照垂直或水平方向布局，控件一个紧挨着一个排列，线性布局管理器用到的相关 XML 属性及相应描述见表 3-2。

表 3-2 线性布局管理器 XML 属性及描述

XML 属性	描述
android:orientation	指定布局管理器内控件的排列方式，可选 horizontal（水平排列）和 vertical（垂直排列）
layout_weight	LinearLayout 中的子控件，在剩余空间所占的权重，默认值为 0

2. android:layout_weight 的说明

layout_weight 用于给一个线性布局中的诸多视图的权重赋值。所有的视图都有一个 layout_weight 值，默认为 0，表示需要显示多大的视图就占据多大的屏幕空间。若赋一个高于 0 的值，则将父视图中的可用空间分割，分割大小取决于每一个视图的 layout_weight 值与该值在当前屏幕布局的整体 layout_weight 值和在其他视图屏幕布局的 layout_weight 值中所占的比率。Android Studio 会按照设置的方向对控件进行权重设置，这里以水平摆放的控件为例。

若控件宽度属性 layout_width 设为 wrap_content，系统则会首先为控件分配宽度值（足以包含控件文本内容），然后将剩下来的屏幕空间按照 weight1∶weight2∶weight3 比例分配给控件。此时按照控件比例 1∶2∶3 编写代码，并将其复制到布局文件中，参考代码如下：

```
<LinearLayout
    xmlns:android="http://schemas.android.com/apk/res/android"
    android:layout_width="match_parent"
    android:layout_height="match_parent"
    android:orientation="horizontal">
    <TextView
        android:layout_width="wrap_content"
        android:layout_height="wrap_content"
        android:layout_weight="1"
        android:text="111111"
        android:background="#ff0000" />

    <TextView
        android:layout_width="wrap_content"
        android:layout_height="wrap_content"
        android:layout_weight="2"
        android:text="2"
        android:background="#00ff00" />

    <TextView
        android:layout_width="wrap_content"
        android:layout_height="wrap_content"
        android:layout_weight="3"
        android:text="3"
        android:background="#0000ff" />
</LinearLayout>
```

屏幕宽度减去控件显示的文本所占的宽度,再按比例 1∶2∶3 分割屏幕剩下宽度,如图 3-2 所示。

若控件宽度属性 layout_width 设为 match_parent,则按照控件比例为 1∶2∶2 编写代码,并将其复制到布局文件中。参考代码如下:

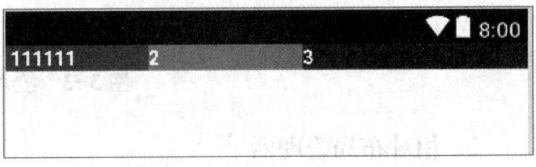

图 3-2 控件宽度 1∶2∶3 分配

```
<LinearLayout
    xmlns:android="http://schemas.android.com/apk/res/android"
    android:layout_width="match_parent"
    android:layout_height="match_parent"
    android:orientation="horizontal">
    <TextView
        android:layout_width="match_parent"
        android:layout_height="wrap_content"
        android:layout_weight="1"
        android:text="111111"
        android:background="#ff0000" />

    <TextView
        android:layout_width="match_parent"
```

```
        android:layout_height="wrap_content"
        android:layout_weight="2"
        android:text="2"
        android:background="#00ff00" />

    <TextView
        android:layout_width="match_parent"
        android:layout_height="wrap_content"
        android:layout_weight="2"
        android:text="3"
        android:background="#0000ff" />
</LinearLayout>
```

由于以上代码中的 3 个控件宽度都设置为 match_parent,即都为屏幕宽度,则屏幕剩余空间=1 个 parent_width − 3 个 parent_width = −2 个 parent_width。

第一个 TextView 的实际所占宽度:parent_width + 1/5(所占剩余空间的权重比例)×剩余空间大小(−2 parent_width) = 3/5parent_width。

第二个 TextView 的实际所占宽度:parent_width + 2/5(所占剩余空间的权重比例)×剩余空间大小(−2 parent_width) = 1/5parent_width。

第三个 TextView 的实际所占宽度也为 1/5 parent_width。

所以最后显示出来的是控件宽度比例为 3∶1∶1,如图 3-3 所示。

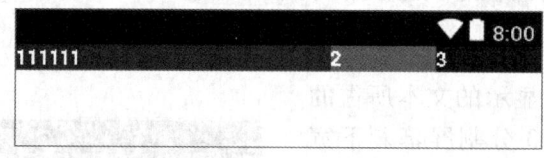

图 3-3　控件宽度 3∶1∶1

3. 相对布局管理器

相对布局管理器是以一种让组件以相对于容器或者相对于容器中的另一个组件的相对位置进行放置的布局方式,其用到的相关 XML 属性及相应描述见表 3-3。

表 3-3　相对布局管理器 XML 属性及描述

XML 属性	描述
android:layout_above	将控件置于给定 ID 控件之上
android:layout_below	将控件置于给定 ID 控件之下
android:layout_toLeftOf	将控件置于给定 ID 控件左边
android:layout_toRightOf	将控件置于给定 ID 控件右边
android:layout_alignTop	将控件的上边缘与给定 ID 控件的上边缘对齐
android:layout_alignBottom	将控件的底边缘与给定 ID 控件的底边缘对齐
android:layout_alignLeft	将控件的左边缘与给定 ID 控件的左边缘对齐

（续表）

XML 属性	描述
android:layout_alignRight	将控件的右边缘与给定 ID 控件的右边缘对齐
android:layout_alignParentLeft = "true"	将控件的左边缘与父控件的左边缘对齐
android:layout_alignParentTop = "true"	将控件的上边缘与父控件的上边缘对齐
android:layout_alignParentRight = "true"	将控件的右边缘与父控件的右边缘对齐
android:layout_alignParentBottom = "true"	将控件的底边缘与父控件的底边缘对齐
android:layout_centerInParent = "true"	将控件置于父控件的中心位置
android:layout_centerHorizontal = "true"	将控件置于水平方向的中心位置
android:layout_centerVertical = "true"	将控件置于垂直方向的中心位置

3.3 实验步骤

1. 新建人体生理参数监测系统软件平台工程

新建人体生理参数监测系统软件平台工程可参考 2.3 节步骤 1，此处不再做详细介绍。工程名填写"MainActivityLayout"，域名填写"leyutek.com"，并选择指定路径，此时包名将自动修改为"com.leyutek.mainactivitylayout"，如图 3-4 所示。

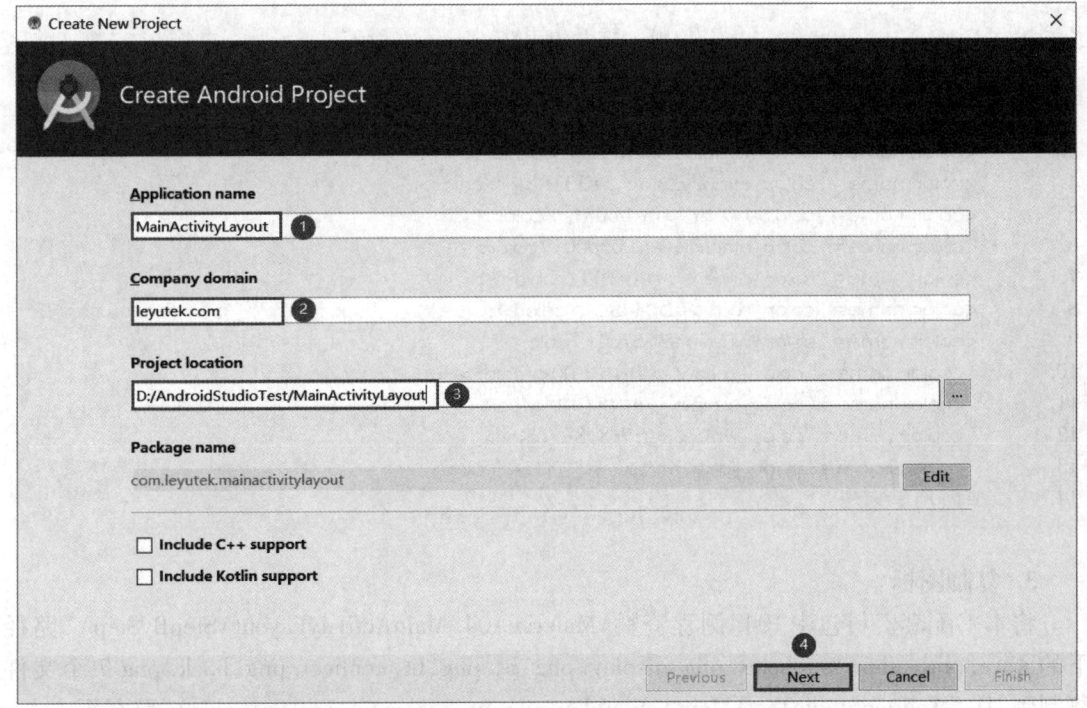

图 3-4 人体生理参数监测系统软件平台工程创建

2. 完善 color.xml 文件

在 Android Studio 中打开 colors.xml 文件,colors.xml 文件位于 \app\res\values\ 目录下,如图 3-5 所示。

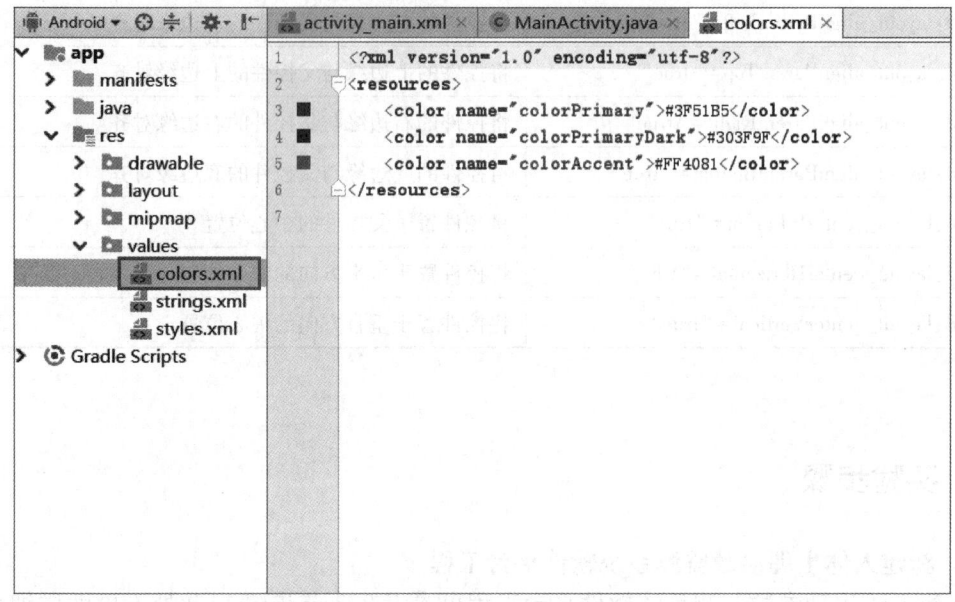

图 3-5 colors.xm 文件位置

如程序清单 3-1 所示,添加了第 6 至 13 行代码,定义部分颜色值。

程序清单 3-1

```
1.   <?xml version="1.0" encoding="utf-8"?>
2.   <resources>
3.       <color name="colorPrimary">#3F51B5</color>
4.       <color name="colorPrimaryDark">#303F9F</color>
5.       <color name="colorAccent">#FF4081</color>
6.       <color name="color_black">#ff000000</color>
7.       <color name="color_green">#00ff00</color>
8.       <color name="color_red">#DC143C</color>
9.       <color name="color_blue">#36c7d1</color>
10.      <color name="color_yellow">#FFFF00</color>
11.      <color name="color_purple">#FF00FF</color>
12.      <color name="color_white">#f7f8f8</color>
13.      <color name="color_light_white">#ffffff</color>
14.  </resources>
```

3. 复制图标

将本书配套资料包中"04.例程资料\Material\04.MainActivityLayout\StepByStep\"路径下的 wave.png、nibp.png、heart.png、display.png、bt.png、bt_connect.png、back.png 7 个文件复制到"D:\AndroidStudioTest\MainActivityLayout\app\src\main\res\drawable\"路径下。

4. 更改预览设置

打开 activity_main.xml 文件,如图 3-6 所示,然后单击"Design"按钮,切换到可视化的界面编辑方式,最后单击"AppTheme"。

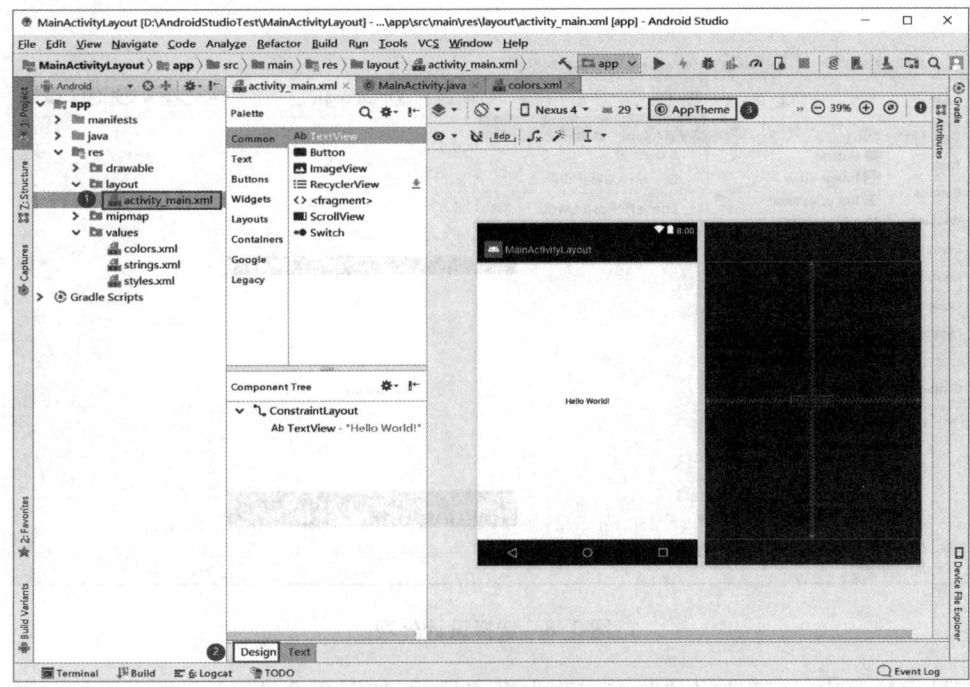

图 3-6 选择主题步骤 1

在弹出的如图 3-7 所示的"Select Theme"对话框中,单击左侧的"Light",然后选择

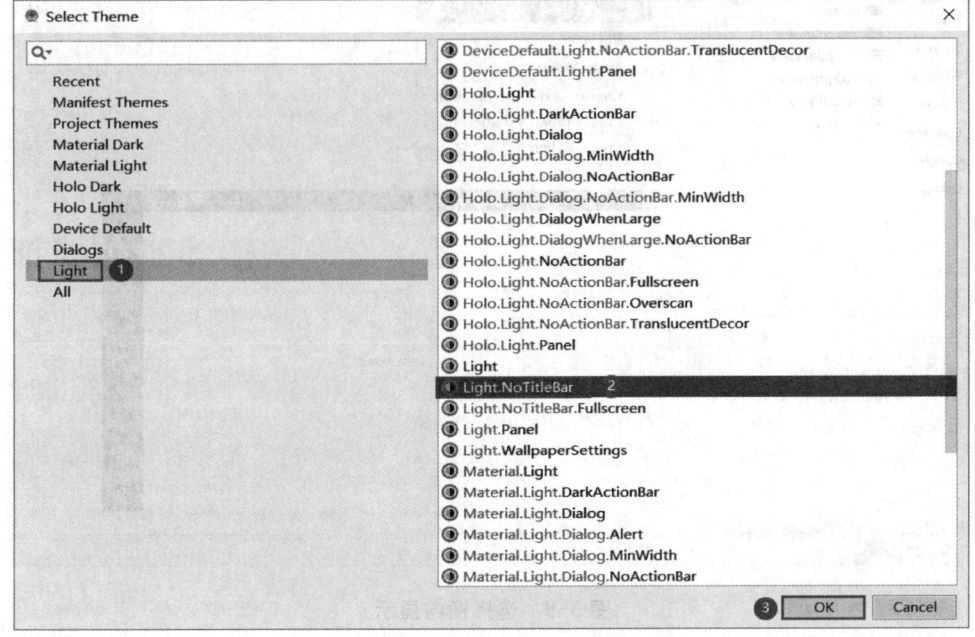

图 3-7 选择主题步骤 2

"Light. NoTitleBar",最后单击"OK"按钮。注意,这里只是改变预览显示,并不会改变在手机上显示的主题。

在显示预览中,将设计外观由"Design+Blueprint"的方式更改为"Design"方式,如图 3-8 所示。

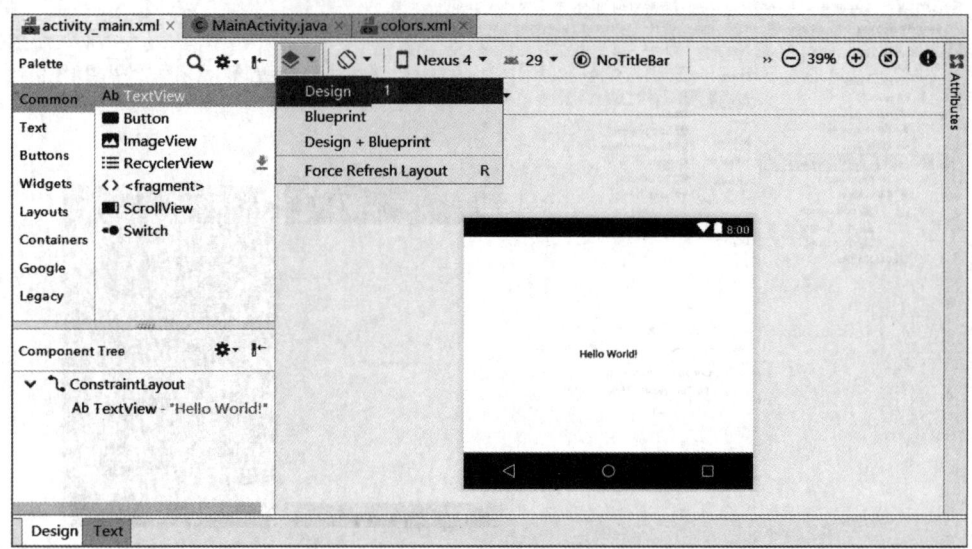

图 3-8　选择设计外观

在显示预览中,还需要将预览方向改为横向显示,如图 3-9 所示。

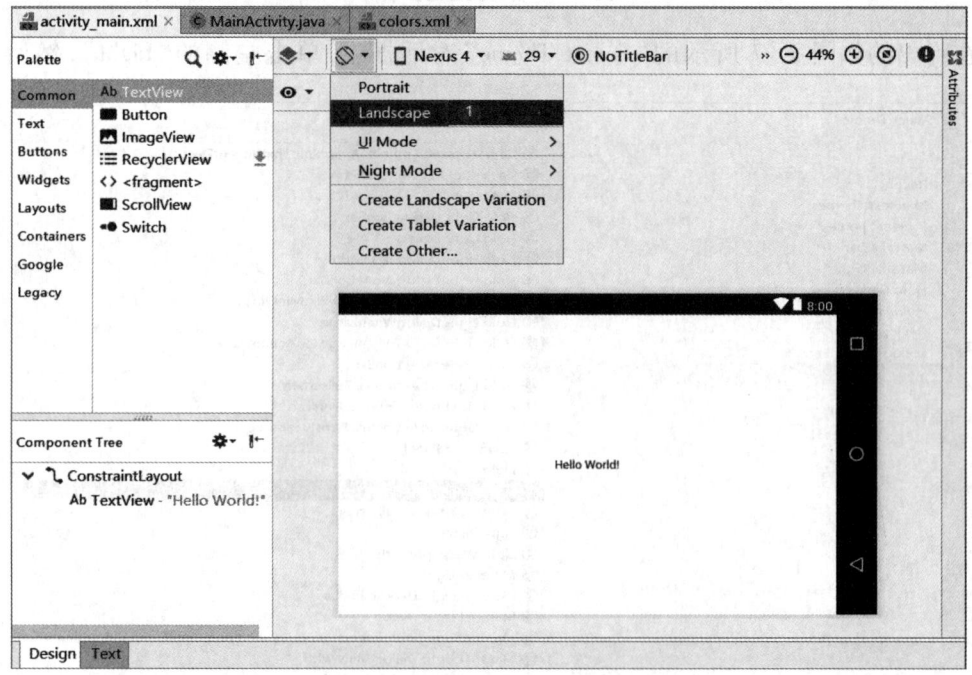

图 3-9　选择横向显示

最终的预览效果如图 3-10 所示。

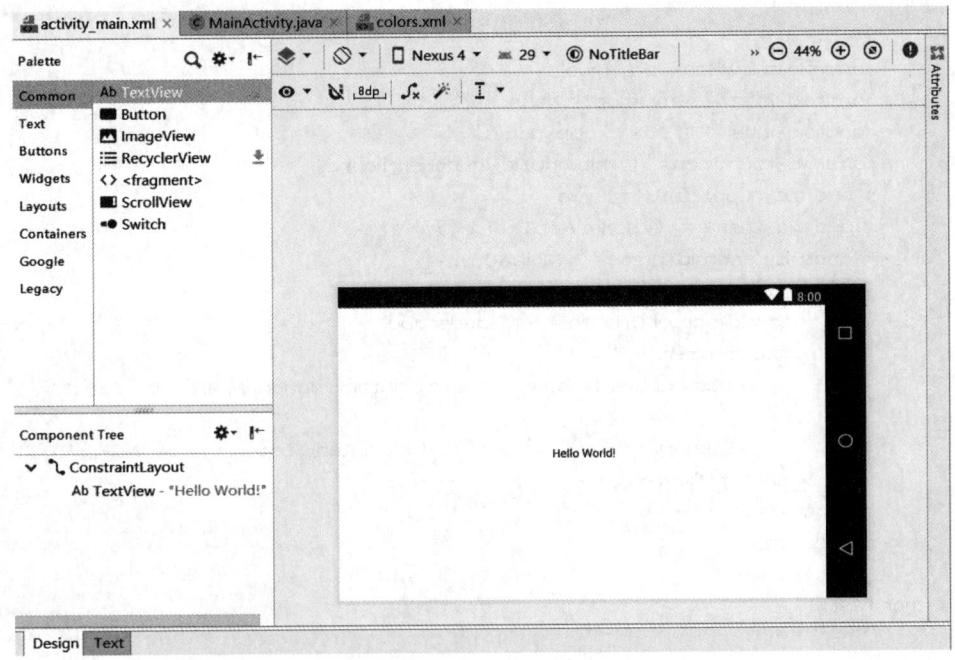

图 3-10　最终的预览效果

5. 完善 AndroidManifest. xml 文件

想要删除 Android 手机上的标题栏，还需要修改 styles. xml 文件。具体方法为打开 res\values\styles. xml 文件，添加如程序清单 3-2 所示的第 6 行代码。

程序清单 3-2

```
1.  <resources>
2.
3.      <!-- Base application theme. -->
4.      <style name="AppTheme" parent="android:Theme.Holo.Light.DarkActionBar">
5.          <!-- Customize your theme here. -->
6.          <item name="android:windowNoTitle">true</item>
7.      </style>
8.
9.  </resources>
```

由于人体生理参数监测系统软件平台是横屏显示，因此还需要删除 AndroidManifest. xml 文件中原有的"<activity android:name=". MainActivity">"代码，并添加如程序清单 3-3 所示的第 12 至 14 行代码。

程序清单 3-3

```
1.  <?xml version="1.0" encoding="utf-8"?>
2.  <manifest xmlns:android="http://schemas.android.com/apk/res/android"
```

```
3.      package="com.leyutek.a04mainactivitylayout">
4.
5.      <application
6.          android:allowBackup="true"
7.          android:icon="@mipmap/ic_launcher"
8.          android:label="@string/app_name"
9.          android:roundIcon="@mipmap/ic_launcher_round"
10.         android:supportsRtl="true"
11.         android:theme="@style/AppTheme">
12.         <activity android:name=".MainActivity"
13.             android:label="@string/app_name"
14.             android:screenOrientation="landscape">
15.             <intent-filter>
16.                 <action android:name="android.intent.action.MAIN" />
17.
18.                 <category android:name="android.intent.category.LAUNCHER" />
19.             </intent-filter>
20.         </activity>
21.     </application>
22.
23. </manifest>
```

6. 完善 activity_main.xml 文件

(1) 在 activity_main.xml 文件中,删除原有的代码,并输入如程序清单 3-4 所示的代码,表示界面采取相对布局,横屏显示,背景颜色设置为白色。

程序清单 3-4

```
1. <?xml version="1.0" encoding="utf-8"?>
2. <RelativeLayout
3.     xmlns:android="http://schemas.android.com/apk/res/android"
4.     android:layout_width="match_parent"
5.     android:layout_height="match_parent"
6.     android:orientation="horizontal"
7.     android:background="@color/color_light_white">
8. </RelativeLayout>
```

(2) 如程序清单 3-5 所示,添加第 9 至 48 行代码,表示定义了 4 个 Button 类型控件,并靠右水平排放。

程序清单 3-5

```
1. <?xml version="1.0" encoding="utf-8"?>
2. <RelativeLayout
3.     xmlns:android="http://schemas.android.com/apk/res/android"
4.     android:layout_width="match_parent"
5.     android:layout_height="match_parent"
6.     android:orientation="horizontal"
```

```
7.          android:background="@color/color_light_white">
8.
9.      <Button
10.         android:id="@+id/btn_back"
11.         android:layout_width="45dp"
12.         android:layout_height="49dp"
13.         android:textSize="8sp"
14.         android:layout_alignParentRight="true"
15.         android:text="back"
16.         android:background="@drawable/back"
17.         android:gravity="bottom|center_horizontal" />
18.
19.     <Button
20.         android:id="@+id/btn_play"
21.         android:layout_width="45dp"
22.         android:layout_height="49dp"
23.         android:textSize="8sp"
24.         android:text="play"
25.         android:layout_toLeftOf="@+id/btn_back"
26.         android:background="@drawable/display"
27.         android:gravity="bottom|center_horizontal" />
28.
29.     <Button
30.         android:id="@+id/btn_start"
31.         android:layout_width="45dp"
32.         android:layout_height="49dp"
33.         android:textSize="8sp"
34.         android:text="start"
35.         android:background="@drawable/wave"
36.         android:gravity="bottom|center_horizontal"
37.         android:layout_alignParentTop="true"
38.         android:layout_toLeftOf="@+id/btn_play" />
39.
40.     <Button
41.         android:id="@+id/btn_start_bt"
42.         android:layout_width="45dp"
43.         android:layout_height="48dp"
44.         android:textSize="8sp"
45.         android:text="bt"
46.         android:layout_toLeftOf="@+id/btn_start"
47.         android:background="@drawable/bt"
48.         android:gravity="bottom|center_horizontal" />
49.
50. </RelativeLayout>
```

（3）如程序清单 3-6 所示，添加第 19 至 27 行代码，表示定义一个 TextView 控件，用于显示系统标题，并靠左边显示。

程序清单 3-6

```xml
1.  <?xml version="1.0" encoding="utf-8"?>
2.  <RelativeLayout
3.      xmlns:android="http://schemas.android.com/apk/res/android"
4.      android:layout_width="match_parent"
5.      android:layout_height="match_parent"
6.      android:orientation="horizontal"
7.      android:background="@color/color_light_white">
8.      ...
9.      <Button
10.         android:id="@+id/btn_start_bt"
11.         android:layout_width="45dp"
12.         android:layout_height="48dp"
13.         android:textSize="8sp"
14.         android:text="bt"
15.         android:layout_toLeftOf="@+id/btn_start"
16.         android:background="@drawable/bt"
17.         android:gravity="bottom|center_horizontal" />
18.
19.     <TextView
20.         android:id="@+id/text_para_monitor_title"
21.         android:layout_width="wrap_content"
22.         android:layout_height="wrap_content"
23.         android:layout_alignParentTop="true"
24.         android:layout_marginTop="5dp"
25.         android:layout_marginLeft="60dp"
26.         android:text="人体生理参数监测系统软件平台"
27.         android:textSize="25sp" />
28.
29. </RelativeLayout>
```

（4）如程序清单 3-7 所示，添加第 20 至 35 行代码。代码解释如下：

① 第 20 至 27 行代码：定义一个线性布局，位置在 4 个 Button 控件下方，靠右放置，主要用来显示心电、体温、血氧、血压、呼吸等参数。

② 第 29 至 35 行代码：定义一个线性布局，位置在 4 个 Button 控件下方，布局 ll_text_info 控件的左边。

程序清单 3-7

```xml
1.  <?xml version="1.0" encoding="utf-8"?>
2.  <RelativeLayout
3.      xmlns:android="http://schemas.android.com/apk/res/android"
4.      android:layout_width="match_parent"
5.      android:layout_height="match_parent"
6.      android:orientation="horizontal"
7.      android:background="@color/color_light_white">
8.
9.      ...
```

```
10.     <TextView
11.         android:id="@+id/text_para_monitor_title"
12.         android:layout_width="wrap_content"
13.         android:layout_height="wrap_content"
14.         android:layout_alignParentTop="true"
15.         android:layout_marginTop="5dp"
16.         android:layout_marginLeft="60dp"
17.         android:text="人体生理参数监测系统软件平台"
18.         android:textSize="25sp" />
19.
20.     <LinearLayout
21.         android:id = "@+id/ll_text_info"
22.         android:orientation="vertical"
23.         android:layout_width="160dp"
24.         android:layout_height="match_parent"
25.         android:layout_below="@+id/btn_start_bt"
26.         android:layout_alignParentRight="true">
27.     </LinearLayout>
28.
29.     <LinearLayout
30.         android:orientation="vertical"
31.         android:layout_width="match_parent"
32.         android:layout_height="match_parent"
33.         android:layout_below="@+id/btn_start_bt"
34.         android:layout_toLeftOf="@+id/ll_text_info">
35.     </LinearLayout>
36.
37. </RelativeLayout>
```

（5）如程序清单 3-8 所示，添加第 19 至 24 行代码，表示定义一个 SurfaceView 控件，位置在 4 个 Button 控件的下方。

程序清单 3-8

```
1.  <?xml version="1.0" encoding="utf-8"?>
2.  <RelativeLayout
3.      xmlns:android="http://schemas.android.com/apk/res/android"
4.      android:layout_width="match_parent"
5.      android:layout_height="match_parent"
6.      android:orientation="horizontal"
7.      android:background="@color/color_light_white">
8.
9.      ...
10.     <LinearLayout
11.         android:id = "@+id/ll_text_info"
12.         android:orientation="vertical"
13.         android:layout_width="160dp"
14.         android:layout_height="match_parent"
15.         android:layout_below="@+id/btn_start_bt"
16.         android:layout_alignParentRight="true"
```

```
17.         </LinearLayout>
18.
19.         <SurfaceView
20.             android:id="@+id/sfv_wave"
21.             android:layout_width="wrap_content"
22.             android:layout_height="wrap_content"
23.             android:layout_below="@+id/btn_start_bt"
24.             android:layout_toLeftOf="@+id/ll_text_info" />
25.
26.         <LinearLayout
27.             android:orientation="vertical"
28.             android:layout_width="match_parent"
29.             android:layout_height="match_parent"
30.             android:layout_below="@+id/btn_start_bt"
31.             android:layout_toLeftOf="@+id/ll_text_info" >
32.         </LinearLayout>
33.
34.     </RelativeLayout>
```

（6）参数显示区位于显示屏幕的右侧，共包含 5 个 RelativeLayout 布局，由上至下依次为用于显示心电、体温、血氧、血压和呼吸，如图 3-11 所示。

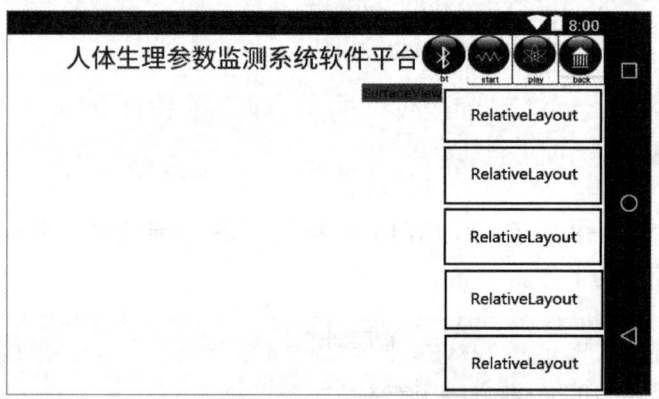

图 3-11　参数布局

如程序清单 3-9 所示，添加第 18 至 56 行代码，即表示定义 5 个 RelativeLayout 布局，分别用来显示心电、体温、血氧、血压和呼吸五大参数。

程序清单 3-9

```
1.  <?xml version="1.0" encoding="utf-8"?>
2.  <RelativeLayout
3.      xmlns:android="http://schemas.android.com/apk/res/android"
4.      android:layout_width="match_parent"
5.      android:layout_height="match_parent"
6.      android:orientation="horizontal"
7.      android:background="@color/color_light_white" >
```

```xml
8.
9.      ...
10.         <LinearLayout
11.             android:id = "@+id/ll_text_info"
12.             android:orientation = "vertical"
13.             android:layout_width = "160dp"
14.             android:layout_height = "match_parent"
15.             android:layout_below = "@+id/btn_start_bt"
16.             android:layout_alignParentRight = "true" >
17.
18.             <RelativeLayout
19.                 android:id = "@+id/rl_ecg_text_info"
20.                 android:layout_width = "fill_parent"
21.                 android:layout_height = "wrap_content"
22.                 android:layout_weight = "1"
23.                     android:background = "@color/color_black" >
24.             </RelativeLayout>
25.
26.             <RelativeLayout
27.                 android:id = "@+id/rl_temp_text_info"
28.                 android:layout_width = "fill_parent"
29.                 android:layout_height = "wrap_content"
30.                 android:layout_weight = "2"
31.                 android:background = "@color/color_black" >
32.             </RelativeLayout>
33.
34.             <RelativeLayout
35.                 android:id = "@+id/rl_spo2_text_info"
36.                 android:layout_width = "fill_parent"
37.                 android:layout_height = "wrap_content"
38.                 android:layout_weight = "2"
39.                 android:background = "@color/color_black" >
40.             </RelativeLayout>
41.
42.             <RelativeLayout
43.                 android:id = "@+id/rl_nibp_text_info"
44.                 android:layout_width = "fill_parent"
45.                 android:layout_height = "wrap_content"
46.                 android:layout_weight = "2"
47.                 android:background = "@color/color_black" >
48.             </RelativeLayout>
49.
50.             <RelativeLayout
51.                 android:id = "@+id/ll_resp_text_info"
52.                 android:layout_width = "fill_parent"
53.                 android:layout_height = "wrap_content"
54.                 android:layout_weight = "1"
55.                 android:background = "@color/color_black" >
56.             </RelativeLayout>
57.         </LinearLayout>
58.
35.     ...
59.     </RelativeLayout>
```

① 心电参数主要包括心率、导联状态和心跳信息。其中,心率是解析得到的心率值;心电导联包括 RA、LA、LL 和 V,若某一导联脱落,则显示红色,反之显示绿色;心跳控件为心形图标,每 1 s 闪烁一次。

如程序清单 3-10 所示,添加第 17 至 97 行代码,即添加 8 个 TextView,用于显示心电参数。

程序清单 3-10

```xml
1.  <?xml version="1.0" encoding="utf-8"?>
2.  <RelativeLayout
3.      xmlns:android="http://schemas.android.com/apk/res/android"
4.      android:layout_width="match_parent"
5.      android:layout_height="match_parent"
6.      android:orientation="horizontal"
7.      android:background="@color/color_light_white">
8.
9.      ...
10.     <RelativeLayout
11.         android:id="@+id/rl_ecg_text_info"
12.         android:layout_width="fill_parent"
13.         android:layout_height="wrap_content"
14.         android:layout_weight="1"
15.         android:background="@color/color_black">
16.
17.         <TextView
18.             android:id="@+id/text_heart_rate"
19.             android:layout_width="wrap_content"
20.             android:layout_height="wrap_content"
21.             android:text="心率"
22.             android:textColor="@color/color_green"
23.             android:textSize="12sp" />
24.
25.         <TextView
26.             android:id="@+id/text_hr"
27.             android:layout_width="wrap_content"
28.             android:layout_height="wrap_content"
29.             android:layout_below="@+id/text_heart_rate"
30.             android:layout_marginLeft="10dp"
31.             android:layout_marginTop="0dp"
32.             android:text="--"
33.             android:textColor="@color/color_green"
34.             android:textSize="25sp" />
35.
36.         <TextView
37.             android:id="@+id/text_heart"
38.             android:layout_width="25dp"
39.             android:layout_height="25dp"
40.             android:layout_marginLeft="10dp"
41.             android:layout_marginTop="20dp"
42.             android:layout_toRightOf="@+id/text_hr"
```

```
43.            android:background="@drawable/heart" />
44.
45.        <TextView
46.            android:id="@+id/text_ecg_lead"
47.            android:layout_width="50dp"
48.            android:layout_height="wrap_content"
49.            android:layout_marginLeft="20dp"
50.            android:layout_toRightOf="@+id/text_hr"
51.            android:gravity="right"
52.            android:text="导联状态"
53.            android:textColor="@color/color_green"
54.            android:textSize="10sp" />
55.
56.        <TextView
57.            android:id="@+id/text_lead_ra"
58.            android:layout_width="wrap_content"
59.            android:layout_height="wrap_content"
60.            android:layout_below="@+id/text_ecg_lead"
61.            android:layout_marginLeft="20sp"
62.            android:layout_toRightOf="@+id/text_heart"
63.            android:text="RA"
64.            android:textColor="@color/color_red"
65.            android:textSize="15sp" />
66.
67.        <TextView
68.            android:id="@+id/text_lead_la"
69.            android:layout_width="wrap_content"
70.            android:layout_height="wrap_content"
71.            android:layout_below="@+id/text_ecg_lead"
72.            android:layout_marginLeft="10dp"
73.            android:layout_toRightOf="@+id/text_lead_ra"
74.            android:text="LA"
75.            android:textColor="@color/color_red"
76.            android:textSize="15sp" />
77.
78.        <TextView
79.            android:id="@+id/text_lead_ll"
80.            android:layout_width="wrap_content"
81.            android:layout_height="wrap_content"
82.            android:layout_alignEnd="@+id/text_lead_ra"
83.            android:layout_alignRight="@+id/text_lead_ra"
84.            android:layout_below="@+id/text_lead_la"
85.            android:text="LL"
86.            android:textColor="@color/color_red"
87.            android:textSize="15sp" />
88.
89.        <TextView
90.            android:id="@+id/text_lead_v"
91.            android:layout_width="wrap_content"
92.            android:layout_height="wrap_content"
93.            android:layout_alignRight="@+id/text_lead_la"
```

```
94.            android:layout_below="@+id/text_lead_la"
95.            android:text="V"
96.            android:textColor="@color/color_red"
97.            android:textSize="15sp" />
98.        </RelativeLayout>
99.
100.       ...
101.    </RelativeLayout>
```

添加完心电参数控件后,界面显示效果如图 3-12 所示。

② 体温参数主要包括体温通道 1 和通道 2 的体温值和导联信息。其中,体温值是解析得到的体温计算结果;导联信息指示体温探头与人体生理参数监测系统软件平台是否连接,若未连接,则显示红色文本"T1 脱落"或"T2 脱落",反之则显示白色文本"T1 导联"或者"T2 导联"。

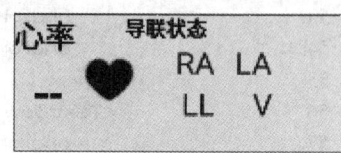

图 3-12　心电参数布局效果

如程序清单 3-11 所示,添加第 17 至 89 行代码,即添加了 7 个 TextView,用于显示体温参数。

程序清单 3-11

```
1.  <?xml version="1.0" encoding="utf-8"?>
2.  <RelativeLayout
3.      xmlns:android="http://schemas.android.com/apk/res/android"
4.      android:layout_width="match_parent"
5.      android:layout_height="match_parent"
6.      android:orientation="horizontal"
7.      android:background="@color/color_light_white" >
8.
9.      ...
10.     <RelativeLayout
11.         android:id="@+id/rl_temp_text_info"
12.         android:layout_width="fill_parent"
13.         android:layout_height="wrap_content"
14.         android:layout_weight="2"
15.         android:background="@color/color_black" >
16.
17.         <TextView
18.             android:id="@+id/text_temp_unit"
19.             android:layout_width="wrap_content"
20.             android:layout_height="wrap_content"
21.             android:layout_marginTop="10dp"
22.             android:text="Temp    ℃"
23.             android:textColor="@color/color_white"
24.             android:textSize="12sp" />
25.
26.         <TextView
27.             android:id="@+id/text_temp1_label"
28.             android:layout_width="wrap_content"
```

```
29.            android:layout_height="wrap_content"
30.            android:layout_below="@+id/text_temp_unit"
31.            android:layout_marginTop="12dp"
32.            android:text="T1"
33.            android:textColor="@color/color_white"
34.            android:textSize="10sp" />
35.
36.        <TextView
37.            android:id="@+id/text_t1"
38.            android:layout_width="wrap_content"
39.            android:layout_height="wrap_content"
40.            android:layout_below="@+id/text_temp_unit"
41.            android:layout_marginLeft="4dp"
42.            android:layout_toRightOf="@+id/text_temp1_label"
43.            android:text="--"
44.            android:textColor="@color/color_white"
45.            android:textSize="30sp" />
46.
47.        <TextView
48.            android:id="@+id/text_temp1_lead"
49.            android:layout_width="wrap_content"
50.            android:layout_height="wrap_content"
51.            android:layout_marginLeft="15dp"
52.            android:layout_marginTop="10dp"
53.            android:layout_toRightOf="@+id/text_temp_unit"
54.            android:text="T1脱落"
55.            android:textColor="@color/color_red"
56.            android:textSize="10sp" />
57.
58.        <TextView
59.            android:id="@+id/text_temp2_lead"
60.            android:layout_width="wrap_content"
61.            android:layout_height="wrap_content"
62.            android:layout_marginLeft="15dp"
63.            android:layout_marginTop="10dp"
64.            android:layout_toRightOf="@+id/text_temp1_lead"
65.            android:text="T2脱落"
66.            android:textColor="@color/color_red"
67.            android:textSize="10sp" />
68.
69.        <TextView
70.            android:id="@+id/text_temp2_label"
71.            android:layout_width="wrap_content"
72.            android:layout_height="wrap_content"
73.            android:layout_below="@+id/text_temp_unit"
74.            android:layout_marginLeft="80dp"
75.            android:layout_marginTop="12dp"
76.            android:text="T2"
77.            android:textColor="@color/color_white"
78.            android:textSize="10sp" />
79.
```

```
80.            <TextView
81.                android:id="@+id/text_t2"
82.                android:layout_width="wrap_content"
83.                android:layout_height="wrap_content"
84.                android:layout_below="@+id/text_temp_unit"
85.                android:layout_marginLeft="4dp"
86.                android:layout_toRightOf="@+id/text_temp2_label"
87.                android:text="--"
88.                android:textColor="@color/color_white"
89.                android:textSize="30sp" />
90.        </RelativeLayout>
91.
92.        ...
93.    </RelativeLayout>
```

添加完体温参数控件后，界面显示效果如图 3-13 所示。

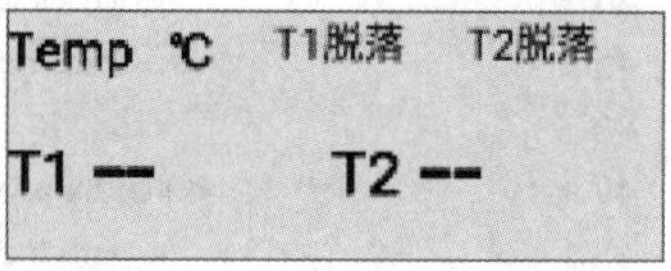

③ 血氧参数主要包括血氧饱和度、脉率和手指导联信息。其中，血氧饱和度是解析得到的血氧饱和度结果；脉率是解析得到的脉率值；手指导联信息指示手指导联是否脱落，若手指导联脱落，显示红色文本"OFF"，反之则显示蓝色文本"ON"。

图 3-13 体温参数布局效果

如程序清单 3-12 所示，添加第 17 至 74 行代码，即添加 6 个 TextView，用于显示血氧参数。

程序清单 3-12

```
1.  <?xml version="1.0" encoding="utf-8"?>
2.  <RelativeLayout
3.      xmlns:android="http://schemas.android.com/apk/res/android"
4.      android:layout_width="match_parent"
5.      android:layout_height="match_parent"
6.      android:orientation="horizontal"
7.      android:background="@color/color_light_white" >
8.
9.      ...
10.     <RelativeLayout
11.         android:id="@+id/rl_spo2_text_info"
12.         android:layout_width="fill_parent"
13.         android:layout_height="wrap_content"
14.         android:layout_weight="2"
15.         android:background="@color/color_black" >
16.
17.         <TextView
18.             android:id="@+id/text_spo2_unit"
19.             android:layout_width="wrap_content"
20.             android:layout_height="wrap_content"
21.             android:text="SPO2       %"
22.             android:textColor="@color/color_blue"
```

```
23.            android:textSize="12sp" />
24.
25.        <TextView
26.            android:id="@+id/text_spo2_data"
27.            android:layout_width="wrap_content"
28.            android:layout_height="wrap_content"
29.            android:layout_below="@+id/text_spo2_unit"
30.            android:gravity="right"
31.            android:text="--"
32.            android:textColor="@color/color_blue"
33.            android:textSize="30sp" />
34.
35.        <TextView
36.            android:id="@+id/text_pr_unit"
37.            android:layout_width="wrap_content"
38.            android:layout_height="wrap_content"
39.            android:layout_marginLeft="60dp"
40.            android:layout_marginTop="10dp"
41.            android:text="PR"
42.            android:textColor="@color/color_blue"
43.            android:textSize="10sp" />
44.
45.        <TextView
46.            android:id="@+id/text_spo2_pr"
47.            android:layout_width="wrap_content"
48.            android:layout_height="wrap_content"
49.            android:layout_alignLeft="@+id/text_pr_unit"
50.            android:layout_below="@+id/text_pr_unit"
51.            android:text="--"
52.            android:textColor="@color/color_blue"
53.            android:textSize="25sp" />
54.
55.        <TextView
56.            android:id="@+id/text_spo2_finger_sts_label"
57.            android:layout_width="wrap_content"
58.            android:layout_height="wrap_content"
59.            android:layout_marginLeft="105dp"
60.            android:layout_marginTop="10dp"
61.            android:text="手指状态"
62.            android:textColor="@color/color_blue"
63.            android:textSize="10sp" />
64.
65.        <TextView
66.            android:id="@+id/text_spo2_finger_sts"
67.            android:layout_width="wrap_content"
68.            android:layout_height="wrap_content"
69.            android:layout_alignRight="@+id/text_spo2_finger_sts_label"
70.            android:layout_below="@+id/text_spo2_finger_sts_label"
71.            android:layout_marginTop="5dp"
72.            android:text="OFF"
73.            android:textColor="@color/color_red"
```

```
74.            android:textSize="16sp" />
75.        </RelativeLayout>
76.
77.        ...
78. </RelativeLayout>
```

添加完血氧参数控件后,界面显示效果如图 3-14 所示。

④ 血压参数主要包括收缩压、舒张压、平均压、脉率和实时袖带压。其中,收缩压、平均压和舒张压是解析得到的三压值;脉率是解析得到的脉率值;实时袖带压是解析得到的动态袖带压力值,在测量过程中会实时进行显示。另外,启动/停止血压测量按钮在界面上是一个血压测量图标,用户可以通过单击该图标启动和停止血压测量。

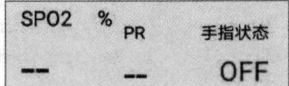

图 3-14 血氧参数布局效果

如程序清单 3-13 所示,添加第 17 至 131 行代码,即添加 10 个 TextView 和 1 个 Button,用于显示血压参数和启停血压测量。

程序清单 3-13

```
1.  <?xml version="1.0" encoding="utf-8"?>
2.  <RelativeLayout
3.      xmlns:android="http://schemas.android.com/apk/res/android"
4.      android:layout_width="match_parent"
5.      android:layout_height="match_parent"
6.      android:orientation="horizontal"
7.      android:background="@color/color_light_white">
8.
9.      ...
10.     <RelativeLayout
11.         android:id="@+id/rl_nibp_text_info"
12.         android:layout_width="fill_parent"
13.         android:layout_height="wrap_content"
14.         android:layout_weight="2"
15.         android:background="@color/color_black">
16.
17.         <TextView
18.             android:id="@+id/text_nibp_unit"
19.             android:layout_width="wrap_content"
20.             android:layout_height="wrap_content"
21.             android:text="NIBP          mmHg"
22.             android:textColor="@color/color_purple"
23.             android:textSize="12sp" />
24.
25.         <TextView
26.             android:id="@+id/text_nibp_start"
27.             android:layout_width="wrap_content"
28.             android:layout_height="wrap_content"
29.             android:layout_marginLeft="10dp"
30.             android:layout_toRightOf="@+id/text_nibp_unit"
31.             android:text="启动"
```

```
32.            android:textColor="@color/color_purple"
33.            android:textSize="12sp" />
34.
35.        <TextView
36.            android:id="@+id/text_sys"
37.            android:layout_width="wrap_content"
38.            android:layout_height="wrap_content"
39.            android:layout_below="@+id/text_nibp_unit"
40.            android:layout_marginTop="6dp"
41.            android:text="--"
42.            android:textColor="@color/color_purple"
43.            android:textSize="20sp" />
44.
45.        <TextView
46.            android:id="@+id/text_nibp_slash"
47.            android:layout_width="wrap_content"
48.            android:layout_height="wrap_content"
49.            android:layout_above="@+id/text_nibp_pr_label"
50.            android:layout_marginLeft="45dp"
51.            android:text="/"
52.            android:textColor="@color/color_purple"
53.            android:textSize="20sp" />
54.
55.        <TextView
56.            android:id="@+id/text_cp_label"
57.            android:layout_width="wrap_content"
58.            android:layout_height="wrap_content"
59.            android:layout_below="@+id/text_sys"
60.            android:layout_marginLeft="75dp"
61.            android:layout_marginTop="10dp"
62.            android:text="袖带压"
63.            android:textColor="@color/color_purple"
64.            android:textSize="12sp" />
65.
66.        <TextView
67.            android:id="@+id/text_map"
68.            android:layout_width="wrap_content"
69.            android:layout_height="wrap_content"
70.            android:layout_below="@+id/text_nibp_unit"
71.            android:layout_marginLeft="110dp"
72.            android:layout_marginTop="5dp"
73.            android:text="--"
74.            android:textColor="@color/color_purple"
75.            android:textSize="20sp" />
76.
77.        <TextView
78.            android:id="@+id/text_nibp_pr_label"
79.            android:layout_width="wrap_content"
80.            android:layout_height="wrap_content"
81.            android:layout_below="@+id/text_sys"
```

```
82.            android:layout_marginTop="8dp"
83.            android:text="PR"
84.            android:textColor="@color/color_purple"
85.            android:textSize="12sp" />
86.
87.        <TextView
88.            android:id="@+id/text_dia"
89.            android:layout_width="wrap_content"
90.            android:layout_height="wrap_content"
91.            android:layout_below="@+id/text_nibp_unit"
92.            android:layout_marginLeft="18sp"
93.            android:layout_marginTop="5sp"
94.            android:layout_toRightOf="@+id/text_nibp_slash"
95.            android:text="--"
96.            android:textColor="@color/color_purple"
97.            android:textSize="10pt" />
98.
99.        <TextView
100.           android:id="@+id/text_cp"
101.           android:layout_width="wrap_content"
102.           android:layout_height="wrap_content"
103.           android:layout_below="@+id/text_sys"
104.           android:layout_marginLeft="10dp"
105.           android:layout_marginTop="3dp"
106.           android:layout_toRightOf="@+id/text_cp_label"
107.           android:text="--"
108.           android:textColor="@color/color_purple"
109.           android:textSize="20sp" />
110.
111.       <TextView
112.           android:id="@+id/text_nibp_pr"
113.           android:layout_width="wrap_content"
114.           android:layout_height="wrap_content"
115.           android:layout_below="@+id/text_sys"
116.           android:layout_marginLeft="10sp"
117.           android:layout_marginTop="5sp"
118.           android:layout_toRightOf="@+id/text_nibp_pr_label"
119.           android:text="--"
120.           android:textColor="@color/color_purple"
121.           android:textSize="10pt" />
122.
123.       <Button
124.           android:id="@+id/btn_nibp_start"
125.           android:layout_width="30dp"
126.           android:layout_height="25dp"
127.           android:layout_marginLeft="14dp"
128.           android:layout_toRightOf="@+id/text_nibp_start"
129.           android:background="@drawable/nibp"
130.           android:text=""
131.           android:textColor="@color/color_purple" />
```

```
132.        </RelativeLayout>
133.
134.            ...
135.    </RelativeLayout>
```

添加完血压参数控件后,界面显示效果如图 3-15 所示。

⑤ 呼吸参数主要包括呼吸率,呼吸率是解析得到的呼吸率值。

如程序清单 3-14 所示,添加第 17 至 32 行代码,即添加 2 个 TextView,用于显示呼吸参数。

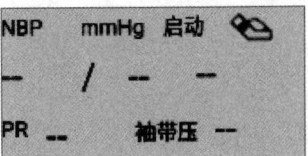

图 3-15 血压参数布局效果

程序清单 3-14

```
1.  <?xml version="1.0" encoding="utf-8"?>
2.  <RelativeLayout
3.      xmlns:android="http://schemas.android.com/apk/res/android"
4.      android:layout_width="match_parent"
5.      android:layout_height="match_parent"
6.      android:orientation="horizontal"
7.      android:background="@color/color_light_white">
8.
9.          ...
10.         <RelativeLayout
11.             android:id="@+id/ll_resp_text_info"
12.             android:layout_width="fill_parent"
13.             android:layout_height="wrap_content"
14.             android:layout_weight="1"
15.             android:background="@color/color_black">
16.
17.             <TextView
18.                 android:id="@+id/text_resp_unit"
19.                 android:layout_width="wrap_content"
20.                 android:layout_height="wrap_content"
21.                 android:text="Resp         bpm"
22.                 android:textColor="@color/color_yellow"
23.                 android:textSize="12sp" />
24.
25.             <TextView
26.                 android:id="@+id/text_rr"
27.                 android:layout_width="wrap_content"
28.                 android:layout_height="wrap_content"
29.                 android:layout_below="@+id/text_resp_unit"
30.                 android:text="--"
31.                 android:textColor="@color/color_yellow"
32.                 android:textSize="25sp" />
33.         </RelativeLayout>
34.
35.         ...
36.  </RelativeLayout>
```

添加完呼吸参数控件后,界面显示效果如图3-16所示。

(7)所有参数显示布局代码添加完成后,参数显示布局效果如图3-17所示。

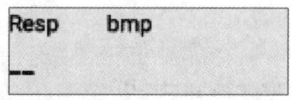

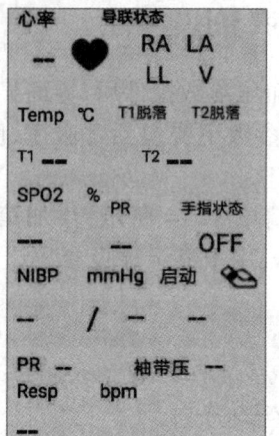

图3-16 呼吸参数布局效果　　图3-17 所有参数显示布局效果

(8)波形显示区还需要显示心电标题、血氧标题和呼吸标题。如程序清单3-15所示,添加第17至134行代码。代码解释如下:

① 第17至100行代码:设置心电波形图绘制区域,使用LinearLayout和TextView标示。

② 第102至117行代码:设置血氧波形图绘制区域,使用2个TextView标示。

③ 第119至134行代码:设置呼吸波形图绘制区域,使用2个TextView标示。

程序清单3-15

```
1.  <?xml version="1.0" encoding="utf-8"?>
2.  <RelativeLayout
3.      xmlns:android="http://schemas.android.com/apk/res/android"
4.      android:layout_width="match_parent"
5.      android:layout_height="match_parent"
6.      android:orientation="horizontal"
7.      android:background="@color/color_light_white">
8.
9.      ...
10.     <LinearLayout
11.         android:orientation="vertical"
12.         android:layout_width="match_parent"
13.         android:layout_height="match_parent"
14.         android:layout_below="@+id/btn_start_bt"
15.         android:layout_toLeftOf="@+id/ll_text_info">
16.
17.         <LinearLayout
18.             android:id="@+id/ll_ecg1_wave_info"
19.             android:layout_width="wrap_content"
20.             android:layout_height="0dp"
```

```
21.            android:layout_marginLeft="30dp"
22.            android:layout_weight="0.1"
23.            android:background="@color/color_black"
24.            android:orientation="horizontal">
25.
26.            <TextView
27.                android:layout_width="wrap_content"
28.                android:layout_height="match_parent"
29.                android:text="ECG1"
30.                android:textColor="@color/color_green" />
31.
32.            <TextView
33.                android:layout_width="wrap_content"
34.                android:layout_height="match_parent"
35.                android:layout_marginLeft="5dp"
36.                android:text="1"
37.                android:textColor="@color/color_green" />
38.
39.            <TextView
40.                android:layout_width="wrap_content"
41.                android:layout_height="match_parent"
42.                android:layout_marginLeft="5dp"
43.                android:text="×1"
44.                android:textColor="@color/color_green" />
45.
46.            <TextView
47.                android:layout_width="wrap_content"
48.                android:layout_height="match_parent"
49.                android:layout_marginLeft="5dp"
50.                android:text="诊断"
51.                android:textColor="@color/color_green" />
52.        </LinearLayout>
53.
54.        <TextView
55.            android:id="@+id/text_ecg_scale1"
56.            android:layout_width="wrap_content"
57.            android:layout_height="wrap_content"
58.            android:layout_weight="0.2"
59.            android:gravity="center_vertical"
60.            android:textColor="@color/color_green"
61.            android:textSize="15sp" />
62.
63.        <LinearLayout
64.            android:id="@+id/ll_ecg2_wave_info"
65.            android:layout_width="wrap_content"
66.            android:layout_height="0dp"
67.            android:layout_marginLeft="30dp"
68.            android:layout_weight="0.1"
69.            android:background="@color/color_black"
70.            android:orientation="horizontal">
71.
```

```
72.            <TextView
73.                android:layout_width="wrap_content"
74.                android:layout_height="match_parent"
75.                android:text="ECG2"
76.                android:textColor="@color/color_green" />
77.
78.            <TextView
79.                android:layout_width="wrap_content"
80.                android:layout_height="match_parent"
81.                android:layout_marginLeft="5dp"
82.                android:text="II"
83.                android:textColor="@color/color_green" />
84.
85.            <TextView
86.                android:layout_width="wrap_content"
87.                android:layout_height="match_parent"
88.                android:layout_marginLeft="5dp"
89.                android:text="X1"
90.                android:textColor="@color/color_green" />
91.        </LinearLayout>
92.
93.        <TextView
94.            android:id="@+id/text_ecg_scale2"
95.            android:layout_width="wrap_content"
96.            android:layout_height="wrap_content"
97.            android:layout_weight="0.2"
98.            android:gravity="center_vertical"
99.            android:textColor="@color/color_green"
100.            android:textSize="15sp" />
101.
102.        <TextView
103.            android:id="@+id/text_spo2_wave_info"
104.            android:layout_width="wrap_content"
105.            android:layout_height="0dp"
106.            android:layout_marginLeft="30dp"
107.            android:layout_weight="0.1"
108.            android:background="@color/color_black"
109.            android:text="SPO2"
110.            android:textColor="@color/color_blue" />
111.
112.        <TextView
113.            android:id="@+id/text_spo2_scale"
114.            android:layout_width="wrap_content"
115.            android:layout_height="wrap_content"
116.            android:layout_weight="0.2"
117.            android:background="@color/color_black" />
118.
119.        <TextView
120.            android:id="@+id/text_resp_wave_info"
121.            android:layout_width="wrap_content"
122.            android:layout_height="0dp"
```

```
123.            android:layout_marginLeft="30dp"
124.            android:layout_weight="0.1"
125.            android:background="@color/color_black"
126.            android:text="Resp"
127.            android:textColor="@color/color_yellow" />
128.
129.        <TextView
130.            android:id="@+id/text_resp_scale"
131.            android:layout_width="wrap_content"
132.            android:layout_height="wrap_content"
133.            android:layout_weight="0.2"
134.            android:background="@color/color_black" />
135.    </LinearLayout>
136.
137. </RelativeLayout>
```

（9）activity_main.xml 文件完善之后，人体生理参数监测系统软件平台的布局也就完成了，完整的布局效果如图 3-18 所示。

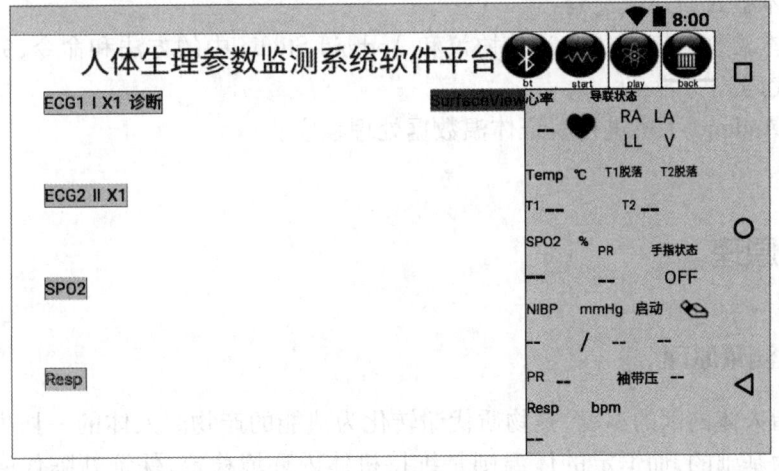

图 3-18　完整的布局效果

实战演练

基于对本实验的学习，分别设计独立的体温、血压、呼吸、血氧和心电参数测量界面，为后续实验的学习准备。

思考练习

1. Android 界面布局的方式主要有哪几种？各有什么特点？
2. 简述"android:Layout_weight"的作用。

项目 4

体温监测与显示实验

完成系统界面的布局之后,接下来完成系统的底层驱动,涉及底层驱动程序,包括打包解包程序、蓝牙通信程序及体温数据处理程序。其中打包解包程序与蓝牙通信程序在其他章节详细讲解,本实验将详细介绍体温数据处理程序。

4.1 实验内容

1. 了解体温数据处理过程。
2. 学习体温数据包的 PCT 通信协议和 Android Studio 中的方法和命令,完善体温数据处理的底层代码。
3. 通过 Android 手机进行验证体温数据处理程序。

4.2 实验原理

4.2.1 体温测量原理

体温是指人体内部的温度,是物质代谢转化为热能的产物。人体的一切生命活动都是以新陈代谢为基础的,而恒定的体温则是维持机体内环境稳定,保证新陈代谢和生命活动正常进行的必要条件。体温过高或过低,都会影响体内酶的活性,从而影响新陈代谢的正常运行,使各种细胞、组织和器官的功能发生紊乱,严重时还会导致死亡。

正常人体体温不是一个具体的温度值,而是一个温度范围。临床上所指的体温是指平均深部温度。一般以口腔、直肠和腋窝的体温为代表,其中直肠体温最接近深部体温。正常体温范围为:口腔舌下温度为 36.3~37.2℃;直肠温度为 36.5~37.7℃,比口腔温度高 0.2~0.5℃;腋下温度为 36.0~37.0℃。体温会因年龄、性别等差异而在较小的范围内波动。新生儿和儿童的体温稍高于成年人;成年人的体温稍高于老年人;女性的体温平均比男性高 0.3℃。同一个人的体温,一般清晨 2~4 时最低,14~20 时最高,但体温的昼夜差别不超过 1℃。

常见的体温测量方法有三种:水银体温计、热敏电阻电子体温计和非接触式红外体温计。

水银体温计虽然价格便宜但是有诸多弊端:首先,水银体温计遇热或安置不当,容易破裂；其次，水银为有毒物质；最后，采用水银体温计测温耗时较长（5~10 min），使用不便。

热敏电阻通常由半导体材料制成，体积小，而且热敏电阻的阻值随温度变化十分灵敏，因此被广泛应用于温度测量、温度控制等。热敏电阻电子体温计具有读数方便、测量精度高、能记忆、有蜂鸣器提示和使用安全方便的优点，特别适用于家庭、医院等场合。但采用热敏电阻电子体温计测温也需要较长的时间。

非接触式红外体温计是根据辐射原理，通过测量人体辐射的红外线来测量温度的，实现了体温的快速测量，具有稳定性好、测量安全、使用方便等特点。但红外体温计价格较高，精度较低。

本实验以热敏电阻为测温元件，实现对温度的精确测量以及体温探头脱落情况的实时监测。其中，模块 ID 为 0x12、二级 ID 为 0x02 的体温数据包是由从机向主机发送的双通道体温值和探头信息，具体可参见附录 B。Android 手机（主机）在接收到人体生理参数监测系统（从机）发送的体温数据包后，通过 App 实时显示温度值和探头脱落状态。

4.2.2 实验框图

1. 体温监测与显示设计框图

体温监测与显示的设计框图如图 4-1 所示。

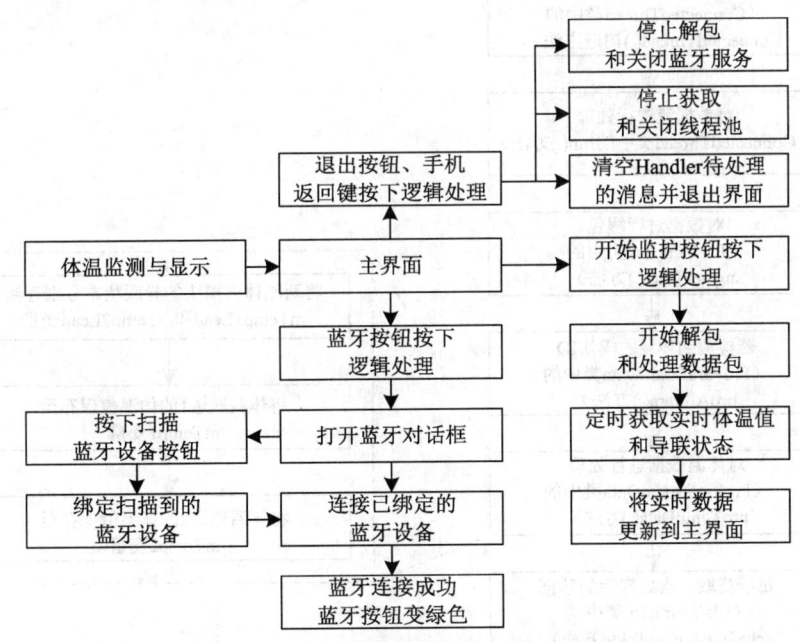

图 4-1　体温监测与显示设计框图

2. 按下"扫描蓝牙设备"按钮后的处理流程

按下蓝牙对话框中的"扫描蓝牙设备"按钮的处理流程如图 4-2 所示。

3. 体温数据处理流程

体温数据处理流程如图 4-3 所示。

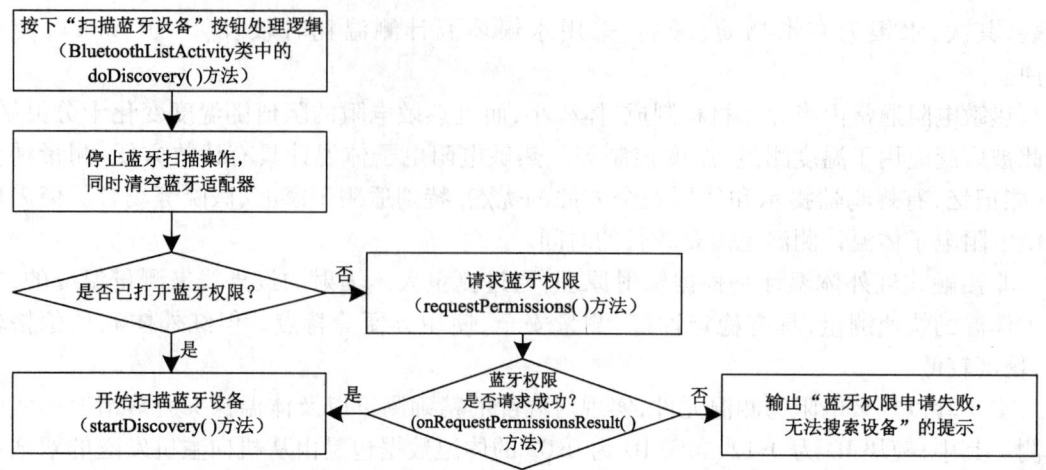

图 4-2 按下"扫描蓝牙设备"按钮后的处理流程

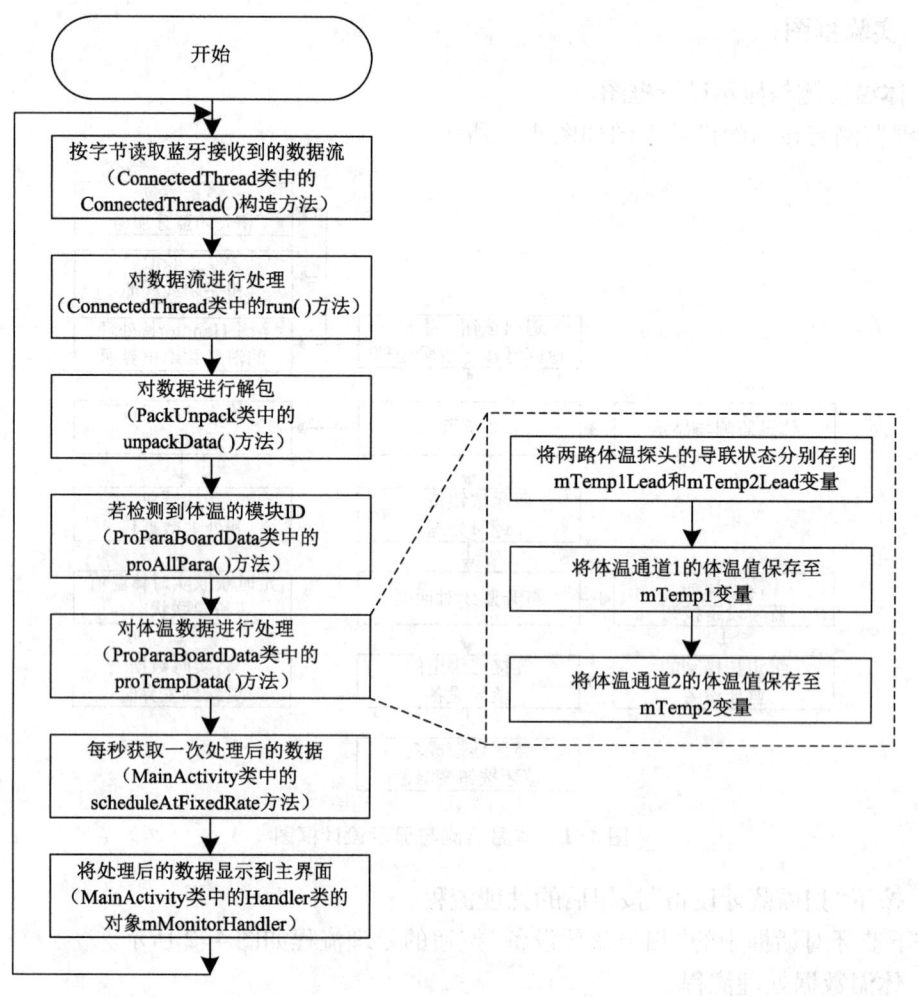

图 4-3 体温数据处理流程

4.2.3 基础知识点

1. 部分使用的内部方法

本实验中使用到的内部方法说明见表4-1。

表4-1 使用到的内部方法说明

方法	说明
getString()	获取字符串
setBackground()	用于设置界面和控件的背景
getDrawable()	获取绘图,一般用于设置背景时
getApplicationContext()	获取上下文
getDefaultAdapter()	获取本地蓝牙设备
requireNonNull()	用于进行参数非空检查
getRemoteDevice()	通过 MAC 蓝牙地址获取蓝牙设备
equals()	用于判断两个字符串是否相等
getBondState()	获取设备状态

2. 线程同步机制

当利用线程同步机制(synchronized)修饰一个方法或者一个代码块时,能够保证在同一时刻只有一个线程执行该段代码,从而防止多个线程访问一个数据对象时,导致数据不一致的问题。synchronized 有两种用法:synchronized 方法和 synchronized 代码块。两种用法的使用框架如下:

```
//同步方法:
private synchronized void setState(int state){
mState = state;   //mState 为内部成员
}

//同步代码块:
public void write(byte[ ] out){
ConnectedThread connetedThread;
synchronized(this){    //获取对象的锁
if(mState!= STATE_CONNECTED){
return;
}
connetedThread = mConnectedThread;
}
connetedThread.write(out);
}
```

3. 定义线程实现 Runable 接口和继承 Thread 类的区别

实现 Runnable 接口相对于继承 Thread 类来说,更适合多个相同代码的线程去共享资源,也可以避免 Java 的单继承局限。Runnable 接口和 Thread 类的区别见表4-2。

表 4-2 Runnable 接口和 Thread 类的区别

Runable 接口	Thread 类
可继承多个接口	只能继承一个父类
多个线程共同完成一个任务	多个线程分别完成自己的任务
适合于资源的共享	资源共享时需要加上同步机制

4. TextView 的 setTextColor()方法

颜色资源通常用于设置文字和背景颜色。在 Android Studio 中,颜色值通过 RGB 色值和一个透明度值表示,示例代码如下:

```
textView.setTextColor(0x110000FF);                //直接使用颜色值,其中 11 表示透明度,0000FF 表示颜色值
textView.setTextColor(Color.GRAY);                //使用 Color 类的颜色
textView.setTextColor(Color.rgb(255,255,255));    //通过 argb 值的方式
//使用颜色资源
textView.setTextColor(ContextCompat.getColor(MainActivity.this,R.color.colorPrimar));
```

5. Handler、Looper、Message 和 MessageQueue

在 Android 中引入 Handler 消息传送机制是为了在子线程中操作 UI 界面,Android 的运行机制规定不能在子线程中直接操作 UI 界面,例如,通过子线程改变主线程界面的文本(tv.setText("XXX")),程序会立即崩溃,所以在子线程执行完某些任务后,就需要通过数据通信让主线程接收到信息后由主线程自身来改变 UI 界面。

下面介绍 Handler 消息传送机制相关的类。

(1) Handler 类,可以指定延迟时间和发送时间在任意线程将消息(Message)发送到消息队列(MessageQueue),在主线程中获取并处理消息。

(2) Looper 类,用来管理 MessageQueue。Looper 的字面意思是"循环者",loop()方法循环读取 MessageQueue 中的消息,读到消息就调用相应的 Handler 对象的 handlerMessage()方法处理,每个线程只能有一个 Looper 对象。

(3) Message 类,用于描述消息,可以是任意的数据对象,Message 类被存放在 MessageQueue 类中,通过 Handler 发送、接收和处理。

(4) MessageQueue 类,消息队列,存放 Message 类,以 FIFO(先进先出)的原则管理消息。创建 Looper 对象时,会在它的构造函数创建 MessageQueue 对象,所以一个线程对应一个 Looper 对象,一个 Looper 对象对应一个 MessageQueue 对象。

若使用 Handler 传递消息,必须确保当前线程有 Looper 对象,在主线程中,系统已经初始化一个 Looper 对象,所以可以直接创建 Handler 对象。本实验主要是在主线程中使用Handler,所以没有涉及创建 Handler 对象,感兴趣的读者可自行探究在子线程中创建Handler 对象的方法。

Handler 类的方法说明见表 4-3。

表 4-3 Handler 类的方法说明

方法	说明
handleMessage()	处理消息的方法,通过重写该方法处理消息

(续表)

方法	说明
sendEmptyMessage()	发送空消息
sendMessage()	立即发送消息
ObtainMessage()	获取消息

4.2.4 重点掌握技能

1. 列表类组件 ListView 的使用

ListView 间接继承 ViewGroup 和 AdatperView，属于容器类组件，可显示多个列表项。可通过为 ListView 设置 Adapter 来指定其要显示的列表项。对于纯文字的列表项，通常使用 ArrayAdapter 对象。

通过布局文件创建 ArrayAdapter 对象，可指定列表项的外观样式。然后使用 ListView 的 setAdapter() 方法将适配器 Adapter 与 ListView 关联，最后创建 ListView 的监听事件。ListView 使用框架的说明代码如下：

```
ArrayAdapter<String> mPairedDevicesArrayAdapter =
newArrayAdapter<>(this, R.layout.device_name);      //通过布局文件创建 ArrayAdapter

ListView pairedListView = (ListView) findViewById(R.id.lv_devices);
pairedListView.setAdapter(mPairedDevicesArrayAdapter);   //ListView 和 ArrayAdapter 关联
pairedListView.setOnItemClickListener(mDeviceClickListener);   //设置监听事件

private AdapterView.OnItemClickListener mDeviceClickListener    //创建监听事件
      = new AdapterView.OnItemClickListener() {
    @Override
    public void onItemClick(AdapterView<?> av, View v, int arg2, long arg3) {
    //按下列表执行
}

mPairedDevicesArrayAdapter.add("");       //添加项
mPairedDevicesArrayAdapter.clear();       //全部清除
```

2. 使用 Thread 创建线程

Thread 是 Java 语言的一种典型的创建线程方式，用于定义 Thread 类的子类，并重写其父类的 run() 方法。其中，run() 方法里的内容就是线程运行时所执行的任务，因此 run() 方法也称为线程执行体。Thread 使用框架的说明代码如下：

```
private class ConnectThread extends Thread {
    private ConnectThread(BluetoothDevice device) {
    //线程构造函数
}
@Override
public void run() {
//执行的任务
}
private void cancel() {
```

```
    //可销毁线程内对象
    }
}
private ConnectThread mConnectThread;                //定义线程对象
mConnectThread = new ConnectThread(device);          //实例化线程对象
mConnectThread.start();                              //启动线程
```

3. 定时线程池的使用

线程池是一种对象池,是在程序启动时开辟的一块内存空间,池中存放了众多未死亡的线程,池中线程执行调度由池管理器来完成。当有线程任务时,从池中取一个线程对象,执行完成后线程对象归池,这样可以避免反复创建线程对象所带来的性能开销,节省了系统的资源。

定时线程池(ScheduledThreadPool):核心线程数量固定、非核心线程数量无限制,但是非核心线程闲置时会马上被回收。使用定时线程池的目的是定时或周期性地处理任务。ScheduleAtFixedRate()方法原型如下所示,其中 command 指定任务,initialDelay 为延迟时间,period 为周期,unit 为时间单位(取值见表 4-4)。第一次执行任务的时间点为 initialDelay,第二次为 initialDelay + period,第三次为 initialDelay + period + period,以此类推。

```
Public ScheduledFuture<?> scheduleAtFixedRate(Runnable command, long initialDelay, long period, TimeUnit unit);
```

表 4-4　unit 的取值说明

取值	说明
MICROSECONDS	微秒,一百万分之一秒(毫秒/1 000)
MILLISECONDS	毫秒,千分之一秒
NANOSECONDS	毫微秒,十亿分之一秒(微秒/1 000)
SECONDS	秒
MINUTES	分钟
HOURS	小时
DAYS	天

线程池的使用方法如下,先创建线程池对象 mExecutorService,然后将写好的 Runnable 类提交到线程池,同时设置线程池延迟 0 ms,每 1 000 ms 执行一次 Runnable 类中的任务。

```
//创建定时线程池对象,设置线程池线程数量固定为7
ScheduledExecutorService mExecutorService = Executors.newScheduledThreadPool(7);

//创建好 Runnable 类线程并向线程池提交任务
mExecutorService.scheduleAtFixedRate(new Runnable() {
    @Override
    public void run() {
        //执行的任务
    }
```

```
}, 0, 1000, TimeUnit.MILLISECONDS);  //延迟 0ms 执行 1000ms 任务

//关闭线程池
mExecutorService.shutdown();
```

4.2.5 体温监测与显示应用程序运行效果

开始进行程序设计前,先通过一个完成的 App 来了解体温监测的效果,打开本书配套的资料包中的"03. Android 手机应用程序 apk\05. TempMonitor"目录,将 TempMonitor.apk 安装到 Android 手机。安装完成后打开,单击图 4-4 所示界面右上角的"bt"按钮,在弹出的对话框可选择相应蓝牙设备,并连接到人体生理参数监测系统硬件平台。

图 4-4 连接蓝牙

连接成功后,"bt"按钮将会变成绿色,如图 4-5 所示。

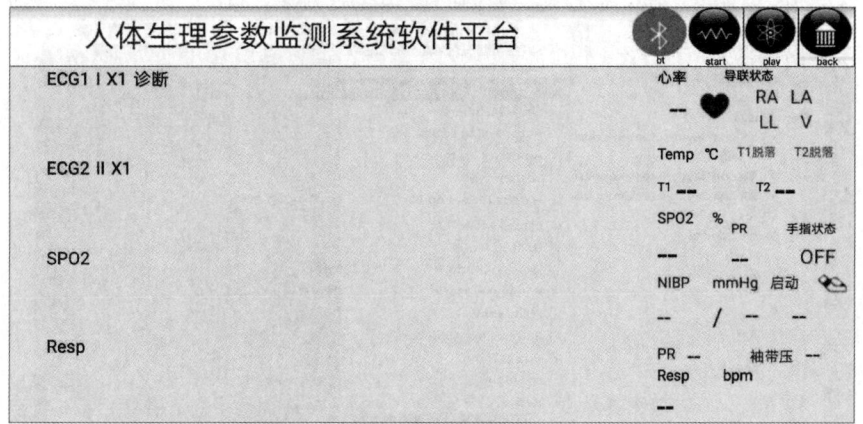

图 4-5 蓝牙连接成功

将人体生理参数监测系统硬件平台设置为输出体温数据,单击"start"按钮开始监测,即可看到体温值和导联状态,如图 4-6 所示。

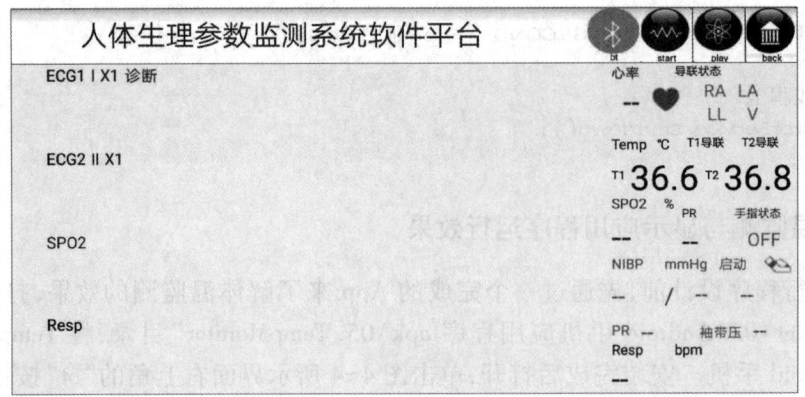

图 4-6　体温监测与显示效果

4.3　实验步骤

1. 复制基准工程

将本书配套资料包中的"04. 例程资料\Material\05. TempMonitor\05. TempMonitor"文件夹复制到"D：\AndroidStudioTest\"目录下，然后在 Android Studio 中打开 TempMonitor 工程。实际上，已经打开的 TempMonitor 工程是上一实验工程，因此也可以基于上一实验完成的 MainActivityLayout 工程开展本实验。

2. 复制并完善 PackUnpack. java 文件

在 TempMonitor 工程中，需要对蓝牙接收到的数据进行解包，因此首先添加相关的打包解包程序文件。

（1）新建一个包。单击 按钮，取消勾选"Hide Empty Middle Packages"，如图 4-7 所

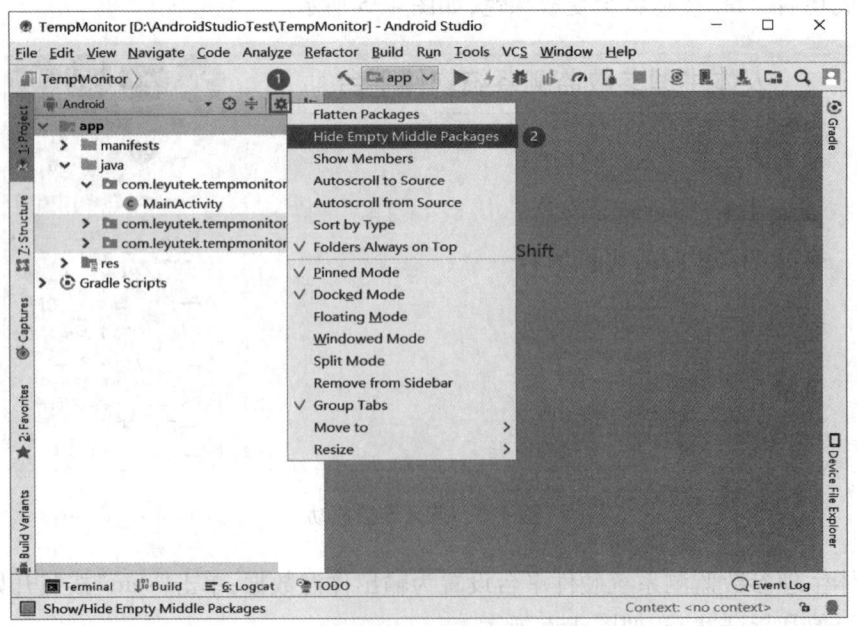

图 4-7　取消勾选"Hide Empty Middle Packages"

示。然后包名就会分解为多级文件夹的目录形式,如图4-8所示。

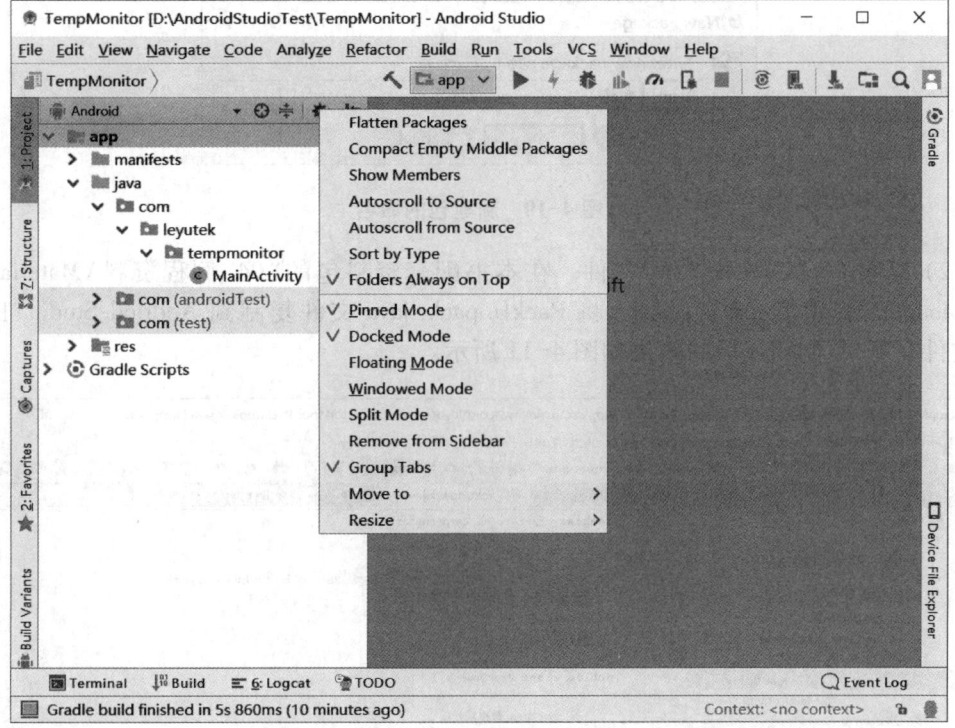

图4-8　取消勾选"Hide Empty Middle Packages"效果

选中"tempmonitor"并单击鼠标右键,选择"New"→"Package",如图4-9所示。

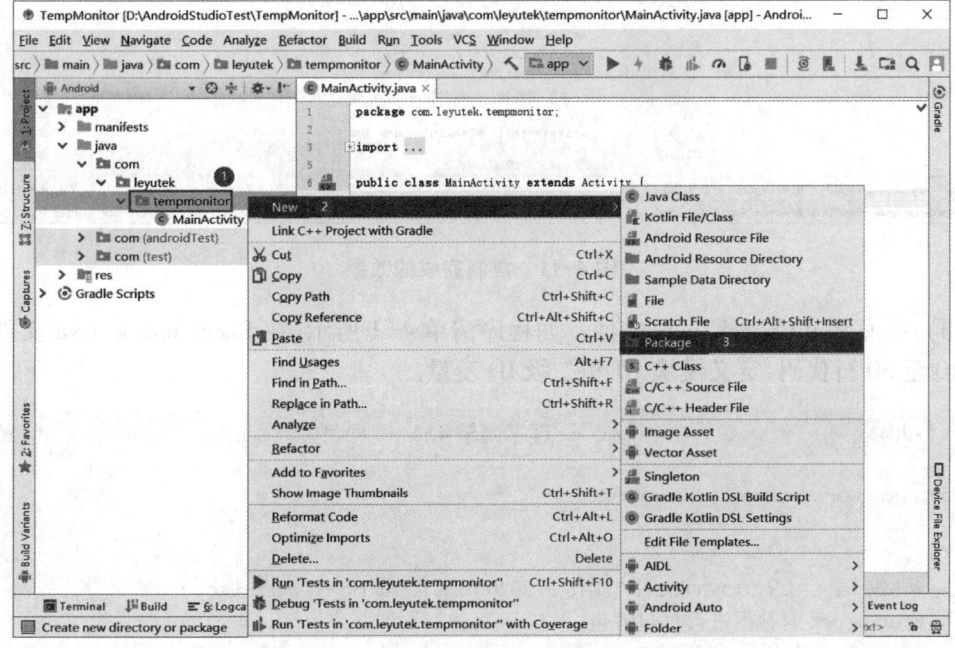

图4-9　新建一个包

在 New Package 对话框的文本框中填写包名"tool",再单击 OK 按钮,如图 4-10 所示。

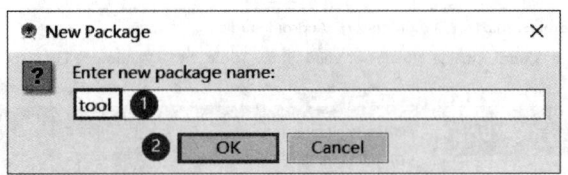

图 4-10 新建包的命名

(2)复制 PackUnpack.java 文件。在本书配套资料包的"04.例程资料\Material\05.TempMonitor\StepByStep\"目录下,将 PackUnpack.java 文件复制到 Andriod Studio 工程的 tool 文件夹下,复制完成后的效果如图 4-11 所示。

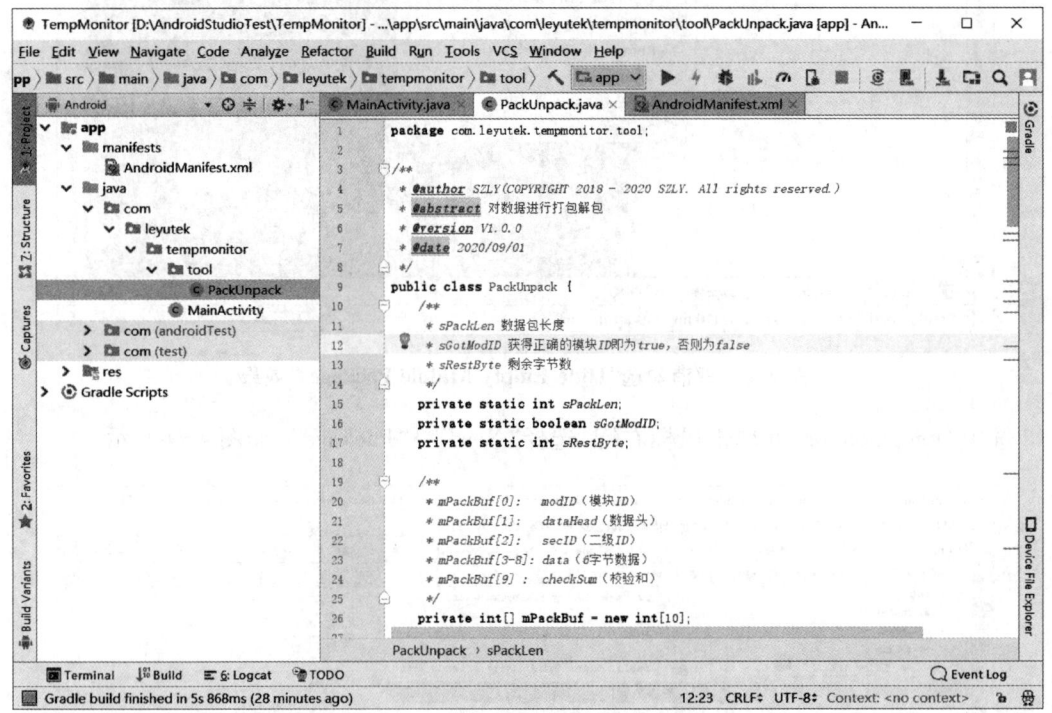

图 4-11 复制完成的效果

(3)完善 PackUnpack.java 文件。如程序清单 4-1 所示,在 PackUnpack.java 文件中添加第 10 至 50 行代码,定义模块 ID 和二级 ID 变量。

程序清单 4-1

```
1.  package com.leyutek.packunpack;
2.
3.  /**
4.   * @author SZLY(COPYRIGHT 2018 - 2020 SZLY. All rights reserved.)
5.   * @abstract 对数据进行打包解包
6.   * @version V1.0.0
```

```java
7.      * @date 2020/09/01
8.      */
9.     public class PackUnpack {
10.         /**
11.          * 模块ID,分别是系统信息、心电、呼吸、体温、血氧和无创血压。
12.          */
13.         public static final int MODULE_SYS  = 0x01;
14.         public static final int MODULE_ECG  = 0x10;
15.         public static final int MODULE_RESP = 0x11;
16.         public static final int MODULE_TEMP = 0x12;
17.         public static final int MODULE_SPO2 = 0x13;
18.         public static final int MODULE_NIBP = 0x14;
19.
20.         /**
21.          * 体温数据 二级ID
22.          */
23.         public static final int DAT_TEMP_DATA = 0x02;
24.
25.         /**
26.          * 血压数据 二级ID
27.          */
28.         public static final int DAT_NIBP_CUFPRE = 0x02;
29.         public static final int DAT_NIBP_END    = 0x03;
30.         public static final int DAT_NIBP_RSLT1  = 0x04;
31.         public static final int DAT_NIBP_RSLT2  = 0x05;
32.
33.         /**
34.          * 呼吸数据 二级ID
35.          */
36.         public static final int DAT_RESP_WAVE = 0x02;
37.         public static final int DAT_RESP_RR   = 0x03;
38.
39.         /**
40.          * 血氧数据 二级ID
41.          */
42.         public static final int DAT_SPO2_WAVE = 0x02;
43.         public static final int DAT_SPO2_DATA = 0x03;
44.
45.         /**
46.          * 心电数据 二级ID 心电波形、导联信息、心率
47.          */
48.         public static final int DAT_ECG_WAVE = 0x02;
49.         public static final int DAT_ECG_LEAD = 0x03;
50.         public static final int DAT_ECG_HR   = 0x04;
51.         /**
52.          * sPackLen 数据包长度
53.          * sGotModID 获得正确的模块ID即为true,否则为false
54.          * sRestByte 剩余字节数
55.          */
56.         private static int sPackLen;
```

```
57.        private static boolean sGotModID;
58.        private static int sRestByte;
59.        ...
60.    }
```

3. 创建 ProParaBoardData.java 文件

（1）在 tool 文件夹中新建一个 Java 类文件，如图 4-12 所示，选中 tool 文件夹并单击鼠标右键，在弹出的菜单项中单击"New"→"Java Class"。

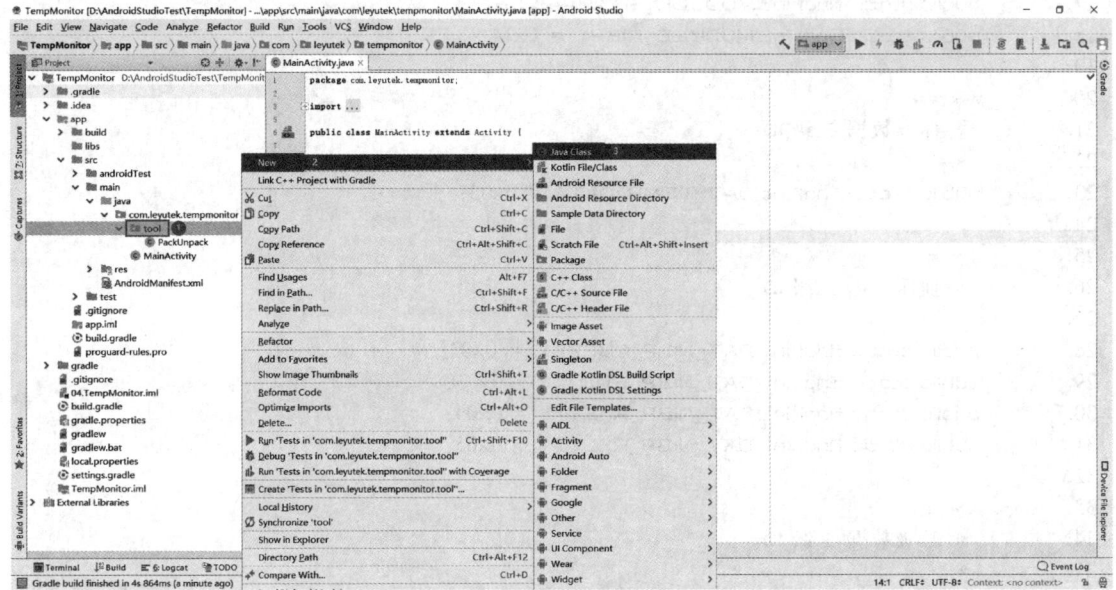

图 4-12　创建 ProParaBoardData.java 文件步骤 1

（2）在弹出如图 4-13 所示的对话框中的"Name"栏输入"ProParaBoardData"，完成后单击"OK"按钮。

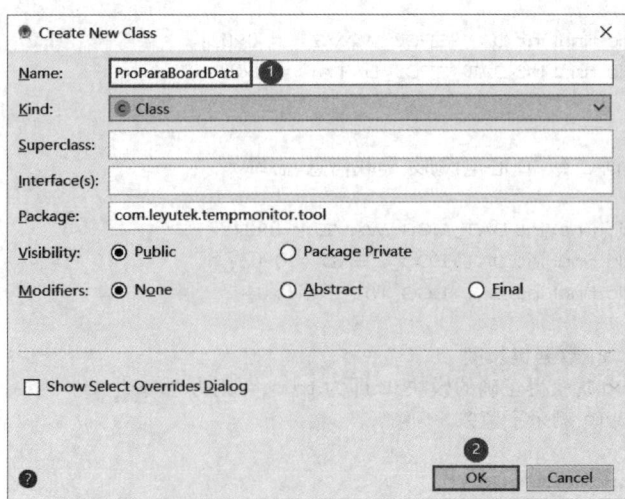

图 4-13　创建 ProParaBoardData.java 文件步骤 2

（3）编辑 ProParaBoardData.java 文件。在"ProParaBoardData"的后面添加"extends PackUnpack"，表示继承 PackUnpack，如图 4-14 所示。

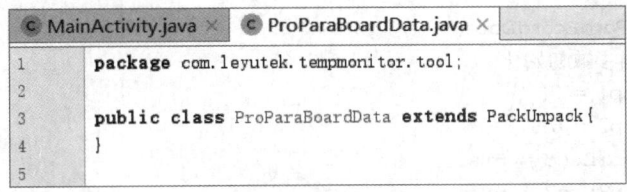

图 4-14　创建 ProParaBoardData.java 文件步骤 3

（4）如程序清单 4-2 所示，在 ProParaBoardData.java 文件中添加第 3 至 8 行注释和第 11 至 63 行代码。代码解释如下：

①第 11 至 12 行代码：定义最大体温值为 500，最小体温值为 0。

②第 17 至 18 行代码：定义两个通道的体温值变量。

③第 19 至 20 行代码：定义两个通道的体温导联状态变量。

④第 25 至 31 行代码：ProParaBoardData 类的构造函数，用于初始化两个通道的体温值和导联状态值。

⑤第 37 至 39 行代码：获取体温通道 1 导联状态。

⑥第 45 至 47 行代码：获取体温通道 2 导联状态。

⑦第 53 至 55 行代码：获取体温通道 1 体温值。

⑧第 61 至 63 行代码：获取体温通道 2 体温值。

程序清单 4-2

```
1.   package com.leyutek.tempmonitor.tool;
2.
3.   /**
4.    * @author SZLY(COPYRIGHT 2018 - 2020 SZLY. All rights reserved.)
5.    * @abstract 处理接收解包后的数据
6.    * @version V1.0.0
7.    * @date 2020/09/01
8.    */
9.   public class ProParaBoardData extends PackUnpack{
10.
11.      private static final float TEMP_MAX = 500;
12.      private static final float TEMP_MIN = 0;
13.
14.      /**
15.       * 体温参数 两个通道的体温值和导联状态
16.       */
17.      private float mTemp1;
18.      private float mTemp2;
19.      private boolean mTemp1Lead;
20.      private boolean mTemp2Lead;
21.
```

```
22.      /**
23.       * @method 类的构造函数,初始化该模块
24.       */
25.      public ProParaBoardData() {
26.          //体温参数初始化
27.          mTemp1 = 0;
28.          mTemp2 = 0;
29.          mTemp1Lead = false;
30.          mTemp2Lead = false;
31.      }
32.
33.      /**
34.       * @method 获取体温通道 1 导联信息
35.       * @return mTemp1Lead 体温通道 1 导联信息
36.       */
37.      public boolean getTemp1Lead() {
38.          return (mTemp1Lead);
39.      }
40.
41.      /**
42.       * @method 获取体温通道 2 导联信息
43.       * @return mTemp2Lead 体温通道 2 导联信息
44.       */
45.      public boolean getTemp2Lead() {
46.          return (mTemp2Lead);
47.      }
48.
49.      /**
50.       * @method 获取体温通道 1 体温值
51.       * @return mTemp1 体温通道 1 体温值
52.       */
53.      public float getTemp1() {
54.          return (mTemp1);
55.      }
56.
57.      /**
58.       * @method 获取体温通道 2 体温值
59.       * @return mTemp2 体温通道 2 体温值
60.       */
61.      public float getTemp2() {
62.          return (mTemp2);
63.      }
64.
65.  }
```

（5）如程序清单 4-3 所示,添加了第 14 至 45 行代码,通过已解包的体温数据包更新体温数据和导联状态。代码解释如下:

① 第 19 行代码：定义整型变量 data 获取体温数据包中的数据。

② 第 20 行代码：参考附录 B 图 B-14，解包后体温数据包的第 3 个字节表示体温探头状态，将其赋给 data。

③ 第 22 至 24 行代码：参考附录 B 表 B-11，data 的第 8 位代表体温通道 1 的导联状态（为"0"则表示体温探头接上，为"1"则表示体温探头脱落），data 的第 7 位表示体温通道 2 的导联状态（为"0"则表示体温探头脱落，为"1"则表示体温探头脱落）。"（data&0x01）"获取最低位，若 data 的第 8 位为"1"则不导联，此时判断语句"（1！＝1）"的判断结果为假，所以此时 mTemp1Lead 等于"false"；若 data 的第 8 位为"0"（即导联连接），则判断语句"（0！＝1）"的判断结果为真，所以此时 mTempLead 等于"true"，体温通道 2 的导联状态同理可得。

④ 第 26 至 34 行代码：解包后体温数据包的第 4 个字节为通道 1 体温值的高字节，第 5 个字节为通道 1 体温值的低字节，合并后除以 10 得到 float 类型的通道 1 体温值。然后判断通道 1 的体温值是否在规定的体温值范围内，若小于最小值或大于最大值，则令体温值为最小值或最大值。通道 2 的体温值同理可得。

程序清单 4-3

```
1.    package com.leyutek.tempmonitor.tool;
2.    ...
3.    public class ProParaBoardData extends PackUnpack {
4.
5.        private static final float TEMP_MAX = 500;
6.        private static final float TEMP_MIN = 0;
7.
8.        ...
9.
10.       public float getTemp2() {
11.           return (temp2);
12.       }
13.
14.       /**
15.        * @method 体温数据处理
16.        * @param unpacked 已解包的体温数据包
17.        */
18.       private void proTempData(int[] unpacked) {
19.           int data;
20.           data = unpacked[2];
21.
22.           mTemp1Lead = (data & 0x01) != 1;
23.
24.           mTemp2Lead = ((data >> 1) & 0x01) != 1;
25.
26.           data = (unpacked[3] << 8) | unpacked[4];
27.           mTemp1 = (float)(data / 10.0);
28.
29.           if (mTemp1 < TEMP_MIN) {
30.               mTemp1 = TEMP_MIN;
```

```
31.        }
32.        if (mTemp1 > TEMP_MAX) {
33.            mTemp1 = TEMP_MAX;
34.        }
35.
36.        data = (unpacked[5] << 8) | unpacked[6];
37.        mTemp2 = (float) (data / 10.0);
38.
39.        if (mTemp2 < TEMP_MIN) {
40.            mTemp2 = TEMP_MIN;
41.        }
42.        if (mTemp2 > TEMP_MAX) {
43.            mTemp2 = TEMP_MAX;
44.        }
45.    }
46. }
```

（6）如程序清单 4-4 所示，添加第 7 至 31 行代码。代码解释如下：

① 第 11 至 15 行代码：判断体温数据包的二级 ID 是否为"0x02"，若是则调用体温数据处理函数。

② 第 21 至 31 行代码：调用体温二级 ID 处理数据函数判断数据包的模块 ID 是否为"0x12"。

程序清单 4-4

```
1.  public class ProParaBoardData extends PackUnpack {
2.      ...
3.
4.      private void proTempPara(int[] unpacked) {
5.          ...
6.      }
7.      /**
8.       * @method 根据体温二级 ID 处理体温数据
9.       * @param unpacked 已解包的体温数据包
10.      */
11.     private void proTempPara(int[] unpacked) {
12.         if (unpacked[1] == DAT_TEMP_DATA) {        //DAT_TEMP_DATA=0x02
13.             proTempData(unpacked);
14.         }
15.     }
16.
17.     /**
18.      * @method 根据模块 ID 分别处理数据包
19.      * @param unpacked 已解包的数据包
20.      */
21.     public void proAllPara(int[] unpacked) {
22.         int recModID = unpacked[0];
23.
24.         switch (recModID) {
```

```
25.            case MODULE_TEMP:        MODULE_TEMP 为 0x12
26.                proTempData(unpacked);
27.                break;
28.            default:
29.                break;
30.        }
31.    }
32. }
```

4. 复制 BluetoothService.java 文件

(1) 在 MainActivity.java 文件中添加 BluetoothService.java 需要用到的变量,然后在 MainActivity.java 文件中,如程序清单 4-5 所示,添加第 7 至 11 行代码,主要用于消息 ID 和 Bunble 的 Key。

程序清单 4-5

```
1.  package com.leyutek.tempmonitor;
2.
3.  import android.app.Activity;
4.  import android.os.Bundle;
5.
6.  public class MainActivity extends Activity {
7.      public static final String DEVICE_NAME = "device_name";
8.      public static final String TOAST = "toast";
9.      public static final int MESSAGE_DEVICE_NAME = 1;
10.     public static final int MESSAGE_TOAST_FAIL = 2;
11.     public static final int MESSAGE_TOAST_LOST = 3;
12.
13.     @Override
14.     protected void onCreate(Bundle savedInstanceState) {
15.         super.onCreate(savedInstanceState);
16.         setContentView(R.layout.activity_main);
17.     }
18. }
```

(2) 修改 AndroidManifest.xml 文件。如程序清单 4-6 所示,在 AndroidManifest.xml 文件中,添加第 5 至 8 行代码,开启蓝牙权限。

程序清单 4-6

```
1.  <?xml version="1.0" encoding="utf-8"?>
2.  <manifest xmlns:android="http://schemas.android.com/apk/res/android"
3.      package="com.leyutek.tempmonitor">
4.
5.      <uses-permission android:name="android.permission.BLUETOOTH" />
6.      <uses-permission android:name="android.permission.BLUETOOTH_ADMIN" />
7.      <uses-permission android:name="android.permission.ACCESS_COARSE_LOCATION" />
8.      <uses-permission android:name="android.permission.ACCESS_FINE_LOCATION" />
```

```
9.
10.      <application
11.          android:allowBackup = "true"
12.          android:icon = "@mipmap/ic_launcher"
13.          android:label = "@string/app_name"
14.          android:roundIcon = "@mipmap/ic_launcher_round"
15.          android:supportsRtl = "true"
16.          android:theme = "@style/AppTheme">
17.          <activity android:name = ".MainActivity"
18.              android:label = "@string/app_name"
19.              android:screenOrientation = "landscape">
20.              <intent-filter>
21.                  <action android:name = "android.intent.action.MAIN" />
22.
23.                  <category android:name = "android.intent.category.LAUNCHER" />
24.              </intent-filter>
25.          </activity>
26.      </application>
27.
28.  </manifest>
```

（3）将本书配套资料包的"04. 例程资料\Material\05. TempMonitor\StepByStep\"目录下的 BluetoothService. java 文件复制到 com. leyutek. tempmonitor 包下，复制完成之后效果如图 4-15 所示。

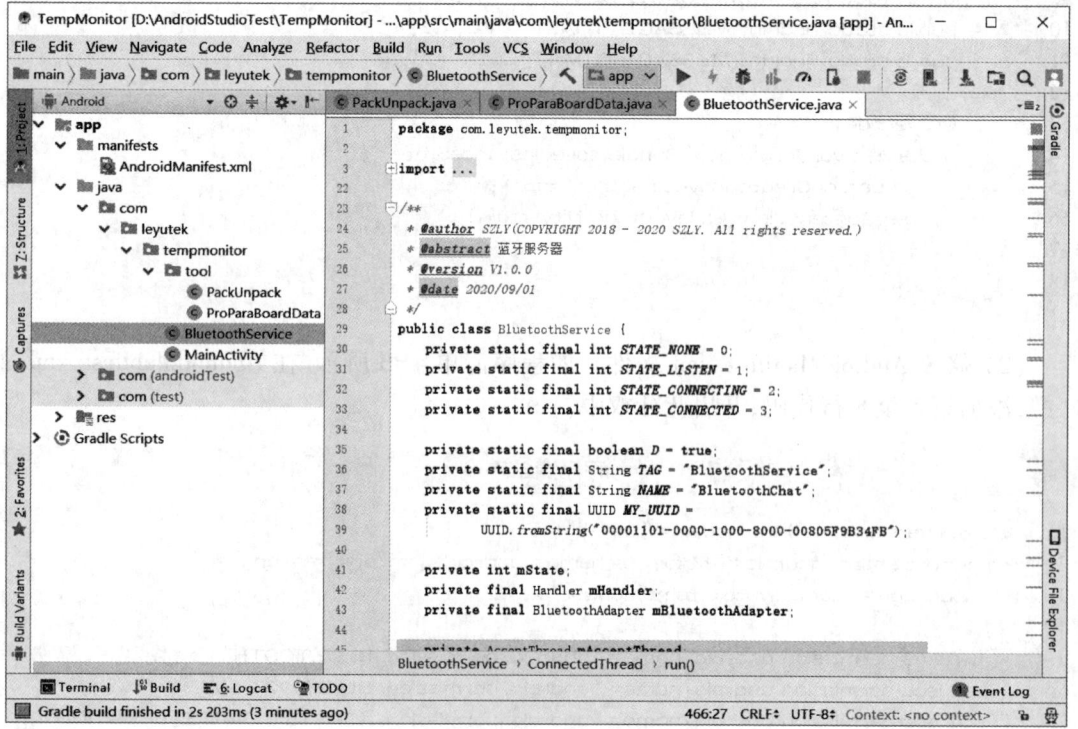

图 4-15 BluetoothService. java 复制完成的效果

5. 完善 BluetoothListActivity.java 文件

(1) 将本书配套资料包的"04. 例程资料\Material\05. TempMonitor\StepByStep\"目录下的 device_name.xml 文件复制到"\res\layout\"目录下,将 strings.xml 文件复制到"\res\values\"目录下,然后在弹出来的对话框中点击"Overwrite"按钮,如图 4-16 所示。

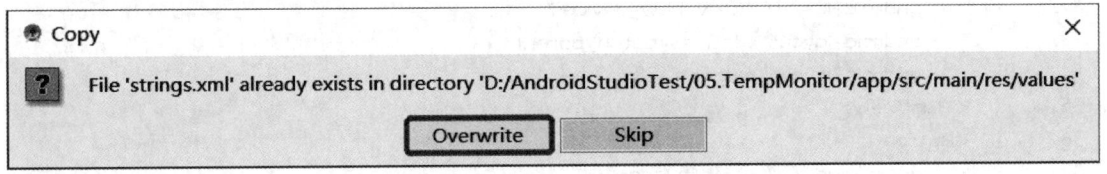

图 4-16 复制 strings.xml 文件

(2) 在 com.leyutek.tempmonitor 包下,新建 BluetoothListActivity.java 和 activity_bluetooth_list.xml 文件,取消勾选"Backwards Compatibility(AppCompat)",不启动向下兼容模式,这样可以避免 API 自动更新时编译出错。

删除 activity_bluetooth_list.xml 文件中的所有代码,然后添加如程序清单 4-7 所示的代码。最后执行菜单命令"Build"→"Make Project"进行编译,编译成功后方可继续添加代码。

程序清单 4-7

```
1.  <?xml version="1.0" encoding="utf-8"?>
2.  <LinearLayout xmlns:android="http://schemas.android.com/apk/res/android"
3.      android:orientation="vertical"
4.      android:layout_width="match_parent"
5.      android:layout_height="match_parent">
6.
7.      <TextView
8.          android:id="@+id/text_paired_devices"
9.          android:layout_width="match_parent"
10.         android:layout_height="wrap_content"
11.         android:background="#666"
12.         android:paddingLeft="5dp"
13.         android:text="已配对蓝牙设备"
14.         android:textColor="#fff"
15.         android:visibility="gone" />
16.     <ListView
17.         android:id="@+id/lv_paired_devices"
18.         android:layout_width="match_parent"
19.         android:layout_height="100dp" >
20.     </ListView>
21.
22.     <TextView
23.         android:id="@+id/text_new_devices"
24.         android:layout_width="match_parent"
25.         android:layout_height="wrap_content"
26.         android:background="#666"
```

```
27.         android:paddingLeft="5dp"
28.         android:text="可用蓝牙设备"
29.         android:textColor="#fff"
30.         android:visibility="gone" />
31.     <ListView
32.         android:id="@+id/lv_new_devices"
33.         android:layout_width="match_parent"
34.         android:layout_height="78dp" >
35.     </ListView>
36.     <Button
37.         android:id="@+id/btn_scan"
38.         android:layout_width="match_parent"
39.         android:layout_height="wrap_content"
40.         android:text="扫描蓝牙设备" />
41.
42. </LinearLayout>
```

（3）在 strings.xml 文件中，如程序清单 4-8 所示，将第 2 行代码中的"Bluetooth"修改为"TempMonitor"，然后添加第 5 至 9 行代码。将有关选择蓝牙设备和体温导联状态的字符串如"T1 导联""T1 脱落""T2 导联"和"T2 脱落"定义在 string.xml 文件内。

程序清单 4-8

```
1.  <resources>
2.      <string name="app_name">TempMonitor</string>
3.      ...
4.      <string name="bt_not_enabled_leaving">Bluetooth was not enabled. Leaving Bluetooth Chat</string>
5.      <string name="select_device">select device</string>
6.      <string name="temp_lead1_on">T1 导联</string>
7.      <string name="temp_lead1_off">T1 脱落</string>
8.      <string name="temp_lead2_on">T2 导联</string>
9.      <string name="temp_lead2_off">T2 脱落</string>
10. </resources>
```

（4）在 BluetoothListActivity.java 文件中，如程序清单 4-9 所示，添加第 9 至 14 行和第 33 至 36 行注释，以及第 16 至 31 行代码。代码添加后，"Button""BluetoothAdapter"和"ArrayAdapter"呈红色，使用组合键 Alt+Enter，"import android.bluetooth.BluetoothAdapter;""import android.widget.ArrayAdapter;"和"import android.widget.Button;"将自动添加到 BluetoothListActivity.java 文件中。代码解释如下：

① 第 16 至 17 行代码：定义 BluetoothListActivity 的日志开关标志和日志标签。

② 第 18 行代码：定义用于 Bunble 传递的 KEY 值。

③ 第 21 行代码：定义扫描蓝牙按钮。

④ 第 23 行代码：定义蓝牙适配器。

⑤ 第 27 行代码：为已经配对的蓝牙创建一个 String 型的适配器。适配器可以将数据

变成符合界面风格的形式,并且通过 ListView 控件显示出来,是数据和界面之间的桥梁。

⑥ 第 31 代码:为扫描到的蓝牙创建一个 String 型的适配器。

程序清单 4-9

```
1.  package com.leyutek.tempmonitor;
2.
3.  import android.app.Activity;
4.  import android.bluetooth.BluetoothAdapter;
5.  import android.os.Bundle;
6.  import android.widget.ArrayAdapter;
7.  import android.widget.Button;
8.
9.  /**
10.  * @author SZLY(COPYRIGHT 2018 - 2020 SZLY. All rights reserved.)
11.  * @abstract 蓝牙扫描和连接
12.  * @version V1.0.0
13.  * @date 2020/09/01
14.  */
15. public class BluetoothListActivity extends Activity {
16.     private static final boolean D = true;
17.     private static final String TAG = "BluetoothChat";
18.     public static String DEVICE_ADDRESS = "device_address";
19.     private static final int REQUEST_LOCATION = 1;
20.
21.     private Button scanButton;
22.
23.     private BluetoothAdapter mBluetoothAdapter;
24.     /**
25.      * 已经配对蓝牙设备
26.      */
27.     private ArrayAdapter<String> mPairedDevicesArrayAdapter;
28.     /**
29.      * 扫描到的蓝牙设备
30.      */
31.     private ArrayAdapter<String> mNewDevicesArrayAdapter;
32.
33.     /**
34.      * @method onCreate 方法
35.      * @param savedInstanceState 用户按到 home 键,退出界面,用户再次打开时使用该参数
        恢复原来状态
36.      */
37.     @Override
38.     protected void onCreate(Bundle savedInstanceState) {
39.         super.onCreate(savedInstanceState);
40.         setContentView(R.layout.activity_bluetooth_list);
41.     }
42. }
```

（5）如程序清单4-10所示，添加第8至43行代码。代码添加后，"Log"和"View"呈红色，分别对二者进行点击，使用组合键 Alt + Enter，"import android. util. Log;"和"import android. view. View;"将自动添加到 BluetoothListActivity. java 文件中。

第8至43行代码：定义搜索蓝牙设备方法。搜索蓝牙设备时把标题设置为"device is scanning"，并且让可用蓝牙设备对应的 TextView 控件可见，以提示搜索到的设备。如果蓝牙正在搜索设备，则先停止当前的搜索，清空存储搜索结果的容器，最后再重新开始搜索蓝牙设备。

程序清单 4-10

```
1.   public class BluetoothListActivity extends Activity{
2.       ...
3.       protected void onCreate( Bundle savedInstanceState) {
4.           super.onCreate(savedInstanceState);
5.           setContentView( R. layout. activity_bluetooth_list);
6.       }
7.
8.       /**
9.        * @method 扫描蓝牙设备
10.       */
11.      private void doDiscovery() {
12.          if (D) {
13.              Log.d(TAG, "doDiscovery()");
14.          }
15.          setTitle( R. string. scanning);
16.          //使可用蓝牙设备文本框可见
17.          findViewById( R. id. text_new_devices). setVisibility( View. VISIBLE);
18.
19.          //已经扫描完成,则停止扫描
20.          if (mBluetoothAdapter. isDiscovering()) {
21.              mBluetoothAdapter. cancelDiscovery();
22.          }
23.          mNewDevicesArrayAdapter. clear();
24.          //开始扫描蓝牙设备
25.          //判断蓝牙权限是否打开,否则请求权限
26.          if( Build. VERSION. SDK_INT > Build. VERSION_CODES. M)
27.          {
28.              int permissionCheck = 0;
29.              permissionCheck = this. checkSelfPermission( Manifest. permission. ACCESS_FINE_LOCATION);
30.              permissionCheck += this. checkSelfPermission( Manifest. permission. ACCESS_COARSE_LOCATION);
31.              if ( permissionCheck != 2) {
32.                  this. requestPermissions(  //请求授权
33.                      new String[]{Manifest. permission. ACCESS_FINE_LOCATION,
34.                          Manifest. permission. ACCESS_COARSE_LOCATION},
                            REQUEST_LOCATION);
```

```
35.              }
36.              else{    //开始扫描蓝牙设备
37.                  mBluetoothAdapter.startDiscovery();
38.              }
39.          }
40.          else{    //开始扫描蓝牙设备
41.              mBluetoothAdapter.startDiscovery();
42.          }
43.     }
44. }
```

（6）在 BluetoothListActivity.java 文件中，如程序清单 4-11 所示，添加第 6 至 11 行注释，以及第 12 至 22 行代码。

程序清单 4-11

```
1.  public class BluetoothListActivity extends Activity{
2.      ...
3.      private void doDiscovery(){
4.          ...
5.      }
6.      /**
7.       * @method 请求蓝牙权限界面关闭后
8.       * @param requestCode 标识请求的来源
9.       * @param permissions 具体权限
10.      * @param grantResults 授权结果
11.      */
12.     public void onRequestPermissionsResult(int requestCode, String[] permissions, int[] grantResults){
13.         switch(requestCode){
14.             case REQUEST_LOCATION:
15.                 if(grantResults.length > 0
16.                     && grantResults[0] == PackageManager.PERMISSION_GRANTED){
17.                     //开始扫描蓝牙设备
18.                     mBluetoothAdapter.startDiscovery();
19.                 }else{
20.                     Toast.makeText(getApplicationContext(),"蓝牙权限申请失败,无法搜索设备", Toast.LENGTH_SHORT).show();
21.                 }
22.                 break;
23.         }
24.     }
25.     ...
26. }
```

（7）在 BluetoothListActivity.java 文件中，如程序清单 4-12 所示，添加第 7 至 65 行代码。这些代码添加后，"BroadcastReceiver""Context""Intent""Toast"和"BluetoothDevice"呈红色，使用组合键 Alt+Enter，"import android.content.BroadcastReceiver;""import android.content.Context;""import android.content.Intent;""import android.widget.Toast;"和"import android.bluetooth.BluetoothDevice;"将自动添加到 BluetoothListActivity.java 文件中。代码解释如下：

① 第 10 至 14 行代码：定义接收广播对象和 intent 变量，重写回调函数 onReceive() 获取 intent 里的蓝牙状态，定义 BluetoothDevice 变量。

② 第 16 至 23 行代码：action 为形式参数，取 "BluetoothDevice.ACTION_FOUND" 表示发现周围设备。

③ 第 25 至 29 行代码：action 为形式参数，取 "BluetoothDevice.ACTION_DISCOVERY_FINISHED" 表示搜索完成，若没有发现绑定设备，ListView 控件中显示 "no device found"。

④ 第 30 至 35 行代码：action 为形式参数，取 "BluetoothDevice.ACTION_BOND_STATE_CHANGED" 表示设备的绑定状态发生改变。

⑤ 第 37 至 43 行代码：判断该设备的绑定状态，若为正在绑定，需要提示 Toast 并改变标题为 "pairing_device"。

⑥ 第 44 至 53 行代码：配对状态为配对成功，修改标题为 "device_already_paired" 并提示 Toast 信息，将设备从未配对容器中移除，并添加到已配对蓝牙容器。

⑦ 第 54 至 59 行代码：配对状态为失败或取消，提示 Toast 信息并修改标题为 "fail_to_pair"。

程序清单 4-12

```
1.   public class BluetoothListActivity extends Activity {
2.       ...
3.
4.       private void doDiscovery() {
5.       ...
6.       }
7.   /**
8.    * @method 注册广播
9.    */
10.      private final BroadcastReceiver mReceiver = new BroadcastReceiver() {
11.          @Override
12.          public void onReceive(Context context, Intent intent) {
13.              String action = intent.getAction();
14.              BluetoothDevice device;
15.              //当扫描到可用蓝牙设备
16.              if (BluetoothDevice.ACTION_FOUND.equals(action)) {
17.                  //获取可用蓝牙设备
18.                  device = intent.getParcelableExtra(BluetoothDevice.EXTRA_DEVICE);
19.                  //若为已配对，则不添加到可用蓝牙设备列表
20.                  if (device.getBondState() != BluetoothDevice.BOND_BONDED) {
21.                      mNewDevicesArrayAdapter.add(device.getName() + "\n"
```

```
22.                              + device.getAddress());
23.                  }
24.              //当扫描完成
25.              } else if (BluetoothAdapter.ACTION_DISCOVERY_FINISHED.equals(action)) {
26.                  if (mNewDevicesArrayAdapter.getCount() == 0) {
27.                      String noDevices = getResources().getText(R.string.none_found).
                             toString();
28.                      //mNewDevicesArrayAdapter.add(noDevices);
29.                  }
30.              } else if (BluetoothDevice.ACTION_BOND_STATE_CHANGED.equals
                    (action)) {
31.                  //当扫描完成,则停止扫描
32.                  if (mBluetoothAdapter.isDiscovering()) {
33.                      mBluetoothAdapter.cancelDiscovery();
34.                  }
35.                  device = intent.getParcelableExtra(BluetoothDevice.EXTRA_DEVICE);
36.
37.                  switch (device.getBondState()) {
38.                      case BluetoothDevice.BOND_BONDING: //正在配对
39.                          Toast.makeText(getApplicationContext(),
40.                              "正在配对",
41.                              Toast.LENGTH_SHORT).show();
42.                          setTitle(R.string.pairing_device);
43.                          break;
44.                      case BluetoothDevice.BOND_BONDED: //配对成功
45.                          setTitle(R.string.device_already_paired);
46.                          Toast.makeText(getApplicationContext(),
47.                              "完成配对",
48.                              Toast.LENGTH_SHORT).show();
49.                          mNewDevicesArrayAdapter.remove(device.getName() + "\n"
50.                              + device.getAddress());
51.                          mPairedDevicesArrayAdapter.add(device.getName() + "\n" +
52.                              device.getAddress());
53.                          break;
54.                      case BluetoothDevice.BOND_NONE:   //取消配对或未配对
55.                          Toast.makeText(getApplicationContext(),
56.                              "配对失败或取消",
57.                              Toast.LENGTH_SHORT).show();
58.                          setTitle(R.string.fail_to_pair);
59.                          break;
60.                      default:
61.                          break;
62.                  }
63.              }
64.          }
65.      };
66.  }
```

（8）如程序清单 4-13 所示，添加第 7 至 42 行代码。代码添加后，"AdapterView" "TextView" "Method" 和 "InvocationTargetException" 呈红色，使用组合键 Alt+Enter，"import android. widget. AdapterView；" "import Java. lang. reflect. Method；" "import Java. lang. reflect. InvocationTargetException；" 和 "import android. widget. TextView；" 将自动添加到 BluetoothListActivity. java 文件中。代码解释如下：

① 第 10 至 14 行代码：按下 ListView 的监听器，重写 onItemClick（）方法获取按下的 ListView 的视图。

② 第 16 至 23 行代码：停止搜索设备，因为显示时蓝牙设备名字和 MAC 地址分行，所以获取时也分行获取，并打印该地址信息到日志。

③ 第 25 至 31 行代码：根据 MAC 地址获取 BluetoothDevice 蓝牙设备。若此蓝牙设备已绑定，则直接把 MAC 地址返回到 MainActivity 中。

④ 第 32 至 38 行代码：获取 BluetoothDevice 的 createBond（）方法，为被选择的设备与本蓝牙设备进行绑定。

程序清单 4-13

```
1.   public class BluetoothListActivity extends Activity{
2.       ...
3.       private final BroadcastReceiver mReceiver = new BroadcastReceiver() {
4.       ...
5.       };
6.
7.       /**
8.        * @method 按下可用蓝牙设备列表中的蓝牙设备后连接蓝牙设备
9.        */
10.      private AdapterView.OnItemClickListener mDeviceClickListener
11.              = new AdapterView.OnItemClickListener() {
12.          //选项点击事件
13.          @Override
14.          public void onItemClick(AdapterView<?> av, View v, int arg2, long arg3) {
15.              //停止扫描蓝牙设备
16.              mBluetoothAdapter.cancelDiscovery();
17.              //获取 MAC 地址
18.              String info = ((TextView) v).getText().toString();
19.              String address = info.substring(info.length() - 17);
20.
21.              Log.e(TAG, "address" + address);
22.              //根据地址获取蓝牙设备
23.              BluetoothDevice device = mBluetoothAdapter.getRemoteDevice(address);
24.              //作为客户端连接蓝牙设备
25.              if (device.getBondState() == BluetoothDevice.BOND_BONDED) {
26.                  Intent intent = new Intent();
27.                  intent.putExtra(DEVICE_ADDRESS, address);
28.
29.                  setResult(Activity.RESULT_OK, intent);
30.                  finish();
```

```
31.              } else {
32.                  try {
33.                      Method createBond = BluetoothDevice.class.getMethod("create
                         Bond");
34.                      createBond.invoke(device);
35.                  } catch (NoSuchMethodException | IllegalAccessException
36.                          | InvocationTargetException e) {
37.                      e.printStackTrace();
38.                  }
39.              }
40.
41.          }
42.      };
43. }
```

（9）如程序清单4-14所示，在onCreate()方法内添加了第4至18行代码。代码添加后，"ListView"呈红色，对其进行单击，同时按下组合键Alt+Enter，"import android.widget.ListView;"将自动添加到BluetoothListActivity.java文件中。代码解释如下：

① 第4行代码：绑定btn_scan按钮控件。

② 第5至7行代码：为ArrayAdapter的每一个条目（item）设置样式，这里已配对列表和未配对列表都使用device_name.xml资源文件显示蓝牙名字和地址。

③ 第10至18行代码：绑定已配对列表对应的ListView控件，给该ListView控件设置ArrayAdapter，绑定按下该ListView的监听器，对未配对列表对应的ListView控件执行同样操作。

程序清单4-14

```
1.  protected void onCreate(Bundle savedInstanceState) {
2.      super.onCreate(savedInstanceState);
3.      setContentView(R.layout.activity_bluetooth_list);
4.      scanButton = (Button) findViewById(R.id.btn_scan);
5.      mPairedDevicesArrayAdapter = new ArrayAdapter<>(this, R.layout.device_name);
6.
7.      mNewDevicesArrayAdapter = new ArrayAdapter<>(this, R.layout.device_name);
8.
9.      //已配对列表
10.     ListView pairedListView = (ListView) findViewById(R.id.lv_paired_devices);
11.     //列表格式
12.     pairedListView.setAdapter(mPairedDevicesArrayAdapter);
13.     //按下监听
14.     pairedListView.setOnItemClickListener(mDeviceClickListener);
15.
16.     ListView newDevicesListView = (ListView) findViewById(R.id.lv_new_devices);
17.     newDevicesListView.setAdapter(mNewDevicesArrayAdapter);
18.     newDevicesListView.setOnItemClickListener(mDeviceClickListener);
19. }
```

（10）如程序清单 4-15 所示，添加第 6 至 40 行代码。代码添加后，"IntentFilter"和"Set"呈红色，使用组合键 Alt+Enter，"import android.content.IntentFilter;"和"import Java.util.Set;"会自动添加到 BluetoothListActivity.java 文件中。代码解释如下：

① 第 6 至 15 行代码：注册发现蓝牙设备广播、蓝牙设备扫描结束广播和配对状态改变广播。

② 第 18 行代码：获取本地蓝牙适配器。

③ 第 21 至 33 行代码：将每个已配对的蓝牙显示出来。

④ 第 35 至 40 行代码：实现扫描按钮监听器，调用蓝牙扫描函数 doDiscovery()。

程序清单 4-15

```
1.   protected void onCreate(Bundle savedInstanceState) {
2.       super.onCreate(savedInstanceState);
3.       setContentView(R.layout.activity_bluetooth_list);
4.       ...
5.       newDevicesListView.setOnItemClickListener(mDeviceClickListener);
6.       //当找到蓝牙设备后注册广播
7.       IntentFilter filter = new IntentFilter(BluetoothDevice.ACTION_FOUND);
8.       this.registerReceiver(mReceiver, filter);
9.
10.      //当蓝牙设备扫描结束后注册广播
11.      filter = new IntentFilter(BluetoothAdapter.ACTION_DISCOVERY_FINISHED);
12.      this.registerReceiver(mReceiver, filter);
13.
14.      filter = new IntentFilter(BluetoothDevice.ACTION_BOND_STATE_CHANGED);
15.      this.registerReceiver(mReceiver, filter);
16.
17.      //获取本地蓝牙适配器
18.      mBluetoothAdapter = BluetoothAdapter.getDefaultAdapter();
19.
20.      //将每个已配对蓝牙显示出来
21.      Set<BluetoothDevice> pairedDevices = mBluetoothAdapter.getBondedDevices();
22.
23.      if (pairedDevices.size() > 0) {
24.          findViewById(R.id.text_paired_devices).setVisibility(View.VISIBLE);
25.
26.          for (BluetoothDevice device : pairedDevices) {
27.              mPairedDevicesArrayAdapter.add(device.getName() +
28.                  "\n" + device.getAddress());
29.          }
30.      } else {
31.          String noDevices = getResources().getText(R.string.none_paired).toString();
32.          mPairedDevicesArrayAdapter.add(noDevices);
33.      }
34.
35.      scanButton.setOnClickListener(new View.OnClickListener() {
36.          @Override
```

```
37.            public void onClick(View v) {
38.                doDiscovery();
39.            }
40.        });
41. }
```

(11) 如程序清单 4-16 所示，添加第 8 至 15 行代码，重写销毁函数 OnDestroy()，注销广播。

程序清单 4-16

```
1.  public class BluetoothListActivity extends Activity {
2.      ...
3.      private AdapterView.OnItemClickListener mDeviceClickListener
4.          = new AdapterView.OnItemClickListener() {
5.          ...
6.      };
7.
8.      /**
9.       * @method 关闭 BluetoothListAcitity 触发
10.      */
11.     @Override
12.     protected void onDestroy() {
13.         super.onDestroy();
14.         this.unregisterReceiver(mReceiver);
15.     }
16. }
```

(12) 如程序清单 4-17 所示，在 AndroidManifest.xml 文件中，先删除原来的第 27 行代码，然后添加程序清单 4-17 第 27 至 31 行代码。代码解释如下：

① 第 29 行代码：设置用于捕获手机状态改变的参数 configChanges，其中"orientation"指设备旋转，即横向显示和竖向显示模式的切换；"keyboardHidden"指用户打开手机硬件键盘。通过设置这两个属性，可以实现旋转手机的同时，蓝牙列表也会一起旋转，并且打开列表时可以弹出手机键盘供用户输入蓝牙密码。

② 第 30 行代码：设置蓝牙列表界面的标题为"select_device"。

③ 第 31 行代码：设置蓝牙列表界面的主题为对话框。

程序清单 4-17

```
1.  <?xml version="1.0" encoding="utf-8"?>
2.  <manifest xmlns:android="http://schemas.android.com/apk/res/android"
3.      package="com.leyutek.tempmonitor">
4.
5.      <uses-permission android:name="android.permission.BLUETOOTH" />
6.      <uses-permission android:name="android.permission.BLUETOOTH_ADMIN" />
7.      <uses-permission android:name="android.permission.ACCESS_COARSE_LOCATION" />
```

```
8.        <uses-permission android:name="android.permission.ACCESS_FINE_LOCATION"/>
9.
10.       <application
11.           android:allowBackup="true"
12.           android:icon="@mipmap/ic_launcher"
13.           android:label="@string/app_name"
14.           android:roundIcon="@mipmap/ic_launcher_round"
15.           android:supportsRtl="true"
16.           android:theme="@style/AppTheme">
17.           <activity
18.               android:name=".MainActivity"
19.               android:label="@string/app_name"
20.               android:screenOrientation="landscape">
21.               <intent-filter>
22.                   <action android:name="android.intent.action.MAIN"/>
23.
24.                   <category android:name="android.intent.category.LAUNCHER"/>
25.               </intent-filter>
26.           </activity>
27.           <activity
28.               android:name=".BluetoothListActivity"
29.               android:configChanges="orientation|keyboardHidden"
30.               android:label="@string/select_device"
31.               android:theme="@android:style/Theme.Dialog"/>
32.       </application>
33.
34. </manifest>
```

6. 完善 MainActivity.java 文件

（1）打开 MainActivity.java 文件，如程序清单 4-18 所示，添加第 3 至 8 行的注释、第 59 至 63 行注释和第 15 至 58 行代码。代码添加后，"Button""TextView""BluetoothAdapter""Handler""ScheduledExecutorService""ScheduledThreadPoolExecutor"和"Context"呈红色，使用组合键 Alt+Enter 后，"import android.widget.Button;""import android.widget.TextView;""import android.bluetooth.BluetoothAdapter;""import android.os.Handler;""import android.content.Context;""import Java.util.concurrent.ScheduledExecutorService;""import Java.util.concurrent.ScheduledThreadPoolExecutor;"将自动添加到 MainActivity.java 文件中。代码解释如下：

① 第 15 至 16 行代码：定义用于存放在消息里 Bundle 的关键字（Key），Key 正确才能获取数据。

② 第 18 至 19 行代码：定义用于打印日志的 TAG 和日志开关。

③ 第 20 行代码：定义最大体温值为 50，大于这个范围将不显示体温值。

④ 第 22 至 24 行代码：定义 3 个按钮，用于开始监测、打开蓝牙设备列表界面和退出界面。

⑤ 第 26 至 29 行代码：定义 4 个文本控件，分别用于显示两个体温通道的体温状态和

体温值。

⑥ 第 31 至 32 行代码：定义蓝牙服务类和蓝牙适配器变量。

⑦ 第 37 行代码：定义 Handler 变量，用于异步处理心电、血氧、呼吸、体温和血压的消息。

⑧ 第 42 行代码：定义监测标志位 mMonitorRun，并初始化为"false"。

⑨ 第 47 至 50 行代码：定义体温通道 1、2 的体温值和导联状态变量，并将两个导联状态都初始化为"false"。

⑩ 第 55 行代码：建立一个有 7 个核心任务的线程池。

⑪ 第 57 行代码：定义一个 Context 变量。

程序清单 4-18

```
1.   package com. leyutek. tempmonitor;
2.   ...
3.   /**
4.    * @author SZLY( COPYRIGHT 2018 - 2020 SZLY. All rights reserved.)
5.    * @abstract 主界面设计
6.    * @version V1.0.0
7.    * @date 2020/09/01
8.    */
9.   public class MainActivity extends Activity {
10.      public static final String DEVICE_NAME = "device_name";
11.      public static final String TOAST = "toast";
12.      public static final int MESSAGE_DEVICE_NAME = 1;
13.      public static final int MESSAGE_TOAST_FAIL = 2;
14.      public static final int MESSAGE_TOAST_LOST = 3;
15.      private static final int REQUEST_CONNECT_DEVICE_SECURE = 1;
16.      private static final int REQUEST_ENABLE_BT = 2;
17.
18.      private static final String TAG = "MainActivity";
19.      private static final boolean D = true;
20.      private static final int MAX_TEMP_DATA = 50;
21.
22.      private Button mStartBluetoothButton;
23.      private Button mStartButton;
24.      private Button mBackButton;
25.
26.      private TextView mT1ValTextView;
27.      private TextView mT2ValTextView;
28.      private TextView mT1LeadTextView;
29.      private TextView mT2LeadTextView;
30.
31.      private BluetoothService mChatService;
32.      private BluetoothAdapter mBluetoothAdapter;
33.
34.      /**
35.       * 处理体温、血压、呼吸、血氧、心电的消息
```

```
36.       */
37.      private Handler mMonitorHandler;
38.
39.      /**
40.       * 处理体温、血压、呼吸、血氧、心电数据标志位,任务标志位
41.       */
42.      private boolean mMonitorRun = false;
43.
44.      /**
45.       * 体温数据参数
46.       */
47.      private float mTemp1Data;
48.      private float mTemp2Data;
49.      private boolean mTemp1Lead = false;
50.      private boolean mTemp2Lead = false;
51.
52.      /**
53.       * 建立线程池,核心任务7个
54.       */
55.      private ScheduledExecutorService mExecutorService = new ScheduledThreadPoolExecutor(7);
56.
57.      private static Context sContext;
58.
59.      /**
60.       * @method onCreate 方法
61.       * @param savedInstanceState 用户按到 Home 键,退出界面,使用
62.       * Bundle savedInstanceState 就可以用户再次打开应用的时候恢复的原来的状态。
63.       */
64.      @Override
65.      protected void onCreate(Bundle savedInstanceState) {
66.          super.onCreate(savedInstanceState);
67.          setContentView(R.layout.activity_main);
68.      }
69.  }
```

（2）如程序清单 4-19 所示,添加第 9 至 45 行代码,代码添加后,使用组合键 Alt+Enter,"import android. os. Message;"和"import android. widget. Toast;"将自动添加到 MainActivity. java 文件中,这是一种定义 Handler 对象的方式。

"ContextCompat"呈红色,使用组合键 Alt+Enter,"import android. support. v4. content. ContextCompat;"也会自动添加到 MainActivity. java 文件中。但工程也有可能因缺少 android. support. v4. content. ContextCompat(support-v4 包),而使按组合键 Alt+Enter 后未出现"import class"选项,下面介绍添加该包的方法。

① 添加 support-v4 包,其步骤如图 4-17 所示,在"app"上单击鼠标右键,选择"Open Module Settings"。

项目 4 体温监测与显示实验

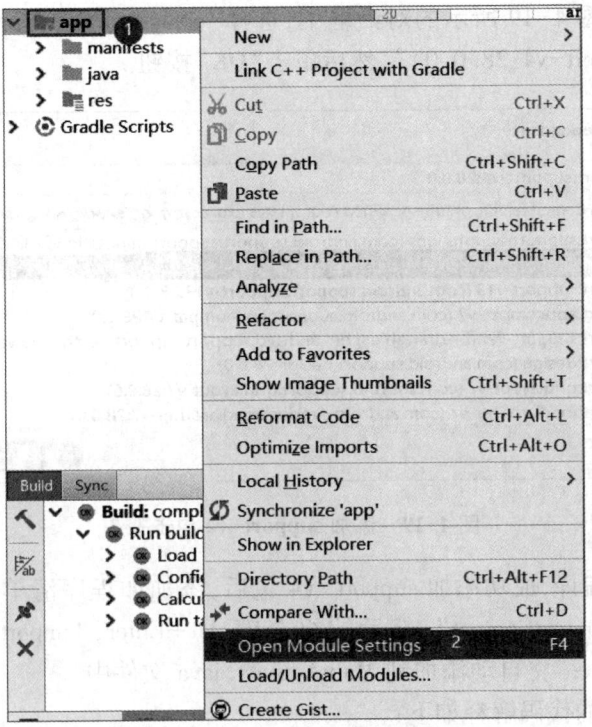

图 4-17 添加 support-v4 包步骤 1

② 在弹出的如图 4-18 所示的对话框中,单击"Dependencies"选项,然后单击 ➕ 按钮添加依赖包,最后单击"1 Library dependency"。

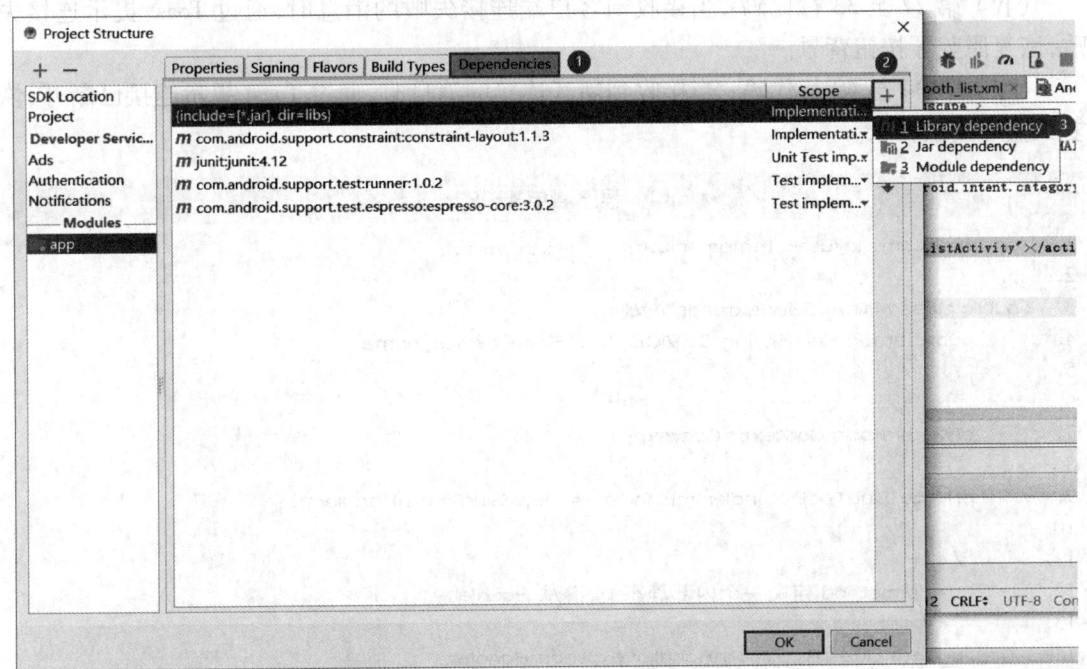

图 4-18 添加 support-v4 包步骤 2

③ 在弹出的如图 4-19 所示的对话框中,选择"com. android. support:support-v4(com. android. support:support-v4:28.0.0)",然后单击"OK"按钮。

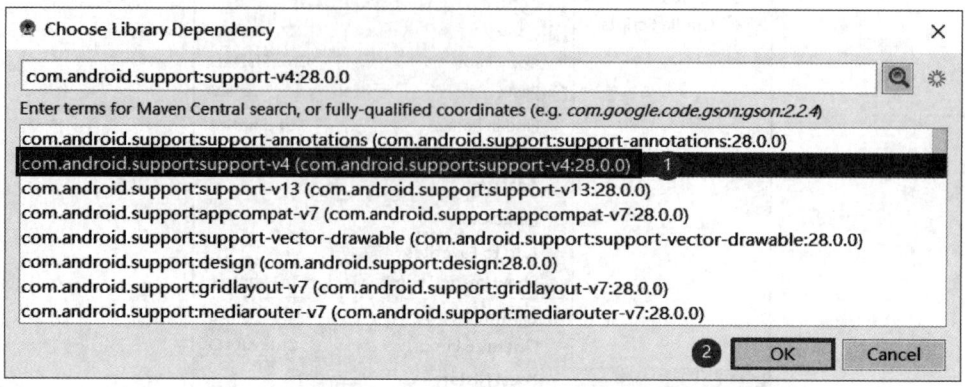

图 4-19 添加 support-v4 包步骤 3

④ 工程将自动编译,成功添加 support-v4 包后,添加如程序清单 4-19 所示的第 9 至 45 行代码。选中"ContextCompat",然后按组合键 Alt+Enter,"import android. support. v4. content. ContextCompat;"将自动添加到 MainActivity. java 文件中。

程序清单 4-19 的代码解释如下:

(ⅰ) 第 9 行代码:新建处理蓝牙消息的 mHandler。

(ⅱ) 第 14 至 17 行代码:使 BlueToothHandler 的实现类继承 Handler。

(ⅲ) 第 19 至 26 行代码:当接收到连接蓝牙成功的消息时,获取连接到的蓝牙设备的名字,并显示连接到该蓝牙设备,若蓝牙按钮变为绿色,则提示已连接蓝牙设备。

(ⅳ) 第 27 至 33 行代码:当接收到客户端连接失败的消息时,通过 Toast 提示连接失败,恢复原蓝牙按钮背景。

(ⅴ) 第 34 至 40 行代码:当接收到断开连接的消息时,通过 Toast 提示连接已断开,恢复原蓝牙按钮背景。

程序清单 4-19

```
1.   package com. leyutek. tempmonitor;
2.   ...
3.   public class MainActivity extends Activity {
4.       public static final String DEVICE_NAME = "device_name";
5.       ...
6.
7.       private static Context sContext;
8.
9.       private BlueToothHandler mHandler = new BlueToothHandler();
10.
11.      /**
12.       * @method 定义一个内部静态类,继承 Handler
13.       */
14.      private class BlueToothHandler extends Handler{
15.          @Override
```

```
16.        public void handleMessage(Message msg){
17.            switch(msg.what){
18.                //连接成功,显示连接到的蓝牙设备名
19.                case MESSAGE_DEVICE_NAME:
20.                    String mConnectedDeviceName
21.                        = msg.getData().getString(DEVICE_NAME);
22.                    Toast.makeText(sContext,
23.                        "Connected to " + mConnectedDeviceName,
24.                        Toast.LENGTH_SHORT).show();
25. mStartBluetoothButton.setBackground(ContextCompat.getDrawable(MainActivity.this,
    R.drawable.bt_connect));
26.                    break;
27.                case MESSAGE_TOAST_FAIL:
28.                    //客户端连接失败
29.                    Toast.makeText(MainActivity.sContext,
30.                        msg.getData().getString(TOAST), Toast.LENGTH_SHORT)
31.                        .show();
32. mStartBluetoothButton.setBackground(ContextCompat.getDrawable(MainActivity.this, R.
    drawable.bt));
33.                    break;
34.                case MESSAGE_TOAST_LOST:
35.                    //连接失败或断开信息
36.                    Toast.makeText(MainActivity.sContext,
37.                        msg.getData().getString(TOAST), Toast.LENGTH_SHORT)
38.                        .show();
39. mStartBluetoothButton.setBackground(ContextCompat.getDrawable(MainActivity.this, R.
    drawable.bt));
40.                    break;
41.                default:
42.                    break;
43.            }
44.        }
45.    }
46.    ...
47. }
```

（3）如程序清单4-20所示，在onCreate()方法中添加第10至18行代码。代码解释如下：

① 第10至16行代码：绑定对应的控件。

② 第18行代码：获取上下文。

程序清单4-20

```
1. package com.leyutek.tempmonitor;
2. ...
3. public class MainActivity extends Activity{
4.     ...
5.     @Override
6.     protected void onCreate(Bundle savedInstanceState){
```

```
7.        super.onCreate(savedInstanceState);
8.        setContentView(R.layout.activity_main);
9.
10.       mStartButton = (Button)findViewById(R.id.btn_start);
11.       mStartBluetoothButton = (Button)findViewById(R.id.btn_start_bt);
12.       mBackButton = (Button)findViewById(R.id.btn_back);
13.       mT1ValTextView = (TextView)findViewById(R.id.text_t1);
14.       mT2ValTextView = (TextView)findViewById(R.id.text_t2);
15.       mT1LeadTextView = (TextView)findViewById(R.id.text_temp1_lead);
16.       mT2LeadTextView = (TextView)findViewById(R.id.text_temp2_lead);
17.
18.       sContext = getApplicationContext();      }
19.   }
```

（4）如程序清单 4-21 所示，添加第 12 至 19 行代码。代码解释如下：

① 第 13 行代码：获取本地蓝牙适配器。

② 第 15 至 18 行代码：若本地蓝牙无效，则通过 Toast 提示"Bluetooth is not available"，退出界面。

程序清单 4-21

```
1.    package com.leyutek.tempmonitor;
2.    ...
3.    public class MainActivity extends Activity {
4.        ...
5.
6.        @Override
7.        protected void onCreate(Bundle savedInstanceState) {
8.            super.onCreate(savedInstanceState);
9.            ...
10.           sContext = getApplicationContext();
11.
12.           //获取本地蓝牙设备
13.           mBluetoothAdapter = BluetoothAdapter.getDefaultAdapter();
14.
15.           if (mBluetoothAdapter == null) {
16.               Toast.makeText(this, "Bluetooth is not available",
17.                   Toast.LENGTH_LONG).show();
18.               finish();
19.           }
20.       }
21.   }
```

（5）如程序清单 4-22 所示，添加第 16 至 54 行代码，代码添加后，使用组合键 Alt+Enter，"import android.content.Intent;"和"import android.view.View;"将自动添加到 MainActivity.java 文件中。代码解释如下：

① 第 17 至 23 行代码：开启蓝牙按钮的监听函数，开启 BluetoothListActivity 对话框。

② 第 26 至 42 行代码：退出按钮的监听函数。退出程序前销毁绑定的服务、动态注册

的广播和耗费资源的组件(如线程、控制线程的标识)等。该部分代码设置 mChatService 状态为"false",停止解包;该部分代码设置监测标志位为"false",停止获取实时数据线程;关闭蓝牙服务线程,退出界面。

③ 第 45 至 54 行代码:单击开始监测按钮后执行的方法,主要用于开始监测。监测时需要使用蓝牙服务类开启解包标志位,并开启线程标志位和监测消息处理标志位。判断监测标志位 mMonitorRun 是否为"false",若为"false"(证明此时状态不为监测,已为监测状态则不进入),则设置蓝牙服务标志位 mChatService 为"true",设置监测标志位 MonitorRun 为"true"。

程序清单 4-22

```
1.  package com.szly.tempmonitor;
2.  ...
3.  public class MainActivity extends Activity {
4.      ...
5.      protected void onCreate(Bundle savedInstanceState) {
6.          super.onCreate(savedInstanceState);
7.          setContentView(R.layout.activity_main);
8.          ...
9.          if (mBluetoothAdapter == null) {
10.             Toast.makeText(this, "Bluetooth is not available",
11.                 Toast.LENGTH_LONG).show();
12.             finish();
13.         }
14.     }
15.
16.     //开启蓝牙按钮的监听函数
17.     mStartBluetoothButton.setOnClickListener(new View.OnClickListener() {
18.         @Override
19.         public void onClick(View v) {
20.             Intent serverIntent = new Intent(MainActivity.this, BluetoothListActivity.class);
21.             startActivityForResult(serverIntent, REQUEST_CONNECT_DEVICE_SECURE);
22.         }
23.     });
24.
25.     //退出按钮的监听函数
26.     mBackButton.setOnClickListener(new View.OnClickListener() {
27.         @Override
28.         public void onClick(View v) {
29.             //停止解包
30.             mChatService.setStatus(false);
31.             //停止更新显示
32.             mMonitorRun = false;
33.             //关闭蓝牙服务
34.             if (mChatService != null) {
35.                 mChatService.stop();
36.             }
37.             //停止线程
38.             mExecutorService.shutdown();
```

```
39.                    //退出界面
40.                    finish();
41.                }
42.            });
43.
44.            //开始监测按钮的监听函数
45.            mStartButton.setOnClickListener(new View.OnClickListener() {
46.                @Override
47.                public void onClick(View v) {
48.                    //任务只创建一次
49.                    if(!mMonitorRun) {
50.                        mChatService.setStatus(true);
51.                        mMonitorRun = true;
52.                    }
53.                }
54.            });
55.        }
56.    }
```

（6）如程序清单 4-23 所示，添加第 14 至 59 行代码，代码添加后，在主线程中创建一个 Handler 对象 mMonitorHandler，并重写 Handler 的 handleMessage 方法，用于接收子线程中发来的消息（体温数据），更新到相应的控件上显示。代码解释如下：

① 第 19 行代码：通过判断 msg.what 传入值，处理不同的任务。

② 第 20 行代码：当获取的 msg.what 为"1"时，更新体温相关数据到对应的显示控件。

③ 第 21 至 29 行代码：判断体温通道 1 是否导联，导联才可以显示体温值。若为"true"，则显示体温通道 1 导联状态的文本控件上显示"T1 导联"，并设置文字颜色为白色。判断体温通道 1 体温值是否小于最大体温值，若小于，则显示体温通道 1 体温值的文本控件上显示体温通道 1 的体温值，若大于则显示"--"。

④ 第 30 至 34 行代码：若体温通道 1 导联状态为脱落，则显示体温通道 1 导联状态的文本控件上显示"T1 脱落"，并设置文字颜色为红色。显示体温通道 1 体温值的文本控件上显示"--"。

⑤ 第 36 至 49 行代码：体温通道 2 的导联状态及体温值显示，与体温通道 1 的显示原理一致，不再赘述。

程序清单 4-23

```
1.  public class MainActivity extends Activity {
2.      ...
3.      protected void onCreate(Bundle savedInstanceState) {
4.          super.onCreate(savedInstanceState);
5.          setContentView(R.layout.activity_main);
6.
7.          ...
8.
9.          //开始监测按钮的监听函数
10.         mstartButton.setOnClickListener(new View.OnClickListener() {
11.             ...
```

```java
12.            });
13.
14.            //处理实时数据消息
15.            mMonitorHandler = new Handler() {
16.                @Override
17.                public void handleMessage(Message msg) {
18.                    super.handleMessage(msg);
19.                    switch (msg.what) {
20.                        case 1:
21.                            if (mTemp1Lead) {
22.                                mT1LeadTextView.setText(R.string.temp_lead1_on);
23.  mT1LeadTextView.setTextColor(ContextCompat.getColor(MainActivity.this, R.color.color_white));
24.
25.                                if (mTemp1Data < MAX_TEMP_DATA) {
26.                                    mT1ValTextView.setText(String.valueOf(mTemp1Data));
27.                                } else {
28.                                    mT1ValTextView.setText("--");
29.                                }
30.                            } else {
31.                                mT1LeadTextView.setText(R.string.temp_lead1_off);
32.  mT1LeadTextView.setTextColor(ContextCompat.getColor(MainActivity.this, R.color.color_red));
33.                                mT1ValTextView.setText("--");
34.                            }
35.
36.                            if (mTemp2Lead) {
37.                                mT2LeadTextView.setText(R.string.temp_lead2_on);
38.  mT2LeadTextView.setTextColor(ContextCompat.getColor(MainActivity.this, R.color.color_white));
39.
40.                                if (mTemp2Data < MAX_TEMP_DATA) {
41.                                    mT2ValTextView.setText(String.valueOf(mTemp2Data));
42.                                } else {
43.                                    mT2ValTextView.setText("--");
44.                                }
45.                            } else {
46.                                mT2LeadTextView.setText(R.string.temp_lead2_off);
47.                                mT2ValTextView.setText("--");
48.  mT2LeadTextView.setTextColor(ContextCompat.getColor(MainActivity.this, R.color.color_red));
49.                            }
50.                            break;
51.                        default:
52.                            break;
53.                    }
54.                }
55.            };
56.        }
57.    }
```

（7）如程序清单 4-24 所示，添加第 18 至 30 行代码，代码添加后，使用组合键 Alt+Enter，"import Java.util.concurrent.TimeUnit;"将自动添加到 MainActivity.java 文件中。

代码中创建并执行了一个在初始延迟后的定时任务，以每秒获取一次体温数据。"scheduleAtFixedRate(Runnable command, long initialDelay, long period, TimeUnit unit)"在延迟时间 initialDelay 后开始执行，period 为周期，unit 为单位。代码解释如下：

① 第 21 至 28 行代码：判断监测标志位是否为"true"，若为"true"则通过调用蓝牙服务变量中的 proParaBoardData 类中的获取体温通道 1 体温值函数 getTemp1()、获取体温通道 2 体温值函数 getTemp2()、获取体温通道 1 导联状态函数 getTemp1Lead()和获取体温通道 2 导联状态函数 getTemp2Lead()，然后用 mMonitorHandler 发送信息"1"(msg.what)更新信息到体温数据显示控件。

② 第 30 行代码：设置定时时间为 1 000 ms，即 1 s。

程序清单 4-24

```
1.   public class MainActivity extends Activity {
2.       ...
3.       protected void onCreate(Bundle savedInstanceState) {
4.           super.onCreate(savedInstanceState);
5.           setContentView(R.layout.activity_main);
6.           ...
7.           //处理实时数据消息
8.           mMonitorHandler = new Handler() {
9.               @Override
10.              public void handleMessage(Message msg) {
11.                  super.handleMessage(msg);
12.                  switch (msg.what) {
13.                      ...
14.                  }
15.              }
16.          };
17.
18.          //1s更新显示
19.          mExecutorService.scheduleAtFixedRate(new Runnable() {
20.              @Override
21.              public void run() {
22.                  if (mMonitorRun) {
23.                      mTemp1Data = mChatService.proParaBoardData.getTemp1();
24.                      mTemp2Data = mChatService.proParaBoardData.getTemp2();
25.                      mTemp1Lead = mChatService.proParaBoardData.getTemp1Lead();
26.                      mTemp2Lead = mChatService.proParaBoardData.getTemp2Lead();
27.                      mMonitorHandler.sendEmptyMessage(1);
28.                  }
29.              }
30.          }, 0, 1000, TimeUnit.MILLISECONDS);
31.      }
32.  }
```

（8）如程序清单 4-25 所示，添加第 9 至 31 行代码，代码添加后，使用组合键 Alt+Enter，"import android. util. Log;"将自动添加到 MainActivity. java 文件中。

添加的代码重写了生命周期函数 onStart( )，onStart( )方法在 onCreate( )方法之后被调用，或在 Activity 从 Stop 状态转换为 Active 状态时被调用。这里主要用于调用 API 开启本地蓝牙。代码解释如下：

① 第 15 至 17 行代码：判断标志位开关是否为"true"，若是则打印"On Start"日志信息。

② 第 19 至 24 行代码：判断本地蓝牙是否打开，若没打开需调用 API 打开。

③ 第 25 至 29 行代码：若已打开蓝牙适配器，则判断蓝牙服务对象是否为"null"。若为"null"则打印日志信息"mChatService is null"，并实例化蓝牙服务对象。

程序清单 4-25

```
1.    public class MainActivity extends Activity {
2.        ...
3.        protected void onCreate( Bundle savedInstanceState) {
4.            super.onCreate(savedInstanceState);
5.            setContentView( R. layout. activity_main);
6.            ...
7.            }, 0, 1000, TimeUnit.MILLISECONDS);
8.        }
9.        /**
10.        * @method Activity 执行完 onCreate 后执行 onStart
11.        */
12.        @Override
13.        public void onStart() {
14.            super.onStart();
15.            if (D) {
16.                Log.d(TAG, "On Start");
17.            }
18.            //监测蓝牙设备是否打开
19.            if (! mBluetoothAdapter.isEnabled()) {
20.                Intent enableIntent = new Intent(
21.                    BluetoothAdapter.ACTION_REQUEST_ENABLE);
22.                startActivityForResult(enableIntent, REQUEST_ENABLE_BT);
23.                //已打开,就启动蓝牙服务
24.            } else {
25.                if (mChatService == null) {
26.                    Log.d(TAG, "mChatService is null");
27.
28.                    mChatService = new BluetoothService(this, mHandler);
29.                }
30.            }
31.        }
32.    }
```

（9）如程序清单 4-26 所示，添加了第 9 至 47 行代码，代码添加后，使用组合键 Alt+Enter，"import android. bluetooth. BluetoothDevice;"和"import Java. util. Objects;"将自动添加

到 MainActivity.java 文件中。

添加的代码在 Activity 中重写 onActivityResult( ) 方法,可以得到传回的数据。这里需要 BluetoothListActivity 传回来的蓝牙地址和通过 API 打开蓝牙时传回来的结果码。代码解释如下:

① 第 20 至 28 行代码:当请求码为 REQUEST_CONNECT_DEVICE_SECURE 时,判断结果码是否为"Activity.RESULT_OK",若为"Activity.RESULT_OK"则获取连接的蓝牙地址,再通过蓝牙地址获取蓝牙设备,再调用蓝牙服务对象的连接函数连接蓝牙设备。

② 第 31 至 42 行代码:当请求码为 REQUEST_ENABLE_BT 时,判断结果码是否为"Activity.RESULT_OK",若为"Activity.RESULT_OK"则实例化蓝牙服务对象,若用户不同意开启蓝牙,则打印信息"BT not enabled",并通过 Toast 提示"Bluetooth was not enabled. Leaving Bluetooth Chat",最后退出界面。

程序清单 4-26

```
1.   package com.leyutek.tempmonitor;
2.   ...
3.   public class MainActivity extends Activity {
4.       ...
5.       public void onStart( ) {
6.           ...
7.       }
8.
9.       /**
10.       * @method 打开的蓝牙 list 关闭后
11.       * @param requestCode 标识请求的来源
12.       * @param resultCode 标识返回的数据来自的 Activity
13.       * @param data BlueToothListActivity 返回的数据
14.       */
15.      @Override
16.      public void onActivityResult( int requestCode, int resultCode, Intent data) {
17.          super.onActivityResult(requestCode, resultCode, data);
18.          switch (requestCode) {
19.              //连接设备
20.              case REQUEST_CONNECT_DEVICE_SECURE:
21.                  if (resultCode == Activity.RESULT_OK) {
22.                      String address = Objects.requireNonNull(data.getExtras( )).getString(
23.                              BluetoothListActivity.DEVICE_ADDRESS);
24.                      //获取此蓝牙设备
25.                      BluetoothDevice device = mBluetoothAdapter.getRemoteDevice
                                 (address);
26.                      //连接待连接蓝牙设备
27.                      mChatService.connect(device);
28.                  }
29.                  break;
30.              //打开蓝牙
31.              case REQUEST_ENABLE_BT:
32.                  if (resultCode == Activity.RESULT_OK) {
```

```
33.                    mChatService = new BluetoothService(this, mHandler);
34.                } else {
35.                    if (D) {
36.                        Log.d(TAG, "BT not enabled");
37.                    }
38.                    //用户不允许打开蓝牙,退出界面
39.                    Toast.makeText(this, R.string.bt_not_enabled_leaving,
40.                            Toast.LENGTH_SHORT).show();
41.                    finish();
42.                }
43.                break;
44.            default:
45.                break;
46.        }
47.    }
48. }
```

(10) 如程序清单 4-27 所示,添加第 10 至 36 行代码。代码解释如下:

① 第 14 至 18 行代码:重写生命周期函数 onDestroy(),清空 Handler 队列所有消息,否则会导致 Activity 释放后还有可能执行 Handler 消息队列的某个消息。

② 第 24 至 36 行代码:手机返回键的执行函数,释放资源,设置蓝牙状态为"false",停止解包。关闭蓝牙服务,停止蓝牙所有线程,停止获取体温数据线程并把标志位置为"false",退出界面。

程序清单 4-27

```
1.  public class MainActivity extends Activity {
2.      ...
3.      public void onActivityResult(int requestCode, int resultCode, Intent data) {
4.          super.onActivityResult(requestCode, resultCode, data);
5.          switch (requestCode) {
6.              ...
7.          }
8.      }
9.
10.     /**
11.      * @method Activity 销毁执行函数
12.      */
13.     @Override
14.     public void onDestroy() {
15.         super.onDestroy();
16.         mMonitorHandler.removeCallbacksAndMessages(null);
17.         mHandler.removeCallbacksAndMessages(null);
18.     }
19.
20.     /**
21.      * @method 手机返回键执行函数
22.      */
```

```
23.        @Override
24.        public void onBackPressed( ) {
25.            //停止解包
26.            mChatService.setStatus(false);
27.            //关闭蓝牙服务
28.            if (mChatService ! = null) {
29.                mChatService.stop( );
30.            }
31.            mMonitorRun = false;
32.            //停止线程
33.            mExecutorService.shutdown( );
34.            //退出界面
35.            finish( );
36.        }
37.    }
```

（11）添加所有代码后编译工程，将 apk 下载到手机上验证运行效果是否与 4.2.5 节一致。

实战演练

基于对前面学习的知识和本实验代码的理解，以及项目 3 完成的独立测量体温程序，设计一个只监测和显示体温参数的 App。

思考练习

1. 除了定时线程池，简述其他三种线程池的使用和特点。
2. 本实验硬件平台采用热敏电阻法测量人体体温，除此之外，还有没有其他方法可以测量人体体温？
3. 如果体温通道 1 和体温通道 2 的探头均为连接状态，体温通道 1 和体温通道 2 的体温值分别为 36.0℃和 36.2℃，按照附录 B 图 B-14 定义的体温数据包应该是怎样的？

项目 5

血压监测与显示实验

完成体温监测的底层驱动代码后,本实验将在实现体温监测的基础上继续添加血压监测的底层驱动代码,并通过代码对血压数据处理过程进行详细介绍。

5.1 实验内容

1. 了解血压数据处理过程。
2. 学习血压数据包的 PCT 通信协议和 Android Studio 中的部分函数和命令。
3. 完善处理血压数据的底层代码,并通过 Android 手机对系统进行验证。

5.2 实验原理

5.2.1 血压测量原理

血压是指血液在血管内流动时作用于血管壁单位面积的侧压力,它是推动血液在血管内流动的动力,通常所说的血压是指体循环的动脉血压。主动脉血管中垂直于管壁的压力的峰值为收缩压,谷值为舒张压。收缩压与舒张压是判断人体血压正常的两个重要生理参数。

血压的高低不仅与心脏功能、血管阻力和血容量密切相关,还受年龄、季节、气候等多种因素影响。不同年龄段的血压正常范围有所不同:成人安静状态下的正常血压范围为收缩压 90~139 mmHg(1 mmHg=0.133 kPa),舒张压 60~89 mmHg;新生儿为收缩压 50~90 mmHg,舒张压 40~60 mmHg。在一天中的不同时间人体血压也会有波动,一般每日血压波动在 20~30 mmHg 范围内,血压最高点一般在上午 9~10 时及下午 16~20 时,血压最低点在午夜 1~3 时。

临床上采用的血压测量方法有两类,直接测量法和间接测量法。直接测量法采用插管技术,通过外科手术把带压力传感器的探头插入动脉血管或静脉血管中。这种方法一般只用于重危病人。间接测量法又称无创测量法,它从体外间接测量动脉血管中的压力,更多地用于临床,目前常见的无创自动血压测量方法有多种,如柯氏音法、示波法和光电法等。相比之下,示波法有较强的抗干扰能力,能比较可靠地测定血压。

示波法又称为测振法,利用充气袖带阻断动脉血流,在放气过程中,袖带内气压跟随动脉内压力波动而出现脉搏波,这种脉搏波随袖带气压的减小而呈现由弱变强后,再逐渐减弱的趋势,如图 5-1 所示。具体表现为:①当袖带压大于收缩压时,动脉被关闭,此时因近端脉搏的冲击,振荡波较小;②当袖带压小于收缩压时,波幅增大;③当袖带压等于平均压时,动脉壁处于去负荷状态,波幅达到最大值;④当袖带压小于平均动脉压时,则波幅逐渐减小;⑤袖带压小于舒张压以后,动脉管腔在舒张期已充分扩张,管壁刚性增加,因而波幅维持较小的水平。

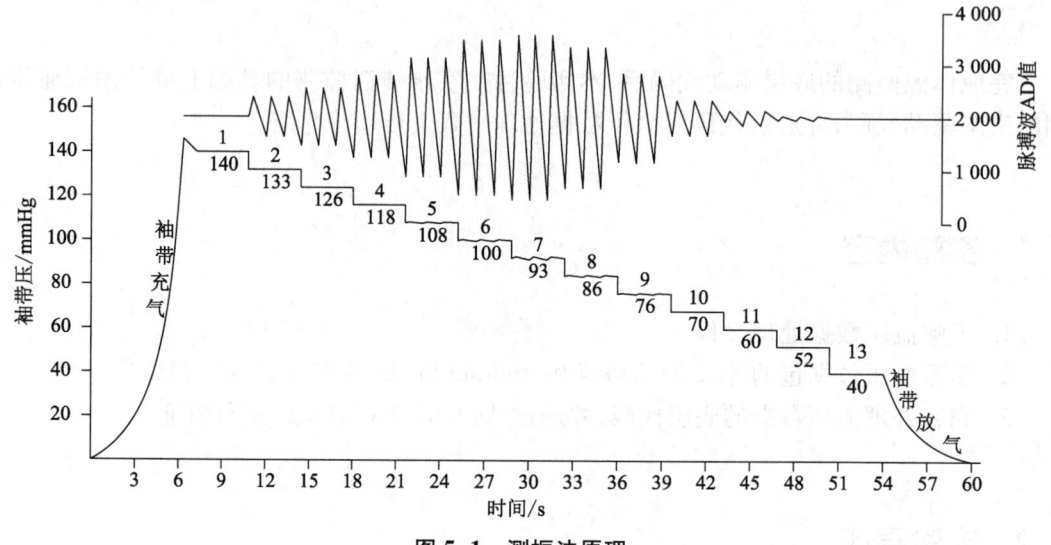

图 5-1　测振法原理

本实验通过袖带对人体的肱动脉加压和减压,再通过压力传感器,得到袖带压力和脉搏波幅度信息,将对压力的测量转换为对电学量的测量,然后在从机上对测量的电学量进行计算,获得最终的收缩压、平均压、舒张压和脉率。其中,模块 ID 为 0x14、二级 ID 为 0x80 的启动无创血压测量命令包是主机向从机发送的命令,以达到启动无创血压测量的目的;模块 ID 为 0x14、二级 ID 为 0x81 的无创血压停止测量命令包是主机向从机发送的命令,以达到停止无创血压测量的目的;模块 ID 为 0x14、二级 ID 为 0x02 的无创血压实时数据包是由从机向主机发送的袖带压等数据;模块 ID 为 0x14、二级 ID 为 0x03 的无创血压测量结束数据包是由从机向主机发送的无创血压测量结束信息;模块 ID 为 0x14、二级 ID 为 0x04 的无创血压测量结果 1 数据包是由从机向主机发送的收缩压、舒张压和平均压;模块 ID 为 0x14、二级 ID 为 0x05 的无创血压测量结果 2 数据包是由从机向主机发送的脉率,具体可参见附录 B。通过 Android 手机(主机)向人体生理参数监测系统(从机)发送启动和停止无创血压测量命令包,Android 手机在接收到人体生理参数监测系统发送的无创血压实时数据包、无创血压测量结束数据包、无创血压测量结果 1 数据包、无创血压测量结果 2 数据包后,通过 App 实时显示实时袖带压、收缩压、平均压、舒张压和脉率。

5.2.2　实验框图

1. 血压监测与显示设计框图

血压监测与显示的设计框图如图 5-2 所示。

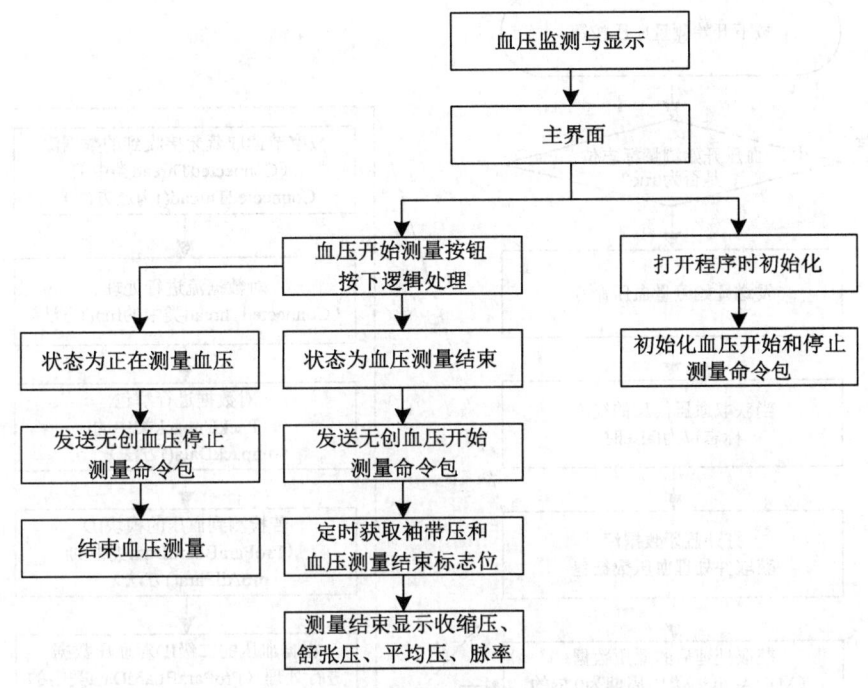

图 5-2 血压监测与显示实验设计框图

2. 血压数据处理流程

血压数据处理流程如图 5-3 所示。

5.2.3 基础知识点

1. Context

Context 表示上下文，在 Android Studio 中 Context 分为 Application Context、Activity Context 和 Service Context 三种。

Context 描述的是一个应用程序环境的信息，通过它可以获取应用程序的资源和类，以及一些应用级别操作，例如启动 Activity、发送广播和接收 Intent 信息等，Context 使用框架的说明代码如下：

```
Intent intent = new Intent(MainActivity.this, BluetoothListActivity.class);
startActivity(intent);    //使用 Activity 的 Context 启动 Activity

//使用 Activity 的 Context 实例化
BluetoothServicemChatService = new BluetoothService(this, mHandler);
```

2. 运算符

运算符可以分为六类，分别是赋值运算符、算术运算符、比较运算符、逻辑运算符、位运算符和三元运算符。

（1）赋值运算符

赋值运算符以符号"="表示，它对两个操作数作处理，因此属于二元运算符，其功能是

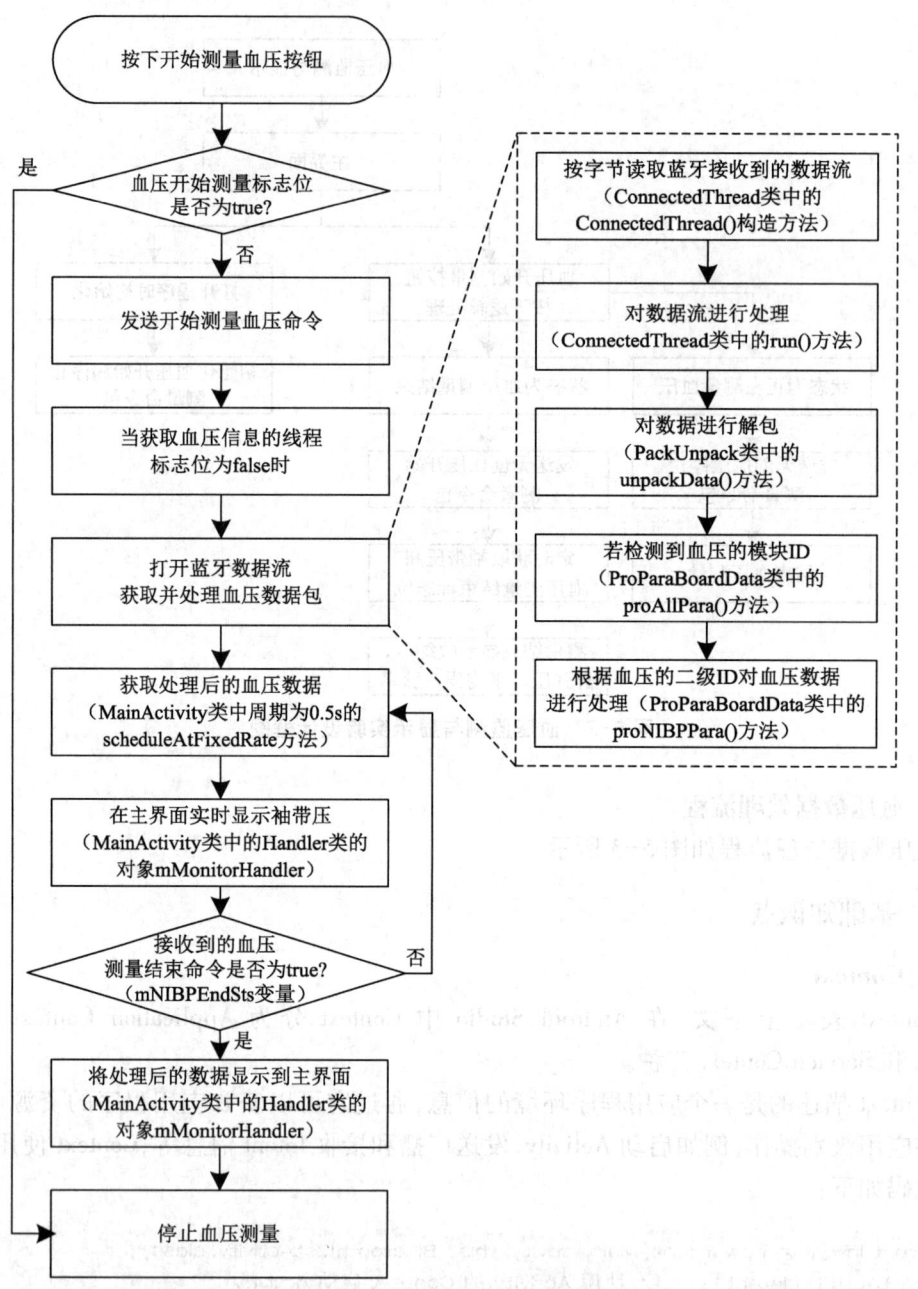

图 5-3 血压数据处理流程

将右边操作数赋值给左边。例如：

```
short heartRate = 60;
```

（2）算术运算符

算术运算符分为单目运算符和二元运算符，其中，单目运算符包括++和--，二元运算符包括+、-、*、/和%，算术运算符的格式及说明见表 5-1。

表 5-1 算术运算符格式及说明

运算符	格式	说明
+	A+B	加法,相加运算符两侧的值
-	A-B	减法,左操作数减去右操作数
*	A*B	乘法,相乘运算符两侧的值
/	A/B	除法,左操作数除以右操作数的商
%	A%B	取余,左操作数除以右操作数的余数
++	A++或++A	自增,操作数的值增加 1
--	A--或--A	自减,操作数的值减少 1

(3) 比较运算符

比较运算符用来比较两个操作数,因此,比较运算符属于二元运算符,比较运算符的结果是一个布尔型数,比较运算符的格式及说明见表 5-2。

表 5-2 比较运算符格式及说明

运算符	格式	说明
>	A>B	大于,比较左边操作数是否大于右边操作数,结果为 true 或 false
<	A<B	小于,比较左边操作数是否小于右边操作数,结果为 true 或 false
==	A==B	等于,比较左边操作数是否等于右边操作数,结果为 true 或 false
>=	A>=B	大于等于,比较左边操作数是否大于等于右边操作数,结果为 true 或 false
<=	A<=B	小于等于,比较左边操作数是否小于等于右边操作数,结果为 true 或 false
!=	A!=B	不等于,比较左边操作数是否不等于右边操作数,结果为 true 或 false

(4) 逻辑运算符

逻辑运算符分为单目运算符和二元运算符,其中,单目运算符只有!,二元运算符包括 && 和||,逻辑运算符的格式及说明见表 5-3。

表 5-3 逻辑运算符格式及说明

运算符	格式	说明
&&	A&&B	逻辑与,当且仅当两个操作数都为 true 时,结果才为 true
||	A||B	逻辑或,两个操作数中任一个为 true,结果即为 true
!	!A	逻辑非,用于反转操作数的逻辑状态,如果操作数为 true,则结果为 false

(5) 位运算符

位运算符主要针对二进制,它包括 &、|、^、~、<<、>>、>>>,位运算符如表 5-4 所示。

表 5-4 位运算符格式及说明

运算符	格式	说明
&	A&B	位与,将两个操作数转换为二进制,然后从高位开始按位进行与操作
|	A|B	位或,将两个操作数转换为二进制,然后从高位开始按位进行或操作

（续表）

运算符	格式	说明
^	A^B	位异或，将两个操作数转换为二进制，然后从高位开始按位进行异或操作
~	~A	位非，将操作数转换为二进制，然后从高位开始按位取反
<<	A<<n	左移，将左边操作数在内存中的二进制数左移右边操作数指定的位数，左边移空的位填0
>>	A>>n	右移，将左边操作数在内存中的二进制数右移右边操作数指定的位数，如果最高位是0，左边移空的位填0，如果最高位是1，左边移空的位填1
>>>	A>>>n	无符号右移，将左边操作数在内存中的二进制数右移右边操作数指定的位数，无论最高位是0还是1，左侧被移空的高位都填0

（6）三元运算符

三元运算符的调用格式如下：

条件式？值1：值2

三元运算符等价于 if … else …，例如：

boolean leadSts = adVal < 500 ? true : false;

与以下的 if … else … 语句等价：

```
boolean leadSts;
if ( adVal < 500 )
    leadSts = true;
else
    leadSts = false;
```

同类型的运算符有优先级顺序，不同类型的运算符之间也有相应的优先级顺序。一个表达式中既可以包括相同类型的运算符，也可以包括不同类型的运算符。当多种运算符出现在同一个表达式中时，应该先按照不同类型运算符间的优先级进行运算。通常运算符优先级由高到低的顺序依次是：算数运算符、比较运算符、逻辑运算符、赋值运算符。如果两个运算符有相同的优先级，那么左边的表达式要比右边的表达式先被处理。可以用括号改变优先级顺序，使得括号内的运算优先于括号外的运算，对于多重括号，总是由内到外强制表达式的某些部分优先运行，括号内的运算总是最优先计算。

运算符的优先级共分为15级，其中1级最高，15级最低，见表5-5。

表5-5 运算符的优先级

优先级	运算符	描述
1	.、()	点和括号
2	++、--	自增和自减
3	*、/、%	乘、除、取余

（续表）

优先级	运算符	描述
4	+、-	加、减
5	>>、<<、>>>	右移、左移、无符号右移
6	>、<、>=、<=	比较运算符
7	==、!=	等于、不等于
8	&	位与
9	^	位异或
10	|	位或
11	!	逻辑非
12	&&	逻辑与
13	||	逻辑或
14	?:	三目运算符
15	=	赋值运算符

5.2.4 重点掌握技能

1. Intent 的使用

Intent 中文翻译为"意图",在 Android Studio 中,它可用于开启新的 Activity,也可用于开启 Service 服务和发送广播消息。另外,Intent 可以用于不同组件之间的数据传递,是 Android 程序中各个组件进行交互的一种重要方式,其主要分为两种类型。

(1) 显式 Intent:如果 Intent 中明确包含了要启动的组件的完整类名(包名及类名),那么这个 Intent 就是显式的,使用显式 Intent 最典型的情形是在用户自己的 App 中启动一个组件。

(2) 隐式 Intent:如果 Intent 没有包含要启动的组件的完整类名,那么这个 Intent 就是隐式的。虽然隐式的 Intent 没有指定要启动的组件的类名,但是一般情况下,隐式的 Intent 都要指定需要执行的 action,一般隐式 Intent 用于想通过在其所在的 App 中使用它去启动另一个 App 的组件的情景,让另一个 App 的组件接收并处理该 Intent。

2. startActivityForResult()和 onActivityResult()

在主界面(主 Activity)通过 startActivityForResult()跳转至多个不同子 Activity,当子 Activity 的代码执行完毕后再次返回主界面,将子 Activity 中得到的数据显示在主界面或完成的数据交给主 Activity 处理。这种带数据的跳转需要使用 Activity 的 onActivityResult()方法。

在主 Activity 中重写 onActivityResult 方法,可以得到子 Activity 中传回的数据。其中,requestCode 用于与 startActivityForResult()方法中的 requestCode 值进行比较判断,以便确认返回的数据是从哪个子 Activity 返回的。resultCode 是由子 Activity 通过其 setResult()方法

返回。适用于多个子 Activity 都返回数据时,来标识到底是哪一个子 Activity 返回的值。Intent 对象带有返回的数据可以通过"data. getXxxExtra ( );"来获取指定数据类型的数据。Activity 的跳转和数据处理框架的说明代码如下:

```
if (! mBluetoothAdapter.isEnabled()) {
    Intent enableIntent = new Intent(
            BluetoothAdapter.ACTION_REQUEST_ENABLE);
    startActivityForResult(enableIntent, REQUEST_ENABLE_BT);   //传入请求码
}

@Override
public void onActivityResult(int requestCode, int resultCode, Intent data) {
    super.onActivityResult(requestCode, resultCode, data);
    switch (requestCode) {    //根据请求码标识哪个子 Activity 打开

    }
    switch (resultCode) {     //根据结果码标识哪个子 Activity 返回

    }
}
```

5.2.5　血压测量应用程序运行效果

在开始程序设计之前,先通过一个完成的 App 来了解血压监测欲实现的效果,将本书配套的资料包中的"03. Android 手机应用程序 apk\06. NIBPMonitor\"目录下的 NIBPMonitor. apk 安装在 Android 手机上,完成后打开软件单击右上角的"bt"按钮,选择并连接到人体生理参数监测系统硬件平台。然后将人体生理参数监测系统硬件平台设置为输出血压数据,单击"start"按钮开始监测,最后单击血压测量图标,即可看到动态变化的袖带压,以及最终的收缩压、舒张压、平均压和脉率,如图 5-4 所示。由于该血压测量 App 包含了体温监测与显示功能,因此,如果人体生理参数监测系统软件平台处于五参演示模式,读者就可以同时看到动态的体温和血压参数。

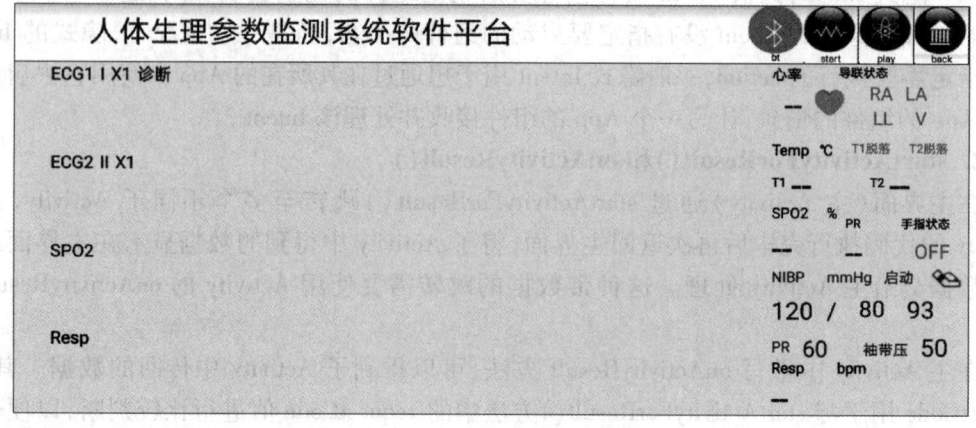

图 5-4　血压测量效果

5.3 实验步骤

1. 复制基准工程

将本书配套资料包中的"04. 例程资料\Material\06. NIBPMonitor\06. NIBPMonitor"文件夹复制到"D:\AndroidStudioTest\"目录下,然后在 Android Studio 中打开 NIBPMonitor 工程。实际上,NIBPMonitor 工程是上一章的实验工程,所以也可以基于上一章完成的 TempMonitor 工程开展本章实验。

2. 完善 ProParaBoardData.java 文件

(1) 在 ProParaBoardData.java 文件中,如程序清单 5-1 所示,添加了第 15 至 27 行代码。代码解释如下:

① 第 18 至 22 行代码:定义血压参数变量,分别表示袖带压、收缩压、舒张压、平均压和脉率。

② 第 27 行代码:定义血压测量结束标志位。

程序清单 5-1

```
1.  package com.leyutek.nibpmonitor.tool;
2.
3.  /**
4.   * @author SZLY(COPYRIGHT 2018 - 2020 SZLY. All rights reserved.)
5.   * @abstract 处理接收解包后的数据
6.   * @version V1.0.0
7.   * @date 2020/09/01
8.   */
9.  public class ProParaBoardData extends PackUnpack{
10.
11.     ...
12.     private boolean mTemp1Lead;
13.     private boolean mTemp2Lead;
14.
15.     /**
16.      * 血压参数 袖带压、收缩压、舒张压、平均压和脉率
17.      */
18.     private int mNIBPCuffPres;
19.     private int mNIBPSysPres;
20.     private int mNIBPDiaPres;
21.     private int mNIBPMapPres;
22.     private int mNIBPPulseRate;
23.
24.     /**
25.      * 血压测量结束标志位
26.      */
27.     private boolean mNIBPEnd;
```

```
28.
29.     ...
30. }
```

（2）在 ProParaBoardData.java 文件中，如程序清单 5-2 所示，添加第 10 至 16 行代码。在 ProParaBoardData() 构造方法中初始化程序清单 5-1 中定义的各个变量。

程序清单 5-2

```
1.  public class ProParaBoardData extends PackUnpack {
2.      ...
3.      public ProParaBoardData() {
4.          //体温参数初始化
5.          mTemp1 = 0;
6.          mTemp2 = 0;
7.          mTemp1Lead = false;
8.          mTemp2Lead = false;
9.
10.         //血压参数初始化
11.         mNIBPCuffPres = 0;
12.         mNIBPSysPres = 0;
13.         mNIBPDiaPres = 0;
14.         mNIBPMapPres = 0;
15.         mNIBPPulseRate = 0;
16.         mNIBPEnd = false;
17.     }
18.     ...
19. }
```

（3）在 ProParaBoardData.java 文件中，如程序清单 5-3 所示，添加了第 11 至 65 行代码。代码解释如下：

① 第 15 至 17 行代码：获取袖带压值。
② 第 23 至 25 行代码：获取收缩压值。
③ 第 31 至 33 行代码：获取舒张压值。
④ 第 39 至 41 行代码：获取平均压值。
⑤ 第 47 至 49 行代码：获取脉率值。
⑥ 第 55 至 57 行代码：获取血压测量结束标志位。
⑦ 第 63 至 65 行代码：设置血压测量结束标志位。

程序清单 5-3

```
1.  public class ProParaBoardData extends PackUnpack {
2.      ...
3.      public float getTemp1() {
4.          return (mTemp1);
5.      }
6.      ...
```

```
7.      public float getTemp2( ) {
8.          return (mTemp2);
9.      }
10.
11.     /**
12.      * @method 获取袖带压
13.      * @return 袖带压
14.      */
15.     public int getNIBPCuffPres( ) {
16.         return (mNIBPCuffPres);
17.     }
18.
19.     /**
20.      * @method 获取收缩压
21.      * @return 收缩压
22.      */
23.     public int getNIBPSysPres( ) {
24.         return (mNIBPSysPres);
25.     }
26.
27.     /**
28.      * @method 获取舒张压
29.      * @return 舒张压
30.      */
31.     public int getNIBPDiaPres( ) {
32.         return (mNIBPDiaPres);
33.     }
34.
35.     /**
36.      * @method 获取平均压
37.      * @return 平均压
38.      */
39.     public int getNIBPMapPres( ) {
40.         return (mNIBPMapPres);
41.     }
42.
43.     /**
44.      * @method 获取脉率
45.      * @return 脉率
46.      */
47.     public int getNIBPPulseRate( ) {
48.         return (mNIBPPulseRate);
49.     }
50.
51.     /**
52.      * @method 获取血压测量结束标志位
53.      * @return 血压测量结束标志位
54.      */
55.     public boolean isNIBPEnd( ) {
56.         return mNIBPEnd;
```

```
57.      }
58.
59.     /**
60.      * @method 设置血压测量标志位
61.      * @param isNIBPEnd 结束测量标志位
62.      */
63.     public void setIsNIBPEnd(boolean isNIBPEnd) {
64.         this.mNIBPEnd = isNIBPEnd;
65.     }
66.     ...
67. }
```

（4）在 ProParaBoardData.java 文件中，如程序清单 5-4 所示，添加第 7 至 68 行代码。代码解释如下：

① 第 11 至 13 行代码：根据 PCT 通信协议，处理已解包的袖带压数据包。
② 第 19 至 26 行代码：处理已解包的血压测量结束标志位。
③ 第 32 至 36 行代码：处理收缩压、舒张压、平均压。
④ 第 42 至 45 行代码：处理脉率。
⑤ 第 51 至 68 行代码：根据血压数据包的二级 ID，调用相对应的处理函数。

程序清单 5-4

```
1. public class ProParaBoardData extends PackUnpack {
2.     ...
3.     private void proTempData(int[] unpacked) {
4.         ...
5.     }
6.
7.     /**
8.      * @method 处理袖带压数据包
9.      * @param unpacked 已解包的袖带压数据包
10.     */
11.    private void proNIBPCuffPres(int[] unpacked) {
12.        mNIBPCuffPres = (unpacked[2] << 8) | unpacked[3];
13.    }
14.
15.    /**
16.     * @method 处理血压测量结束标志位
17.     * @param unpacked 血压测量结束包
18.     */
19.    private void proNIBPEnd(int[] unpacked) {
20.        int data;
21.        data = unpacked[3];
22.
23.        if (data != 0) {
24.            mNIBPEnd = true;
25.        }
26.    }
```

```
27.
28.     /**
29.      * @method 处理无创血压测量结果 1 包
30.      * @param unpacked 无创血压测量结果 1 包
31.      */
32.     private void proNIBPRslt1(int[] unpacked) {
33.         mNIBPSysPres = (unpacked[2] << 8) | unpacked[3];
34.         mNIBPDiaPres = (unpacked[4] << 8) | unpacked[5];
35.         mNIBPMapPres = (unpacked[6] << 8) | unpacked[7];
36.     }
37.
38.     /**
39.      * @method 处理无创血压测量结果 2 包
40.      * @param unpacked 无创血压测量结果 2 包
41.      */
42.     private void proNIBPRslt2(int[] unpacked) {
43.         mNIBPPulseRate = (unpacked[2] << 8) | unpacked[3];
44.         mNIBPEnd = true;
45.     }
46.
47.     /**
48.      * @method 根据血压二级 ID 处理血压数据
49.      * @param unpacked 已解包的血压数据包
50.      */
51.     private void proNIBPPara(int[] unpacked) {
52.         switch (unpacked[1]) {
53.             case DAT_NIBP_CUFPRE:
54.                 proNIBPCuffPres(unpacked);
55.                 break;
56.             case DAT_NIBP_END:
57.                 proNIBPEnd(unpacked);
58.                 break;
59.             case DAT_NIBP_RSLT1:
60.                 proNIBPRslt1(unpacked);
61.                 break;
62.             case DAT_NIBP_RSLT2:
63.                 proNIBPRslt2(unpacked);
64.                 break;
65.             default:
66.                 break;
67.         }
68.     }
69.     ...
70. }
```

（5）如程序清单 5-5 所示，在 proAllPara() 方法中添加第 10 至 12 行代码。判断数据包的模块 ID 是否为血压包(0x14)，调用血压二级 ID 处理数据函数。

程序清单 5-5

```
1.  public class ProParaBoardData extends PackUnpack {
2.      ...
3.      public void proAllPara(int[ ] unpacked) {
4.          int recModID = unpacked[0];
5.
6.          switch (recModID) {
7.              case MODULE_TEMP:
8.                  proTempData(unpacked);
9.                  break;
10.             case MODULE_NIBP:
11.                 proNIBPPara(unpacked);
12.                 break;
13.             default:
14.                 break;
15.         }
16.     }
17. }
```

3. 完善 strings.xml 文件

如程序清单 5-6 所示，在原有的 strings.xml 文件基础上，添加第 6 至 8 行代码，定义工程界面布局所用到的血压字符串常量。为了减小 Android 应用的体积，降低数据的冗余，将应用中使用的文字定义在 strings.xml 中，在每次使用到的地方通过 Resources 类引用该文字。

程序清单 5-6

```
1.  <resources>
2.      <string name="app_name">NIBPMonitor</string>
3.      ...
4.      <string name="temp_lead2_on">T2 导联</string>
5.      <string name="temp_lead2_off">T2 脱落</string>
6.      <string name="nbp_start_mea">启动</string>
7.      <string name="nbp_cuff_pressure">袖带压</string>
8.      <string name="none_string">--</string>
9.  </resources>
```

4. 完善 MainActivity.java 文件

（1）添加控件定义。如程序清单 5-7 所示，在 MainActivity.java 中添加程序清单 5-7 第 7 至 12 行代码。代码解释如下：

① 第 7 至 11 行代码：定义文本控件，用来显示血压参数。

② 第 12 行代码：定义开始或结束测量血压按钮。

程序清单 5-7

```
1.  public class MainActivity extends Activity {
2.      public static final String DEVICE_NAME = "device_name";
```

```
3.    ...
4.    private TextView mT1LeadTextView;
5.    private TextView mT2LeadTextView;
6.
7.    private TextView mNIBPPRText;
8.    private TextView mNIBPCPText;
9.    private TextView mNIBPSysPresText;
10.   private TextView mNIBPDiaPresText;
11.   private TextView mNIBPMapPresText;
12.   private Button mNIBPStartButton;
13.
14.   private BluetoothService mChatService;
15.   private BluetoothAdapter mBluetoothAdapter;
16.   ...
17. }
```

（2）添加血压参数变量定义。如程序清单 5-8 所示，MainActivity.java 文件中添加了第 11 至 29 行代码。代码添加后，"PackUnpack"呈红色，使用组合键 Alt+Enter，"import com.leyutek.nibpmonitor.tool.PackUnpack;"将自动添加到 MainActivity.java 文件中。代码解释如下：

① 第 14 至 18 行代码：定义血压参数变量，分别是袖带压、脉率、收缩压、舒张压和平均压。

② 第 20 至 22 行代码：定义获取血压参数的线程标志位，血压开始测量标志位，血压结束测量标志位，并均初始化为"false"。

③ 第 27 至 29 行代码：定义血压开始测量和停止测量命令包，定义打包解包类变量。

程序清单 5-8

```
1. public class MainActivity extends Activity {
2.    ...
3.    /**
4.     *体温数据参数
5.     */
6.    private float mTemp1Data;
7.    private float mTemp2Data;
8.    private boolean mTemp1Lead = false;
9.    private boolean mTemp2Lead = false;
10.
11.   /**
12.    *血压数据参数
13.    */
14.   private int mNIBPCuffPres;
15.   private int mNIBPPulseRate;
16.   private int mNIBPSysPres;
17.   private int mNIBPDiaPres;
18.   private int mNIBPMapPres;
19.
```

```
20.     private boolean mNIBPRun = false;
21.     private boolean mNIBPStartMeas = false;
22.     private boolean mNIBPEndSts = false;
23.
24.     /**
25.      * 血压开始测量和停止测量命令包
26.      */
27.     private byte[] mNIBPStartCmd;
28.     private byte[] mNIBPStopCmd;
29.     private PackUnpack mPackUnpack;
30.
31.     /**
32.      * 建立线程池,核心任务 7 个
33.      */
34.     private ScheduledExecutorService mExecutorService = new ScheduledThreadPoolExecutor(7);
35.     ...
36. }
```

(3) 添加 initNIBPCmd() 方法实现。如程序清单 5-9 所示,在 MainActivity.java 文件中添加了第 7 至 38 行代码。代码解释如下:

① 第 11 至 13 行代码:定义一个长度为 10 的数组,参考附录 B 表 B-20 得知血压开始测量命令包的模块 ID 为 0x14,二级 ID 为 0x80。初始化 cmdBuffer[0] 为 0x14,cmdBuffer[1] 为 0x80。

② 第 15 至 21 行代码:使用打包函数 packData() 打包 cmdBuffer,将 cmdBuffer 转化为 byte 型数据再存储到 mNIBPStartCmd 中。

③ 第 23 至 33 行代码:参考附录 B 表 B-20 得知血压停止测量命令包的模块 ID 为 0x14,二级 ID 为 0x81。同理使用打包函数 packData() 打包 cmdBuffer,并将 cmdBuffer 转化为 byte 型数据再存储到 mNIBPStopCmd 中。

程序清单 5-9

```
1.  public class MainActivity extends Activity {
2.      ...
3.      Private class BlueToothHandler extends Handler{
4.          ...
5.      }
6.
7.      /**
8.       * @method 初始化血压开始、停止测量命令包
9.       */
10.     private void initNIBPCmd(){
11.         int[] cmdBuffer = new int[10];
12.         cmdBuffer[0] = 0x14;
13.         cmdBuffer[1] = 0x80;
14.
15.         try {
16.             mPackUnpack.packData(cmdBuffer);
```

```
17.            mNIBPStartCmd = new byte[cmdBuffer.length];
18.
19.            for (int i = 0; i < cmdBuffer.length; i++) {
20.                mNIBPStartCmd[i] = (byte)cmdBuffer[i];
21.            }
22.
23.            cmdBuffer = new int[10];
24.            cmdBuffer[0] = 0x14;
25.            cmdBuffer[1] = 0x81;
26.
27.            mPackUnpack.packData(cmdBuffer);
28.
29.            mNIBPStopCmd = new byte[cmdBuffer.length];
30.
31.            for (int i = 0; i < cmdBuffer.length; i++) {
32.                mNIBPStopCmd[i] = (byte)cmdBuffer[i];
33.            }
34.        } catch (Exception e) {
35.            Log.e(TAG, "packSuccess: ", e);
36.        }
37.    }
38.
39.    protected void onCreate(Bundle savedInstanceState) {
40.        super.onCreate(savedInstanceState);
41.        ...
42.    }
43.    ...
44. }
```

（4）添加控件绑定和类的实例化。如程序清单 5-10 所示，在 MainActivity.jave 文件的 onCreate()方法中添加第 13 至 18 行代码，绑定血压的显示控件。

程序清单 5-10

```
1.  /**
2.   * @method onCreate 方法
3.   * @param savedInstanceState 用户按到 Home 键，退出界面，使用
4.   * Bundle savedInstanceState 就可以用户再次打开应用的时候恢复的原来的状态。
5.   */
6.  @Override
7.  protected void onCreate(Bundle savedInstanceState) {
8.      super.onCreate(savedInstanceState);
9.      ...
10.     mT1LeadTextView = (TextView) findViewById(R.id.text_temp1_lead);
11.     mT2LeadTextView = (TextView) findViewById(R.id.text_temp2_lead);
12.
13.     mNIBPStartButton = findViewById(R.id.btn_nibp_start);
14.     mNIBPSysPresText = findViewById(R.id.text_sys);
15.     mNIBPMapPresText = findViewById(R.id.text_map);
16.     mNIBPDiaPresText = findViewById(R.id.text_dia);
```

```
17.    mNIBPCPText = findViewById( R.id.text_cp );
18.    mNIBPPRText = findViewById( R.id.text_nibp_pr );
19.
20.    sContext = getApplicationContext( );
21.    ...
22. }
```

如程序清单 5-11 所示,在 OnCreatel( )方法中添加第 8 行代码,实例化打包解包类。

程序清单 5-11

```
1. protected void onCreate( Bundle savedInstanceState) {
2.     super.onCreate( savedInstanceState );
3.     ...
4.     if ( mBluetoothAdapter == null ) {
5.     ...
6.     }
7.
8.     mPackUnpack = new PackUnpack( );
9.
10.    //开启蓝牙按钮的监听函数
11.    startBluetoothButton.setOnClickListener( new View.OnClickListener( ) {
12.        ...
13.        }
14.    });
15. }
```

(5)添加 initNIBPCmd( )方法调用。如程序清单 5-12 所示,在 OnCreatel( )方法中添加第 5 行代码,用于初始化血压开始测量和停止测量命令包。

程序清单 5-12

```
1. protected void onCreate( Bundle savedInstanceState) {
2.     super.onCreate( savedInstanceState );
3.     ...
4.     mPackUnpack = new PackUnpack( );
5.     initNIBPCmd( );//初始化血压开始、停止测量命令包
6.
7.     //开启蓝牙按钮的监听函数
8.     startBluetoothButton.setOnClickListener( new View.OnClickListener( ) {
9.         ...
10.    });
11. }
```

(6)添加开始测量血压按键的监听方法。如程序清单 5-13 所示,在 OnCreatel( )方法中添加第 9 至 49 行代码。代码解释如下:

① 第 10 行代码:开始测量血压按钮的监听函数。

② 第 14 至 17 行代码:每次单击血压测量按钮时,将血压参数显示为"--"。

③ 第 20 至 22 行代码：每次单击血压测量按钮后，需在开始测量与停止测量之间进行状态切换，而状态切换的依据是 mNIBPStartMeas 这个标志位的判断结果。若判断出当前的状态不是正在测量血压，则单击血压测量按钮后开始测量血压，向下位机发送血压启动测量命令。

④ 第 24 至 40 行代码：若为首次单击血压测量按钮，则为开始测量状态。需定义一个线程每 500 ms 获取袖带压、脉率、收缩压、舒张压、平均压和结束测量标志位信息，并发送消息更新显示，最后设置线程标志位为"true"，再次单击测量血压按钮不会再定义线程。

⑤ 第 41 行代码：设置血压测量标志位为"true"，证明正在测量血压，此状态下单击血压测量按钮将执行停止血压测量动作。

⑥ 第 44 至 46 行代码：设置血压测量标志位为"false"，向下位机发送停止测量血压命令。

程序清单 5-13

```
1.  protected void onCreate( Bundle savedInstanceState) {
2.      super.onCreate( savedInstanceState);
3.      ...
4.      //开始按钮的监听函数
5.      mStartButton.setOnClickListener( new View.OnClickListener() {
6.          ...
7.      });
8.
9.      //开始测量血压按钮的监听函数
10.     mNIBPStartButton.setOnClickListener( new View.OnClickListener() {
11.         @Override
12.         public void onClick( View v) {
13.             //开始和停止测量都要让血压参数显示为"--"
14.             mNIBPPRText.setText("--");
15.             mNIBPSysPresText.setText("--");
16.             mNIBPMapPresText.setText("--");
17.             mNIBPDiaPresText.setText("--");
18.
19.             //标志位为开始测量
20.             if(! mNIBPStartMeas) {
21.                 //发送血压测量命令
22.                 mChatService.write( mNIBPStartCmd);
23.                 //这个任务只开启 1 次
24.                 if(! mNIBPRun) {
25.                     mChatService.setStatus( true);
26.                     //500ms 任务:获取血压信息
27.                     mExecutorService.scheduleAtFixedRate( new Runnable() {
28.                         @Override
29.                         public void run() {
30.                             mNIBPCuffPres = mChatService.proParaBoardData.getNIBPCuffPres();
31.                             mNIBPPulseRate = mChatService.proParaBoardData.getNIBPPulseRate();
32.                             mNIBPSysPres = mChatService.proParaBoardData.getNIBPSysPres();
33.                             mNIBPDiaPres = mChatService.proParaBoardData.getNIBPDiaPres();
34.                             mNIBPMapPres = mChatService.proParaBoardData.getNIBPMapPres();
35.                             mNIBPEndSts = mChatService.proParaBoardData.isNIBPEnd();
36.                             mMonitorHandler.sendEmptyMessage(2);
```

```
37.                    }
38.                }, 0, 500, TimeUnit.MILLISECONDS);
39.                mNIBPRun = true;
40.            }
41.            mNIBPStartMeas = true;
42.        } else {
43.            //停止测量
44.            mNIBPStartMeas = false;
45.            //发送血压停止测量命令
46.            mChatService.write(mNIBPStopCmd);
47.        }
48.    }
49. });
50.
51. //处理实时数据消息
52. mMonitorHandler = new Handler() {
53.     ...
54. };
55. }
```

（7）添加血压参数显示。如程序清单 5-14 所示，在 mMonitorHandler 内添加第 13 至 27 行代码。代码解释如下：

① 第 16 行代码：实时显示袖带压的值。
② 第 18 行代码：判断血压测量是否结束，结束才显示收缩压和脉率等信息。
③ 第 19 至 22 行代码：显示血压参数的测量值。
④ 第 23 至 25 行代码：血压测量结束标志位设为"false"，开始血压测量标志位设为"false"。

程序清单 5-14

```
1. protected void onCreate(Bundle savedInstanceState) {
2.     super.onCreate(savedInstanceState);
3.     ...
4.     //处理实时数据消息
5.     mMonitorHandler = new Handler() {
6.         @Override
7.         public void handleMessage(Message msg) {
8.             super.handleMessage(msg);
9.             switch (msg.what) {
10.                case 1:
11.                    ...
12.                    break;
13.                //处理血压数据
14.                case 2:
15.                    //袖带压实时显示
16.                    mNIBPCPText.setText(String.valueOf(mNIBPCuffPres));
17.                    //测量结束后才显示收缩压和脉率等信息
18.                    if(mNIBPEndSts){
19.                        mNIBPSysPresText.setText(String.valueOf(mNIBPSysPres));
```

```
20.                     mNIBPMapPresText.setText(String.valueOf(mNIBPMapPres));
21.                     mNIBPDiaPresText.setText(String.valueOf(mNIBPDiaPres));
22.                     mNIBPPRText.setText(String.valueOf(mNIBPPulseRate));
23.                     mChatService.proParaBoardData.setIsNIBPEnd(false);
24.                     mNIBPStartMeas = false;
25.                     mNIBPEndSts = false;
26.                 }
27.                 break;
28.             default:
29.                 break;
30.         }
31.     }
32.  };
33.  ...
34. }
```

（8）添加完所有代码后编译工程，将 apk 下载到手机上，验证运行效果是否与 5.2.5 节一致。

实战演练

基于对前面学习的知识和对本章代码的理解，以及项目 3 完成的独立测量血压程序，设计一个只监测和显示血压参数的应用。

思考练习

1. 成人正常收缩压和舒张压范围是多少？新生儿正常收缩压和舒张压范围是多少？
2. 测量血压主要有哪几种方法？
3. 完整的无创血压开始测量命令包和无创血压停止测量命令包包含什么内容？

项目 6

呼吸监测与显示实验

完成血压监测的底层驱动代码后,本实验将在实现体温与血压监测的基础上继续添加呼吸监测的底层驱动代码,并通过代码对呼吸数据处理过程进行详细介绍。

6.1 实验内容

1. 了解呼吸数据处理过程。
2. 学习呼吸数据包的 PCT 通信协议和 Android Studio 中的部分函数和命令,并学习如何通过 Android Studio 画呼吸波形图。
3. 完善处理呼吸数据的底层代码,并通过 Android 手机进行验证。

6.2 实验原理

6.2.1 呼吸测量原理

呼吸是人体吸入氧气呼出二氧化碳,调节酸碱平衡的一个新陈代谢过程,这个过程通过呼吸系统完成。呼吸系统由肺、呼吸肌(尤其是膈肌和肋间肌),以及将气体带入和带出肺的器官组成。呼吸监测技术主要监测肺部的气体交换状态或呼吸肌的效率。典型的呼吸监护参数包括呼吸率、呼气末二氧化碳分压、呼气容量及气道压力。

呼吸监护仪多以风叶作为监控呼吸容量的传感器,呼吸气流推动风叶转动,用红外线发射和接收元件探测风叶转速,经电子系统处理后显示潮气量和每分钟通气量。气道压力检测利用放置在气道中的压电传感器检测。这些检测需要在病人通过呼吸管道进行呼吸时才能测得。呼气末二氧化碳分压的监护也需要在呼吸管道中进行,而呼吸率的监护不受此限制。

对呼吸率的测量一般并不需要测量其全部参数,只要求测量呼吸频率。呼吸频率指单位时间内呼吸的次数,单位为次/min。平静呼吸时,新生儿 35~45 次/min,成人 12~18 次/min。呼吸率的监护主要有热敏式和阻抗式两种测量方法。

热敏式呼吸测量是将热敏电阻放在鼻孔处,呼吸气流与热敏电阻发生热交换,会改变热敏电阻的阻值。当鼻孔气流周期性地流过热敏电阻时,热敏电阻值也周期性地改变。根据这个原理,将热敏电阻接在惠斯通电桥的一个桥臂上,就可以得到周期性变化的电压信号,电压周期就是呼吸周期。因此,经过放大处理后就可以得到呼吸率。

阻抗式呼吸测量是目前呼吸设备中应用最为常见的一种方法。它主要利用人体某部分阻抗的变化来进行某些参数的测量,以此帮助监护及诊断。由于该方法具有无创、安全、简单、廉价且不会对病人产生任何副作用等优点,故得到广泛的应用与发展。

本实验采用阻抗式呼吸测量,实现一定范围内对呼吸率的精确测量以及呼吸波的实时监测。其中,模块 ID 为 0x11、二级 ID 为 0x02 的呼吸波形数据包是由从机向主机发送的呼吸波形,模块 ID 为 0x11、二级 ID 为 0x03 的呼吸率数据包是由从机向主机发送的呼吸率,具体可参见附录 B。Android 手机(主机)在接收到人体生理参数监测系统硬件平台(从机)发送的呼吸波形数据包和呼吸率数据后,通过 App 实时显示呼吸波形和呼吸率。

6.2.2 实验框图

1. 呼吸监测与显示设计框图

呼吸监测与显示的设计框图如图 6-1 所示。

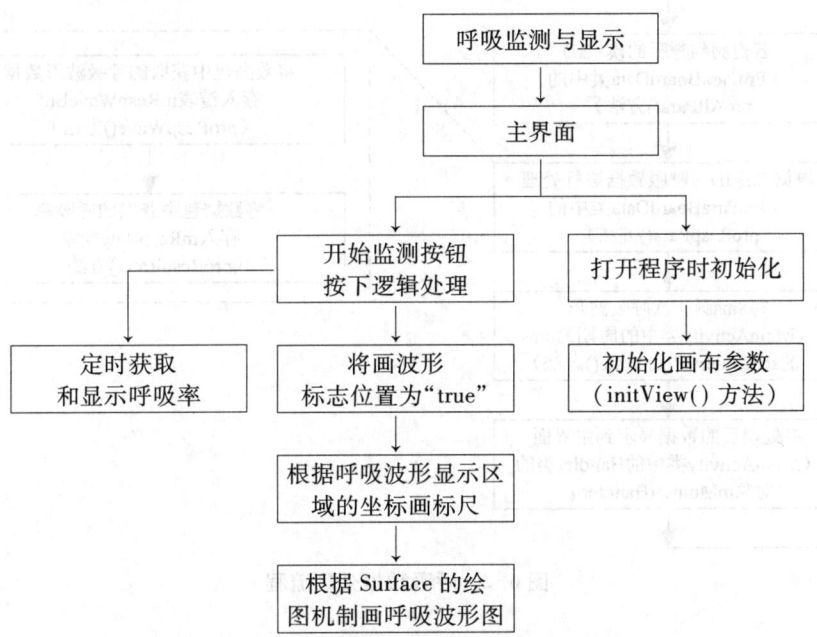

图 6-1 呼吸监测与显示实验设计框图

2. 呼吸数据处理流程

呼吸数据处理流程如图 6-2 所示。

6.2.3 基础知识点

1. LinkedList

LinkedList 是一种基于双向链表实现的有序序列,可以在任何位置进行高效的插入和移除操作。使用方法包括:

(1) List.poll():获取并移除队列头部元素,如果队列为空,返回 null。

(2) List.offer(E e):将对象 e 插入队列尾部,成功则返回 true,失败(没有空间)则返回 false。

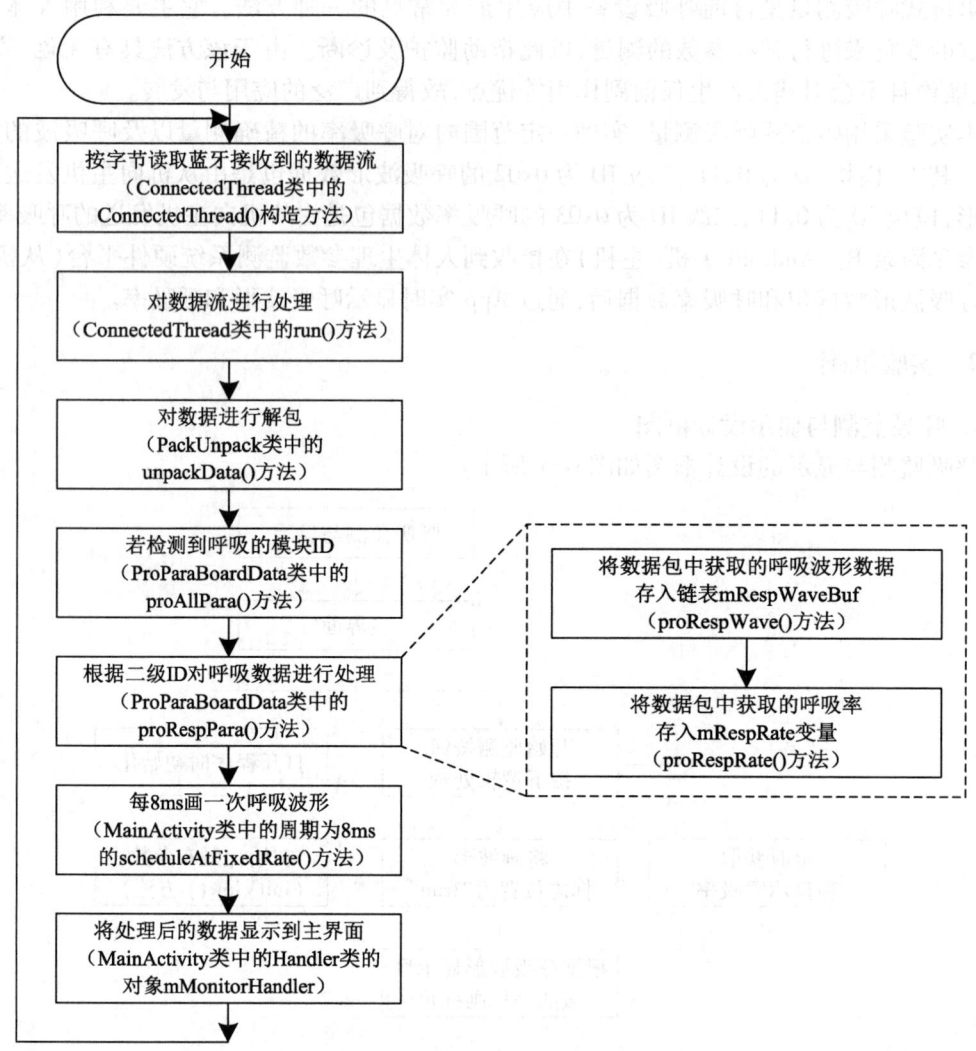

图 6-2 呼吸数据处理流程

（3）List.clear()：将队列元素全部清空。

LinkedList 的使用示例如下：

```
//定义 Integer 类的 LinkedList 对象
private final LinkedList<Integer> respWaveBuf = new LinkedList<>();
if (! respWaveBuf.isEmpty()) {
    return (respWaveBuf.poll());    //获取并移除呼吸缓冲区头部元素
}
respWaveBuf.offer(respData);        //将呼吸波形插入呼吸缓冲区尾部
```

2. LinkedList 与 ArrayList 的区别

LinkedList 与 ArrayList 在性能上各有优缺点，都有各自适用的场景，总结如下：

（1）ArrayList 实现基于数组的数据结构；LinkedList 实现基于链表的数据结构。

（2）ArrayList 的增、删效率低，但是改、查效率高；LinkedList 则相反，增、删只需要修改链表节点指针，所以效率较高。而改、查都需要先定位到目标节点，所以效率较低。

3. 常用绘图类

Android 中常用的绘图类见表 6-1。

表 6-1　常用绘图类

类名	说明
Paint	画笔类，用于描述绘制图形的颜色和样式
Canvas	画布类，用于显示绘制的各类图形
Path	路径类，用于绘制路径
Bitmap	位图类，用于获取图像文件的信息，对图像进行修改

4. View 与 SurfaceView 的区别

SurfaceView 是在一个新起的子线程中重新绘制画面，而 View 必须在 UI 的主线程中更新画面。在 UI 的主线程中如果更新画面的时间过长，那么 UI 的主线程会被正在画的函数阻塞，将无法响应按键、触屏等消息。View 与 SurfaceView 的区别见表 6-2。

表 6-2　View 与 SurfaceView 的区别

View	SurfaceView
适用于主动更新的情况	适用于被动更新的情况，如频繁刷新界面
View 必须在 UI 主线程中更新	SurfaceView 开启一个子线程来对界面进行刷新
绘图时没有实现双缓冲机制	在底层机制中就实现了双缓冲机制

5. SurfaceView 的双缓冲和清屏

双缓冲的意思是指在内存区域里有一个缓冲区域与界面图片对应，当界面发生变化时，先在该缓冲区域中绘制界面内容，然后一次性地显示出来，这样既没有闪烁感，显示效率也更高。

SurfaceView 有两个缓冲，一个是 front buffer，另一个是 back buffer，二者是交替显示到界面上的，即若当前看到的是 front buffer 的内容，如果此时界面发生变化，那么 back buffer 就会在原来的基础上绘制内容，然后与 front buffer 交换位置；由于存在两个 buffer，如果每次都把所有内容重新绘制一遍是不会有什么问题的，但如果每次绘制的内容都只是一部分，那么每次就会一部分、一部分地交替显示，所以建议每次绘制之前先清屏再全部重新绘制。

本实验使用 SufaceView 绘制波形，并不是锁住整个画布区域，而是仅锁住一小部分区域，因为 SurfaceView 第一帧和第二帧是全屏更新的，而不仅仅是锁住的那一小部分区域，所以在第一帧、第二帧不要画波形或标尺。

6.2.4 重点掌握技能

1. Paint 类的使用

Paint 类，即画笔类，主要用于设置图形的颜色、绘制效果、透明度和填充效果等。使用

该类前需要创建相应的对象,如:

```
Paint mPaint = new Paint();
```

创建完 Paint 类的对象之后,就可以通过该对象调用类中的方法对绘图进行设置。Paint 类的常用方法及说明见表 6-3。

表 6-3 Panit 类常用方法及说明

方法	说明
setARPG(int a, int r, int g, int b)	用于设置颜色,参数分别对应:a-透明度、r-红色色值、g-绿色色值、b-绿色色值,参数值范围为 0~255
setColor(int color)	用于设置颜色,可以调用 Color 类中的颜色常量来指定颜色,也可以调用用户自定义的颜色来指定颜色
setAlpha(int a)	用于设置透明度,参数值的范围为 0~255
setStrokeWidth(float width)	用于设置笔触的宽度
setTextSize(float textSize)	设置绘制文本的文字大小

Paint 类常用方法示例用法如下:

```
Paint mPaint = new Paint();
mPaint.setARPG(255,255,255,255);    //直接设置画笔的颜色和透明度
mPaint.setColor(Color.RED);         //调用 Color 类中的红色色值来指定画笔颜色
mPaint.setColor(ContextCompat.getColor(this, R.color.color_blue));   //调用自定义的颜色
                                                                      来指定画笔颜色
mPaint.setAlpha(255);               //设置画笔透明度
mPaint.setStrokeWidth(3);           //设置画笔的笔触宽度
mPaint.setTextSize(30);             //设置绘制文本的文字大小
```

2. SurfaceView 的使用

SurfaceView 是视图(View)的子类,该视图里内嵌了一个专门用来绘制的 Surface。可以通过 SurfaceHolder 接口访问这个 Surface,该接口包含了 SurfaceView 中 Surface 的创建、变化和销毁时的回调方法,使用到的绘图方法为 LockCanvas() 和 unLockCanvasAndPost()。

Surface、SurfaceView 和 SurfaceHolder 三者之间的关系实质上就是 MVC(Model-View-Controller),SurfaceModel 是 Model(数据模型),SurfaceView 是 View(视图),SurfaceHolder 可以理解为 Controller(控制器)。

SurfaceView 的核心在于开启一个子线程来对界面进行刷新,另一个子线程独立地在 Surface 上绘制,当绘制的内容需要展示到主窗口时,将发送一个消息给主线程进行展示,而且实现双缓冲机制。

SurfaceView 的使用包含三个步骤:

(1)获取到 SurfaceView 对应的 SurfaceHolder,然后给 SurfaceHolder 添加一个 SurfaceHolder.callback 对象,里面包含 Surface 创建、更改、销毁时的回调方法。

(2)创建绘制子线程对象。

（3）在绘制子线程中,开始在 Surface 上绘制图形。因为 SurfaceView 没有对用户暴露 Surface,而只是暴露了接口 SurfaceHolder,所以使用 SurfaceHolder 的 lockCanvas( )方法获取 Surface 上指定区域的 Canvas（画布）,在该 Canvas 上绘制图形,绘制结束后,使用 SurfaceHolder 的 unlockCanvasAndPost( )方法解锁 Canvas,并且让 UI 线程把 Surface 上的东西绘制到主窗口。SurfaceView 的使用框架的说明代码如下：

```
SurfaceView surfaceView = findViewById(R.id.sfv_wave_layout);  //创建 SurfaceView 对象
SurfaceHolder mSurfaceHolder = surfaceView.getHolder();         //初始化 SurfaceHolder
//注册 SurfaceHolder 的回调方法
mSurfaceHolder.addCallback(new SurfaceHolder.Callback() {
    @Override
    public void surfaceCreated(SurfaceHolder holder) {
        //当 Surface 第一次创建后会立即调用该方法
        //可以在该方法中做些和绘制界面相关的初始化工作,但不要在这个方法中绘制 Surface
    }

    @Override
    public void surfaceChanged(SurfaceHolder holder, int format, int width, int height) {
        //当 Surface 的状态(大小和格式)发生变化的时候会调用该方法
        //比如横竖屏切换,在 surfaceCreated 调用后该方法至少会被调用一次
    }

    @Override
    public void surfaceDestroyed(SurfaceHolder holder) {
        //当 Surface 被摧毁前会调用该方法,该方法被调用后就不能继续使用 Surface 了
        //一般在该方法中来清理使用的资源,比如停止子线程绘制 Surface
    }
});

mExecutorService.scheduleAtFixedRate(new Runnable() {       //子线程内画波形
    @Override
    public void run() {
        Canvas canvas = holder.lockCanvas(Rect);            //锁住该区域画布
        if (canvas == null) {
            return;
        }
        Canvas.drawLine();                                  //绘制
        holder.unlockCanvasAndPost(canvas);                 //释放画布,更新显示
    }
}, 0, 8, TimeUnit.MILLISECONDS);
```

6.2.5 呼吸监测与显示应用程序运行效果

在开始程序设计前,先通过一个完成的 App 了解想要实现的呼吸监测的效果。将本书配套资料包中的 "03. Android 手机应用程序 apk\07. RespMonitor\" 目录下的 RespMonitor.apk 安装在 Android 手机上。完成后打开软件,单击右上角的 "bt" 按钮,选择并连接到人体生理参数监测系统硬件平台。然后将人体生理参数监测系统硬件平台设置为输出呼吸数据,单击 "start" 按钮开始监测,即可看到动态显示的呼吸波形以及呼吸率,如图 6-3 所示。

由于呼吸监测与显示应用程序中包含了体温监测与显示功能，因此，当人体生理参数监测系统硬件平台处于五参演示模式时，可以同时看到动态的体温、血压和呼吸参数。

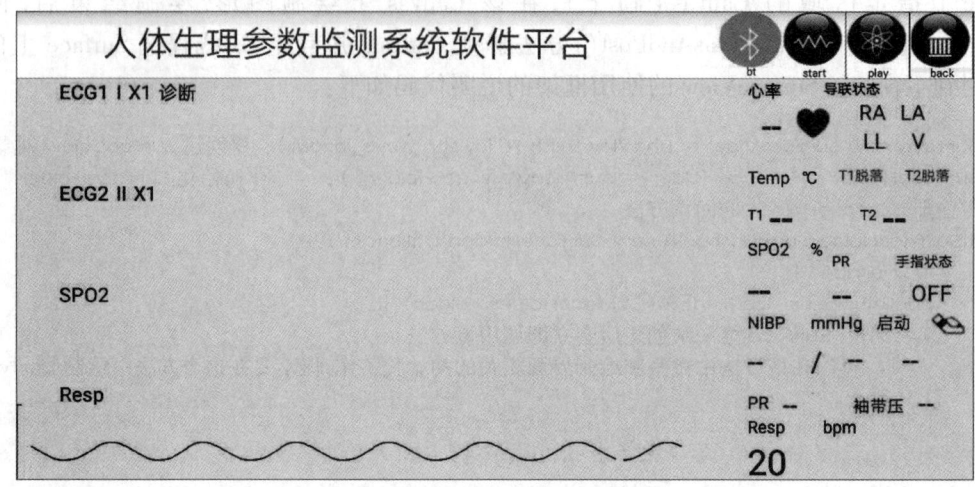

图 6-3　呼吸监测与显示效果

6.3　实验步骤

1. 复制基准工程

首先，将本书配套资料包中的"04. 例程资料\Material\07. RespMonitor\07. RespMonitor"文件夹复制到"D:\AndroidStudioTest"目录下，然后在 Android Studio 中打开 RespMonitor 工程。实际上，RespMonitor 工程是上一实验工程，所以也可以基于上一项目完成的 NIBPMonitor 工程开展本实验。

2. 完善 ProParaBoardData. java 文件

（1）在 ProParaBoardData. java 文件中，如程序清单 6-1 所示，添加第 14 至 18 行代码。代码添加后，"LinkedList"呈红色，使用组合键 Alt+Enter，"import Java. util. LinkedList；"会自动添加到 ProParaBoardData. java 文件中。代码解释如下：

① 第 17 行代码：定义一个呼吸率变量 mRespRate。

② 第 18 行代码：定义一个呼吸波形数据缓存区 mRespWaveBuf，可用于存储或提取呼吸波形数据。

程序清单 6-1

```
1. /**
2.  * @author SZLY( COPYRIGHT 2018 - 2020 SZLY. All rights reserved. )
3.  * @abstract 处理接收解包后的数据
4.  * @version V1. 0. 0
5.  * @date 2020/09/01
6.  */
```

```
7.  public class ProParaBoardData extends PackUnpack{
8.      ...
9.      /**
10.      * 血压测量结束标志位
11.      */
12.     private boolean mNIBPEnd;
13.
14.     /**
15.      * 呼吸参数 呼吸率和呼吸波形
16.      */
17.     private int mRespRate;
18.     private final LinkedList<Integer> mRespWaveBuf = new LinkedList<>();
19.     ...
20. }
```

（2）如程序清单6-2所示,添加第13至14行代码。将呼吸率变量mRespRate初始化为0。

程序清单6-2

```
1.  public class ProParaBoardData extends PackUnpack{
2.      ...
3.      public ProParaBoardData(){
4.          ...
5.          //血压参数初始化
6.          mNIBPCuffPres = 0;
7.          mNIBPSysPres = 0;
8.          mNIBPDiaPres = 0;
9.          mNIBPMapPres = 0;
10.         mNIBPPulseRate = 0;
11.         mNIBPEnd = false;
12.
13.         //呼吸参数初始化
14.         mRespRate = 0;
15.     }
16.     ...
17. }
```

（3）如程序清单6-3所示,添加了第7至35行代码。代码解释如下:

① 第11至13行代码:定义获取呼吸率方法。

② 第19至21行代码:定义获取呼吸波形缓存区大小的方法。

③ 第23至35行代码:定义获取呼吸波形数据的方法。synchronized()为同步锁,可以使每个线程依次排队操作共享变量,即在获取波形时不能往缓冲区里存储波形。如果缓冲区不为空则返回呼吸波形数据,为空则返回0,防止出现线程不安全的情况。mRespWaveBuf.poll()将呼吸缓冲区头部数据取出并移出缓冲区。

程序清单 6-3

```
1.  public class ProParaBoardData extends PackUnpack {
2.      ...
3.      public void setIsNIBPEnd(boolean isNIBPEnd) {
4.          this.mNIBPEnd = isNIBPEnd;
5.      }
6.
7.      /**
8.       * @method 获取呼吸率
9.       * @return 呼吸率
10.      */
11.     public int getRespRate() {
12.         return (mRespRate);
13.     }
14.
15.     /**
16.      * @method 获得呼吸波形缓存区大小
17.      * @return 呼吸波形缓存区大小
18.      */
19.     public int getRespWaveBufSize() {
20.         return mRespWaveBuf.size();
21.     }
22.
23.     /**
24.      * @method 获取呼吸波形
25.      * @return 呼吸波形数据
26.      */
27.     public int getRespWave() {
28.         synchronized (mRespWaveBuf) {
29.             if (! mRespWaveBuf.isEmpty()) {
30.                 return (mRespWaveBuf.poll());
31.             } else {
32.                 return 0;
33.             }
34.         }
35.     }
36.     ...
37. }
```

(4) 如程序清单 6-4 所示,添加第 7 至 47 行代码。代码解释如下:

① 第 11 行代码:处理呼吸波形包函数。

② 第 15 至 20 行代码:参考附录 B 图 B-10,呼吸波形数据包的波形数据为 DAT1 到 DAT5 的 5 个字节数据,即解包后的第 2 到 6 字节(前两位都是 ID)。将呼吸波形包的第 2 到 6 字节的数据提取出来放进呼吸缓存区。

③ 第 28 行代码:处理呼吸率包函数。

④ 第 29 行代码:参考附录 B 图 B-11,呼吸率数据包的呼吸率由 DAT1 高字节和 DAT2 低字节共同组成(即解包后的第 2 和第 3 字节)。提取解包后的第 2 和第 3 字节数据,合并

高低字节,更新呼吸率变量。

⑤ 第 36 行代码:根据二级 ID 处理呼吸数据(呼吸波形包和呼吸率包)。

⑥ 第 38 至 40 行代码:当二级 ID 是呼吸波形包时,调用处理呼吸波形包函数。

⑦ 第 41 至 43 行代码:当二级 ID 是呼吸率包时,调用处理呼吸率包函数。

程序清单 6-4

```java
1.  public class ProParaBoardData extends PackUnpack {
2.      ...
3.      private void proNIBPPara(int[] unpacked) {
4.          ...
5.      }
6.
7.      /**
8.       * @method 处理呼吸波形包
9.       * @param unpacked 呼吸波形包
10.      */
11.     private void proRespWave(int[] unpacked) {
12.         int i;
13.         int respData;
14.
15.         for (i = 0; i < 5; i++) {
16.             //呼吸波形
17.             respData = unpacked[i + 2];
18.             synchronized (mRespWaveBuf) {
19.                 mRespWaveBuf.offer(respData);
20.             }
21.         }
22.     }
23.
24.     /**
25.      * @method 处理呼吸率包
26.      * @param unpacked 呼吸率包
27.      */
28.     private void proRespRate(int[] unpacked) {
29.         mRespRate = (unpacked[2] << 8) | unpacked[3];
30.     }
31.
32.     /**
33.      * @method 根据二级 ID 处理呼吸数据
34.      * @param unpacked 呼吸数据包
35.      */
36.     private void proRespPara(int[] unpacked) {
37.         switch (unpacked[1]) {
38.             case DAT_RESP_WAVE:
39.                 proRespWave(unpacked);
40.                 break;
41.             case DAT_RESP_RR:
42.                 proRespRate(unpacked);
43.                 break;
```

```
44.            default:
45.                break;
46.        }
47.    }
48.    ...
49. }
```

（5）如程序清单6-5所示，添加其中第11至13行代码。判断数据包的模块ID是否为呼吸包（0x11）对应的模块ID，调用呼吸二级ID处理数据函数。

程序清单6-5

```
1.  public class ProParaBoardData extends PackUnpack {
2.      ...
3.      public void proAllPara(int[] unpacked) {
4.          int recModID = unpacked[0];
5.
6.          switch (recModID) {
7.              ...
8.              case MODULE_NIBP:
9.                  proNIBPPara(unpacked);
10.                 break;
11.             case MODULE_RESP:
12.                 proRespPara(unpacked);
13.                 break;
14.             default:
15.                 break;
16.         }
17.     }
18. }
```

3. 完善 MainActivity.java 文件

（1）添加常量和控件定义。在 MainActivity.java 文件中，如程序清单6-6所示，添加第5至7行代码，以及第13行代码。代码解释如下：

① 第5行代码：缓存区大小需大于2才可以画图，定义最小缓存区大小为2。

② 第6行代码：定义呼吸率最大值为120。

③ 第7行代码：定义呼吸率最小值为6。

④ 第13行代码：定义显示呼吸率的控件变量。

程序清单6-6

```
1. public class MainActivity extends Activity {
2.     ...
3.     private static final int MAX_TEMP_DATA = 50;
4.
5.     private static final int MIN_PAINT_SIZE = 2;
6.     private static final int MAX_RESP_RATE = 120;
```

```
7.      private static final int MIN_RESP_RATE = 6;
8.
9.      private Button mStartBluetoothButton;
10.     ...
11.     private Button mNIBPStartButton;
12.
13.     private TextView mRespRateText;
14.
15.     private BluetoothService mChatService;
16.     private BluetoothAdapter mBluetoothAdapter;
17.     ...
18. }
```

（2）添加呼吸参数变量定义。如程序清单 6-7 所示，在 MainActivity.java 文件中，添加第 11 至 37 行代码。代码添加后，"Paint"和"SurfaceHolder"呈红色，使用组合键 Alt+Enter，"import android.graphics.Paint;"和"import android.view.SurfaceHolder;"会自动添加到 MainActivity.java 文件中。代码解释如下：

① 第 14 至 15 行代码：定义 mOffsetY 是标尺纵线长度的一半，mOffsetX 是标尺的横线长度。

② 第 16 行代码：定义绘制波形标志位，并初始化为"false"。

③ 第 17 行代码：定义屏幕高度变量 mHeight。

④ 第 18 行代码：定义屏幕宽度变量 mWidth。

⑤ 第 19 行代码：定义画图步长变量 mDataStep，并初始化为 2。

⑥ 第 20 行代码：定义 SurfaceHolder 类变量 mSurfaceHolder。SurfaceHolder 是 Surface 的监听器，可访问和控制 SurfaceView。

⑦ 第 21 行代码：定义画标尺标志位，只画一次标尺。

⑧ 第 22 行代码：mRulerX 是标尺的 X 轴坐标值。

⑨ 第 27 行代码：定义呼吸波形数据变量。

⑩ 第 28 行代码：定义 mRespBaseLine 即呼吸波形画布的中线对应的 Y 轴坐标值。

⑪ 第 29 行代码：定义 mRespWaveLeft 即呼吸波形的最左边范围。

⑫ 第 30 行代码：定义 mRespWaveRight 即呼吸波形的最右边范围。

⑬ 第 31 行代码：定义 mRespIndex 即画图时呼吸波形的 X 轴坐标值。

⑭ 第 32 行代码：定义呼吸画笔 mRespPaint。

⑮ 第 37 行代码：定义呼吸率变量。

程序清单 6-7

```
1. public class MainActivity extends Activity {
2.     public static final String DEVICE_NAME = "device_name";
3.     ...
4.     /**
5.      * 血压开始测量和停止测量命令包
6.      */
7.     private byte[] mNIBPStartCmd;
```

```
8.      private byte[] mNIBPStopCmd;
9.      private PackUnpack mPackUnpack;
10.
11.     /**
12.      * 绘制波形公共参数
13.      */
14.     private int mOffsetY;
15.     private final int mOffsetX = 10;
16.     private boolean mDrawWaveFlag = false;
17.     private int mHeight;
18.     private int mWidth;
19.     private int mDataStep = 2;
20.     private SurfaceHolder mSurfaceHolder;
21.     private Boolean mDrawRulerFlag = false;
22.     private int mRulerX;
23.
24.     /**
25.      * 绘制呼吸波形参数
26.      */
27.     private int mRespWaveData;
28.     private int mRespBaseLine;
29.     private int mRespWaveLeft;
30.     private int mRespWaveRight;
31.     private int mRespIndex ;
32.     private Paint mRespPaint;
33.
34.     /**
35.      * 呼吸参数  呼吸率和呼吸波形
36.      */
37.     private int mRespRate;
38.
39.     /**
40.      * 建立线程池,核心任务7个
41.      */
42.     private ScheduledExecutorService mExecutorService = new ScheduledThreadPoolExecutor(7);
43.     ...
44. }
```

（3）添加 clear()方法实现。如程序清单 6-8 所示,在 MainActivity. java 文件中添加第 8 至 17 行代码,用于清除画布。代码添加后,"Canvas""PorterDuff""PorterDuffXfermode"和呈红色,使用组合键 Alt+Enter,"import android. graphics. Canvas;""import android. graphics. PorterDuff;"和"import android. graphics. PorterDuffXfermode;"会自动添加到 MainActivity. java 文件中。

添加的代码通过使用 PorterDuffXfermode 将所绘制的图形的像素与 Canvas 中对应位置的像素按照一定规则进行混合,形成新的像素值,从而更新 Canvas 中最终的像素颜色值。使用 PorterDuffXfermode 时,需要将其作为参数传给 Paint. setXfermode(Xfermode xfermode)

方法,这样在用该画笔进行绘图时,Android Studio 就会自动使用传入的 PorterDuffXfermode。代码解释如下:

① 第 13 行代码:定义并实例化 paint 变量。

② 第 14 行代码:设置 PorterDuffXfermode 为 CLEAR,即为透明色,像素 ARGB 为(0,0,0,0),由于 SurfaceView 本身是黑色的,则将指定区域也刷为黑色。

③ 第 15 行代码:利用此画笔清除指定区域。

④ 第 16 行代码:设置 PorterDuffXfermode 为 SRC,即显示源像素,亦即显示上层绘制的波形。

程序清单 6-8

```
1.  public class MainActivity extends Activity {
2.      public static final String DEVICE_NAME = "device_name";
3.      ...
4.      private void initNIBPCmd() {
5.          ...
6.      }
7.
8.      /**
9.       * @method 清除画布
10.      * @param canvas 画布
11.      */
12.     private void clear(Canvas canvas) {
13.         Paint paint = new Paint();
14.         paint.setXfermode(new PorterDuffXfermode(PorterDuff.Mode.CLEAR));
15.         canvas.drawPaint(paint);
16.         paint.setXfermode(new PorterDuffXfermode(PorterDuff.Mode.SRC));
17.     }
18.
19.     protected void onCreate(Bundle savedInstanceState) {
20.         super.onCreate(savedInstanceState);
21.         ...
22.     }
23.     ...
24. }
```

(4)添加 initView()方法实现。如程序清单 6-9 所示,在 MainActivity.java 文件中添加第 8 至 66 行代码。代码添加后,"SurfaceView"和"DisplayMetrics"呈红色,使用组合键 Alt+Enter,"import android.view.SurfaceView;"和"import android.util.DisplayMetrics;"会自动添加到 MainActivity.java 文件中。代码解释如下:

① 第 12 行代码:声明 SurfaceView 对象并绑定主界面布局中的 SurfaceView 控件 sfv_wave。

② 第 14 行代码:通过函数 SurfaceView.getHolder()获取该 SurfaceView 对象的 Surface 的 SurfaceHolder。

③ 第 16 至 18 行代码:实例化呼吸波形绘制画笔,设置该画笔颜色为黄色,宽度为 3。

④ 第 20 行代码:实现 SurfaceHolder.Callback 接口中的三个方法,即 Surface 的创建、销

毁和改变，三者都是在主线程中调用，而不是在绘制线程中调用的。

⑤ 第 24 至 25 行代码：定义呼吸波形绘制画布的始端和末端位置的变量。

⑥ 第 27 至 28 行代码：获取布局控件 ID 为 text_rr 和 text_resp_wave_info 在当前窗口内的绝对坐标并分别赋值给变量 respEnd 和 respLabel。

⑦ 第 30 至 31 行代码：获取布局 ID 为 text_resp_wave_info 和 text_resp_scale 的底部位置并分别赋值给变量 respBottom 和 bottom。

⑧ 第 34 至 35 行代码：定义 DisplayMetrics 类变量 metric 用于获取屏幕大小。

⑨ 第 37 至 38 行代码：获取屏幕的宽度和高度。

⑩ 第 40 至 41 行代码：打印获取到的屏幕宽度和高度。

⑪ 第 44 行代码：获取标尺纵线长度的一半位置对应的 Y 轴坐标值，为屏幕底部 Y 轴坐标值减去呼吸 label 底部的 Y 轴坐标值再除以 2。

⑫ 第 46 行代码：屏幕底部 Y 轴坐标值加上 mOffsetY 为呼吸画布中线 Y 值。

⑬ 第 47 行代码：将第一个呼吸波形值设为中线值。

⑭ 第 50 行代码：将呼吸波形绘制画布始端横坐标减去 90 后赋值给 mRulerX，即为标尺横坐标。

⑮ 第 51 行代码：将标尺横坐标加上 30 后赋值给 mRespWaveLeft，以使波形始端与标尺有一定距离。

⑯ 第 52 行代码：将呼吸波形绘制画布末端横坐标减 140 赋值给 mRespWaveRight，以使显示波形部分和参数显示部分有一定距离。

⑰ 第 53 行代码：将 mRespWaveLeft 赋值给 mRespIndex。

⑱ 第 57 至 59 行代码：当 Surface 对象发生结构性的变化时（格式或大小，例如横竖屏的切换），surfaceChanged()方法就会马上被调用。

⑲ 第 62 至 64 行代码：当 Surface 对象在将要销毁时，马上调用该方法，以将绘制波形标志位 mDrawWaveFlag 置为"false"。

程序清单 6-9

```
1.  public class MainActivity extends Activity {
2.      public static final String DEVICE_NAME = "device_name";
3.      ...
4.      private void clear(Canvas canvas) {
5.          ...
6.      }
7.
8.      /**
9.       * @method 初始化画布参数
10.      */
11.     private void initView() {
12.         final SurfaceView surfaceView = findViewById(R.id.sfv_wave);
13.
14.         mSurfaceHolder = surfaceView.getHolder();
15.         //定义呼吸画笔颜色及类型
16.         mRespPaint = new Paint();
17.         mRespPaint.setColor(ContextCompat.getColor(this, R.color.color_yellow));
```

```
18.        mRespPaint.setStrokeWidth(3);
19.
20.        mSurfaceHolder.addCallback(new SurfaceHolder.Callback() {
21.            @Override
22.            public void surfaceCreated(SurfaceHolder holder) {
23.                //呼吸坐标,确定画布范围
24.                int[] respLabel = new int[2];
25.                int[] respEnd = new int[2];
26.
27.                findViewById(R.id.text_rr).getLocationInWindow(respEnd);
28.                findViewById(R.id.text_resp_wave_info).getLocationInWindow(respLabel);
29.
30.                int respBottom = findViewById(R.id.text_resp_wave_info).getBottom();
31.                int bottom = findViewById(R.id.text_resp_scale).getBottom();
32.
33.                //获取屏幕大小
34.                DisplayMetrics metric = new DisplayMetrics();
35.                getWindowManager().getDefaultDisplay().getMetrics(metric);
36.                //屏幕宽度、高度(像素)
37.                mWidth = metric.widthPixels;
38.                mHeight = metric.heightPixels;
39.
40.                Log.e(TAG, "Width" + mWidth);
41.                Log.e(TAG, "Height" + mHeight);
42.
43.                //呼吸波形中心点
44.                mOffsetY = (bottom - respBottom) / 2;
45.                //呼吸波形中心点
46.                mRespBaseLine = respBottom + mOffsetY;
47.                mRespWaveData = mRespBaseLine;
48.
49.                //波形最左边
50.                mRulerX = respLabel[0] - 90;
51.                mRespWaveLeft = mRulerX + 30;
52.                mRespWaveRight = respEnd[0] - 140;
53.                mRespIndex = mRespWaveLeft;
54.            }
55.
56.            @Override
57.            public void surfaceChanged(SurfaceHolder holder, int format, int width, int height) {
58.
59.            }
60.
61.            @Override
62.            public void surfaceDestroyed(SurfaceHolder holder) {
63.                mDrawWaveFlag = false;
64.            }
65.        });
66.    }
```

```
67.    protected void onCreate(Bundle savedInstanceState) {
68.        super.onCreate(savedInstanceState);
69.        ...
70.    }
71.    ...
72. }
```

（5）添加 paintRuler（）方法实现。如程序清单 6-10 所示，在 MainActivity.java 文件中添加第 8 至 41 行代码。代码添加完之后，"Rect"呈红色，使用组合键 Alt+Enter，"import android.graphics.Rect;"会自动添加到 MainActivity.java 文件中。代码解释如下：

① 第 14 行代码：获取 Surface 对象中的 Canvas 对象，锁定所指定的矩形区域（画布）。

② 第 15 至 17 行代码：判断该矩形区域是否为空，若为空则不能进行绘制，返回。

③ 第 18 行代码：调用清除画布函数清除该矩形区域。

④ 第 19 行代码：在 Surface 对象中的数据修改完成后，即绘制完成后，释放对锁定区域的同步锁，并提交改变，绘制的波形自动更新到 SurfaceView 上。值得注意的是，本工程第一帧不画任何东西。

⑤ 第 22 至 38 行代码：在第二帧画呼吸标尺，同样先锁住指定区域，绘制完后释放画布显示。这里指定区域为整块画布，也可以只指定标尺范围，不会影响到波形部分。调用 canvas.drawLine（）函数根据标尺的 X 坐标、Y 坐标、标尺横线长度 mOffsetX 和标尺纵线长度（2×mOffsetY）绘制标尺。

⑥ 第 40 行代码：设置画标尺标志位为"true"，只画一次标尺。

程序清单 6-10

```
1.  public class MainActivity extends Activity {
2.      public static final String DEVICE_NAME = "device_name";
3.      ...
4.      private void initView() {
5.          ...
6.      }
7.
8.      /**
9.       * 画标尺
10.      * @param holder 接口 通过这个接口可访问 surface
11.      */
12.     private void paintRuler(SurfaceHolder holder) {
13.         //第一帧什么都不画
14.         Canvas canvas = holder.lockCanvas(new Rect(0, 0, mWidth, mHeight));
15.         if (canvas == null) {
16.             return;
17.         }
18.         clear(canvas);
19.         holder.unlockCanvasAndPost(canvas);
20.
21.         //从第二帧开始画标尺
22.         canvas = holder.lockCanvas(new Rect(0, 0, mWidth, mHeight));
```

```
23.
24.         if(canvas == null){
25.             return;
26.         }
27.         clear(canvas);
28.
29.         //画标尺竖线
30.         canvas.drawLine(mRulerX, mRespBaseLine + mOffsetY, mRulerX,
31.                 mRespBaseLine - mOffsetY, mRespPaint);
32.         //画标尺横线
33.         canvas.drawLine(mRulerX, mRespBaseLine + mOffsetY, mRulerX + mOffsetX,
34.                 mRespBaseLine + mOffsetY, mRespPaint);
35.         canvas.drawLine(mRulerX, mRespBaseLine - mOffsetY, mRulerX + mOffsetX,
36.                 mRespBaseLine - mOffsetY, mRespPaint);
37.
38.         holder.unlockCanvasAndPost(canvas);
39.
40.         mDrawRulerFlag = true;
41.     }
42.
43.     protected void onCreate(Bundle savedInstanceState){
44.         super.onCreate(savedInstanceState);
45.         ...
46.     }
47.     ...
48. }
```

（6）添加 drawRespWave()方法实现。如程序清单 6-11 所示，在 MainActivity.jave 中添加第 8 至 49 行代码。代码解释如下：

① 第 13 行代码：定义变量 respSize 获取呼吸波形缓冲区大小。

② 第 14 行代码：定义 respWaveData2 变量获取呼吸波形数据。

③ 第 17 行代码：调用蓝牙服务类变量 mChatService 内的 ProParaBoardData 类变量的获取呼吸波形缓存区大小的方法 getRespWaveBufSize()，获取呼吸波形缓存区大小。

④ 第 19 至 21 行代码：若呼吸波形缓存区大小小于 2 则不能画波形，返回。

⑤ 第 24 至 25 行代码：锁住呼吸波形绘制区域，mRespIndex 记录着上一次终端的点的 X 坐标，每次都从 mRespIndex 开始画，锁住的 X 范围为 mRespIndex ~（mRespIndex + respSize×mDataStep+8×mDataStep），每个点的步长为 mDataStep，所以待画点数为 respSize× mDataStep，再刷掉 8×mDataStep 是为了更好地显示刷新过程。

⑥ 第 26 至 28 行代码：若锁住的矩形区域为 null，则返回。

⑦ 第 29 行代码：调用清除画布方法，清除锁住的矩形区域（画布）。

⑧ 第 31 行代码：根据呼吸波形缓存数量画波形。

⑨ 第 34 行代码：获取呼吸波形数据，根据实际数据计算公式得到呼吸波形的 Y 坐标。

⑩ 第 37 至 38 行代码：将呼吸波形初始点与呼吸波形第二个点相连，第二次之后就是以上一次连线终端的点为起点继续连线。

⑪ 第 40 行代码：将第二个点的纵坐标赋值给 mRespWaveData，作为下一次连线的初始

点纵坐标赋值。

⑫ 第 41 行代码：每画完一个点，mRespIndex 都加上步长 mDataStep。

⑬ 第 43 至 45 行代码：判断呼吸波形是否绘制到最右边，若是，则重新从左边开始画，退出本次循环。

⑭ 第 48 行代码：本次循环绘制呼吸波形结束后，解锁呼吸波形绘制画布，更新显示。

程序清单 6-11

```
1.  public class MainActivity extends Activity {
2.      public static final String DEVICE_NAME = "device_name";
3.      ...
4.      private void paintRuler(SurfaceHolder holder) {
5.      ...
6.      }
7.
8.      /**
9.       * @method 画呼吸波形函数
10.      * @param holder 接口 通过这个接口可访问 surface
11.      */
12.     private void drawRespWave(SurfaceHolder holder) {
13.         int respSize;
14.         int respWaveData2;
15.
16.         //获得呼吸波形缓存数量
17.         respSize = mChatService.proParaBoardData.getRespWaveBufSize();
18.         //数量少于2不能画波形,则返回
19.         if(respSize < MIN_PAINT_SIZE) {
20.             return;
21.         }
22.
23.         //锁住呼吸波形绘制区域
24.         Canvas respCanvas = holder.lockCanvas(new Rect(mRespIndex, mRespBaseLine - mOffsetY - 10,
25.                 mRespIndex + respSize * mDataStep + 8 * mDataStep, mHeight));
26.         if (respCanvas == null) {
27.             return;
28.         }
29.         clear(respCanvas);
30.         //一次任务画 respSize 个
31.         for(int i = 0; i < respSize; i++)
32.         {
33.             //实际数据计算公式
34.             respWaveData2 = mRespBaseLine + mOffsetY - mChatService.proParaBoardData.getRespWave() / 2;
35.
36.             //将两个点连接起来
37.             respCanvas.drawLine(mRespIndex, mRespWaveData, mRespIndex + mDataStep,
38.                     respWaveData2, mRespPaint);
39.
```

```
40.            mRespWaveData = respWaveData2;
41.            mRespIndex = mRespIndex + mDataStep;
42.            //若画到最右边,则又从左边开始
43.            if ( mRespIndex >= mRespWaveRight ) {
44.                mRespIndex = mRespWaveLeft;
45.                break;
46.            }
47.        }
48.        holder.unlockCanvasAndPost( respCanvas );
49.    }
50.
51.    protected void onCreate( Bundle savedInstanceState ) {
52.        super.onCreate( savedInstanceState );
53.        ...
54.    }
55.    ...
56. }
```

(7) 添加控件绑定。如程序清单 6-12 所示,在 OnCreate()方法中添加第 12 行代码,将 mRespRateText 对象与 ID 为 text_rr 的控件绑定。

程序清单 6-12

```
1.  /**
2.   * @method onCreate 方法
3.   * @param savedInstanceState 用户按到 home 键,退出了界面,使用
4.   * Bundle savedInstanceState 就可以用户再次打开应用的时候恢复的原来的状态。
5.   */
6.  @Override
7.  protected void onCreate( Bundle savedInstanceState ) {
8.      super.onCreate( savedInstanceState );
9.      ...
10.     mNIBPPRText = findViewById( R.id.text_nibp_pr );
11.
12.     mRespRateText = findViewById( R.id.text_rr );
13.
14.     sContext = getApplicationContext();
15.     ...
16. }
```

(8) 添加 initView()方法调用。如程序清单 6-13 所示,在 OnCreate()方法中添加第 6 行代码,调用 initView()方法。

程序清单 6-13

```
1.  protected void onCreate( Bundle savedInstanceState ) {
2.      super.onCreate( savedInstanceState );
3.      ...
4.
```

```
5.        initNIBPCmd();//初始化启动停止测量血压命令包
6.        initView();
7.        //开启蓝牙按键的监听函数
8.        mStartBluetoothButton.setOnClickListener(new View.OnClickListener() {
9.            ...
10.       });
11.       ...
12.   }
```

（9）完善返回按钮的监听函数。如程序清单 6-14 所示，在返回按钮（mBackButton 对象）的监听函数中添加第 5 至 6 行代码。将绘制波形标志位设置为 false，停止绘制波形。

程序清单 6-14

```
1.  /返回按钮的监听函数
2.  mBackButton.setOnClickListener(new View.OnClickListener() {
3.      @Override
4.      public void onClick(View v) {
5.          //停止画波形
6.          mDrawWaveFlag = false;
7.          //停止解包
8.          mChatService.setStatus(false);
9.          //停止更新显示
10.         mMonitorRun = false;
11.         //关闭蓝牙服务
12.         if (mChatService != null) {
13.             mChatService.stop();
14.         }
15.         //停止线程
16.         mExecutorService.shutdown();
17.         //退出界面
18.         finish();
19.     }
20. });
```

（10）完善手机返回键执行函数。如程序清单 6-15 所示，在手机返回键执行函数 onBackPressed() 中添加第 6 至 7 行代码，将绘制波形标志位设置为 false，停止绘制波形。

程序清单 6-15

```
1.  /**
2.   * @method 手机返回键执行函数
3.   */
4.  @Override
5.  public void onBackPressed() {
6.      //停止画波形
7.      mDrawWaveFlag = false;
8.      //停止解包
9.      mChatService.setStatus(false);
```

```
10.     //关闭蓝牙服务
11.     if ( mChatService ！ = null ) {
12.         mChatService. stop( ) ;
13.     }
14.     mMonitorRun = false;
15.     //停止线程
16.     mExecutorService. shutdown( ) ;
17.     //退出界面
18.     finish( ) ;
19. }
```

（11）完善开始按钮执行函数。如程序清单 6-16 所示，在开始按钮的监听函数中添加第 9 行代码，将绘制波形标志位设置为"true"，开始绘制波形和标尺。

程序清单 6-16

```
1.  //开始按钮的监听函数
2.  mStartButton. setOnClickListener( new View. OnClickListener( ) {
3.      @ Override
4.      public void onClick( View v ) {
5.          //任务只创建一次
6.          if( ！ mMonitorRun ) {
7.              mChatService. setStatus( true ) ;
8.              mMonitorRun = true;
9.              mDrawWaveFlag = true;
10.         }
11.     }
12. } ) ;
```

（12）添加呼吸参数显示代码。如程序清单 6-17 所示，在 OnCreate( ) 函数中添加第 19 至 23 行代码。若获取到的呼吸率在设定的呼吸率范围内，则使布局中的呼吸率文本显示控件显示呼吸率相应数值，反之则显示"--"。

程序清单 6-17

```
1.  protected void onCreate( Bundle savedInstanceState ) {
2.      super. onCreate( savedInstanceState ) ;
3.      ...
4.      //处理实时数据消息
5.      mMonitorHandler = new Handler( ) {
6.          @ Override
7.          public void handleMessage( Message msg ) {
8.              super. handleMessage( msg ) ;
9.              switch ( msg. what ) {
10.                 case 1:
11.                     ...
12.
13.                     if ( mTemp2Lead ) {
14.                         ...
15.                     } else {
16.                         ...
```

```
17.                    }
18.
19.                    if (mRespRate < MAX_RESP_RATE && mRespRate > MIN_RESP_
                         RATE) {
20.                        mRespRateText.setText(String.valueOf(mRespRate));
21.                    } else {
22.                        mRespRateText.setText("--");
23.                    }
24.                    break;
25.               //处理血压数据
26.                case 2:
27.                    ...
28.                    break;
29.                default:
30.                    break;
31.            }
32.         }
33.     };
34.     ...
35. }
```

（13）添加绘制波形和标尺的线程。如程序清单6-18所示，在OnCreate()方法中添加了第4至15行代码。代码解释如下：

① 第5至7行代码：创建并执行一个在初始延迟后的定时绘制波形和标尺的方法。

② 第8行代码：若绘制波形标志位为"true"，则调用绘制波形和标尺的方法。

③ 第9至11行代码：判断绘制标尺标志位是否为"false"，保证只绘制一次标尺。

④ 第15行代码：设置定时时间为8 ms。

程序清单 6-18

```
1.  protected void onCreate(Bundle savedInstanceState) {
2.      super.onCreate(savedInstanceState);
3.      ...
4.        //每8 ms进行一次呼吸波形绘制任务
5.        mExecutorService.scheduleAtFixedRate(new Runnable() {
6.            @Override
7.            public void run() {
8.                if (mDrawWaveFlag) {
9.                    if (!mDrawRulerFlag) {
10.                       paintRuler(mSurfaceHolder);
11.                   }
12.                   drawRespWave(mSurfaceHolder);
13.               }
14.           }
15.       }, 0, 8, TimeUnit.MILLISECONDS);
16.
17.       //1s更新显示
18.       mExecutorService.scheduleAtFixedRate(new Runnable() {
19.           ...
20.       }, 0, 1000, TimeUnit.MILLISECONDS);
21. }
```

（14）在更新参数线程中添加呼吸参数更新代码。如程序清单 6-19 所示，添加第 14 行代码。调用蓝牙服务类变量 mChatService 的 ProParaBoardData 类变量的获取呼吸率的方法 getRespRate()，获取呼吸率。

程序清单 6-19

```
1.  protected void onCreate( Bundle savedInstanceState) {
2.      super.onCreate( savedInstanceState);
3.      ...
4.      //1s 更新显示
5.      mExecutorService.scheduleAtFixedRate( new Runnable() {
6.          @Override
7.          public void run() {
8.              if( mMonitorRun) {
9.                  mTemp1Data = mChatService.proParaBoardData.getTemp1();
10.                 mTemp2Data = mChatService.proParaBoardData.getTemp2();
11.                 mTemp1Lead = mChatService.proParaBoardData.getTemp1Lead();
12.                 mTemp2Lead = mChatService.proParaBoardData.getTemp2Lead();
13.
14.                 mRespRate = mChatService.proParaBoardData.getRespRate();
15.
16.                 mMonitorHandler.sendEmptyMessage(1);
17.             }
18.         }
19.     }, 0, 1000, TimeUnit.MILLISECONDS);
20. }
```

（15）添加完所有代码后编译工程，将 apk 下载到手机上验证运行效果是否与 6.2.5 节一致。

实战演练

基于对前面学习的知识和对本实验代码的理解，以及第 3 章完成的独立测量呼吸程序，设计一个只监测和显示呼吸参数的应用。

思考练习

1. 了解自定义 View 的使用步骤，并尝试使用自定义 View 绘制呼吸波形。
2. 简述 getLocationInWindow() 与 getLocationOnScreen() 的区别。
3. 呼吸率的单位是 bpm，解释该单位的意义。
4. 成人正常的呼吸率取值范围是多少？新生儿正常的呼吸率取值范围是多少？
5. 如果呼吸率为 25 bpm，那么按照附录 B 图 B-11 定义的呼吸率数据包应该是怎样的？

项目 7

血氧监测与显示实验

完成呼吸监测的底层驱动代码后,本实验将在实现体温、血压与呼吸监测的基础上继续添加血氧监测的底层驱动代码,并通过代码对血氧数据处理过程进行详细介绍。

7.1 实验内容

1. 了解血氧数据处理过程。
2. 学习血氧数据包的 PCT 通信协议以及 Android Studio 中的部分函数和命令。
3. 学习使用 Android Studio 画血氧波形图和处理血氧数据,并通过 Android 手机对系统进行验证。

7.2 实验原理

7.2.1 血氧测量原理

血氧饱和度(SpO_2)即血液中血氧的浓度,是呼吸循环的重要生理参数。临床上,一般认为 SpO_2 正常值不能低于94%,否则被认为供氧不足,有学者将 SpO_2 低于90%定为低氧血症的标准。

人体内的血氧含量需要维持在一定范围才能保持人体健康,血氧不足会导致注意力不集中、记忆力减退、头晕目眩、焦虑等症状。而如果人体长期缺氧,则会导致心力衰竭、血压下降,以致人体无法维持正常的血液循环;更有甚者,长期缺氧会直接损害大脑皮层,造成脑组织的变性和坏死。相对地,如果人体血氧长期过高,则会加速体内细胞老化,以致于人体各个器官提前衰竭。监测血氧能够帮助预防生理疾病的发生,而且如果出现缺氧状况,能够及时做出补氧措施,减少因血氧异常导致的生理疾病发生的概率。

传统的血氧饱和度测量方法是利用血气分析仪对人体新采集的血样进行电化学分析,然后通过相应的测量参数计算出血氧饱和度。本实验采用的是目前流行的指套式光电传感器测量血氧的方法,测量时,只需将传感器套在人手指上,然后将采集的信号处理后传到主机即可观察到人体血氧饱和度的情况。

SpO_2 是血液中氧合血红蛋白(HbO_2)的容量占所有可结合的血红蛋白(HbO_2+Hb)即氧合血红蛋白和还原血红蛋白容量的百分比,即

$$\mathrm{SpO_2} = \frac{C_{\mathrm{HbO_2}}}{C_{\mathrm{HbO_2}} + C_{\mathrm{Hb}}} \times 100\%$$

对同一种波长的光,氧合血红蛋白和还原血红蛋白的吸收存在很大的差别,而且在近红外区域内,它们对光的吸收存在独特的吸收峰;在血液循环中,动脉中的血液含量会随着脉搏的跳动产生变化,因此,光透射过血液的光程也会产生变化,而动脉血对光的吸收量会随着光程的改变而改变,因此血氧探头输出的信号强度随脉搏波的变化而变化,根据朗伯-比尔定律则可推导出脉搏血氧饱和度。

脉搏是指人体浅表可触摸到的动脉搏动。脉率是指每分钟的动脉搏动次数,在正常情况下脉率和心率是一致的。动脉的搏动是有节律的,脉搏波结构如图 7-1 所示。其中,①升支:脉搏波形中由基线升至主波波峰的一条上升曲线,是心室的快速射血时期;②降支:脉搏波形中由主波波峰至基线的一条下降曲线,是心室射血后期至下一次心动周期的开始;③主波:主体波幅,一般顶点为脉搏波形图的最高峰,反映动脉内压力与容积的最大值;④潮波:又称为重搏前波,位于降支主波之后,一般低于主波而高于重搏波,反映左心室停止射血,动脉扩张降压,逆向反射波;⑤降中峡:或称降中波,是主波降支与重搏波升支构成的向下的波谷,表示主动脉静压排空时间,为心脏收缩与舒张的分界点;⑥重搏波是降支中突出的一个上升波,为主动脉瓣关闭、主动脉弹性回缩波。脉搏波中含有人体重要的生理信息,对脉搏波和脉率的分析对于测量血氧饱和度具有重要的意义。

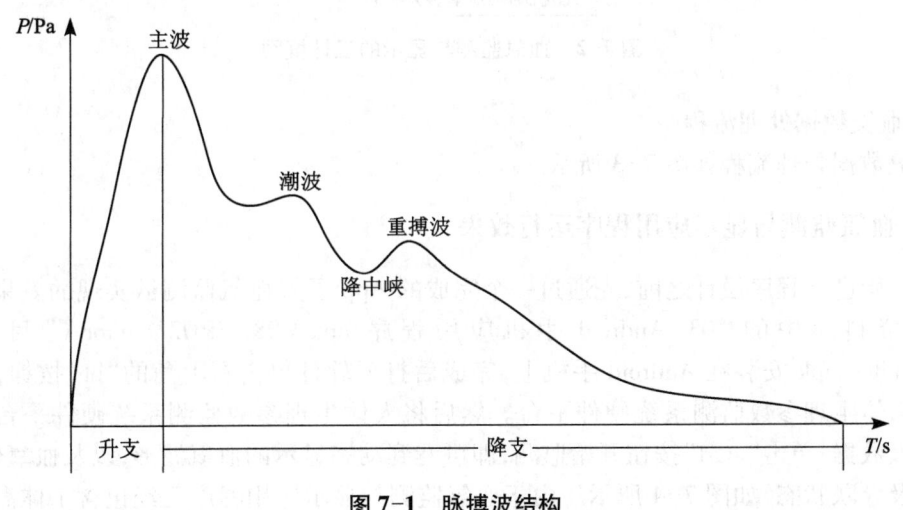

图 7-1 脉搏波结构

本实验通过透射式实现一定范围内对血氧饱和度、脉率的精确测量以及脉搏波和手指脱落情况的实时监测。其中,模块 ID 为 0x13、二级 ID 为 0x02 的血氧波形数据包是由从机向主机发送的血氧波形和手指脱落标志,模块 ID 为 0x13、二级 ID 为 0x03 的血氧数据包是由从机向主机发送的脉率和血氧饱和度,具体可参见附录 B。Android 手机(主机)在接收到人体生理参数监测系统硬件平台(从机)发送的血氧波形数据包和血氧数据包后,通过 App 实时显示脉搏波、手指脱落状态、血氧饱和度和脉率值。

7.2.2 实验框图

1. 血氧监测与显示设计框图

血氧监测与显示的设计框图如图 7-2 所示。

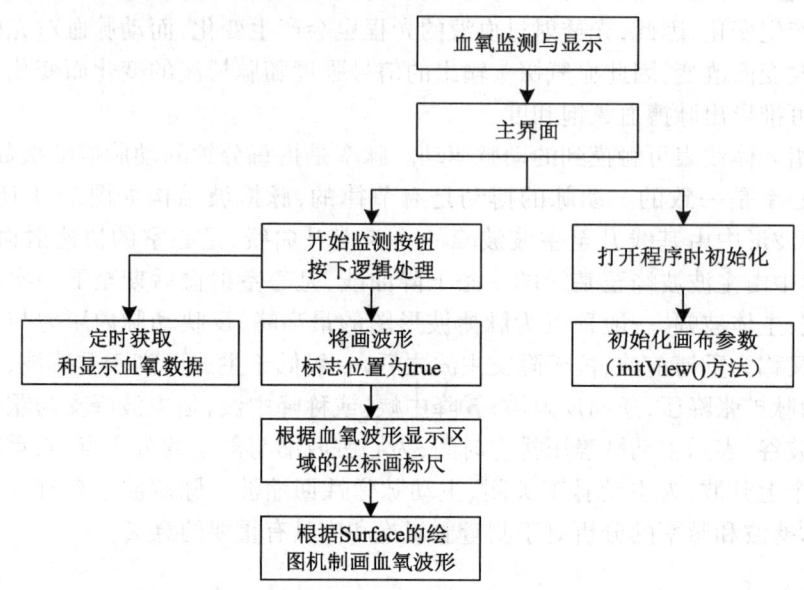

图 7-2　血氧监测与显示的设计框图

2. 血氧数据处理流程

血氧数据处理流程如图 7-3 所示。

7.2.3　血氧监测与显示应用程序运行效果

在开始进行程序设计之前,先通过一个完成的 App 了解血氧监测欲实现的效果。将本书配套资料包中的 "03. Android 手机应用程序 apk \ 08. SPO2Monitor \" 目录下的 SPO2Monitor.apk 安装在 Android 手机上,完成后打开软件单击右上角的 "bt" 按钮,选择并连接到人体生理参数监测系统硬件平台。然后将人体生理参数监测系统硬件平台设置为输出血氧数据,单击 "start" 按钮开始监测,即可看到动态显示的血氧波形,以及血氧饱和度、脉率以及导联状态,如图 7-4 所示。由于血氧监测与显示应用程序已经包含了体温监测与显示、血压测量、呼吸监测与显示功能,因此,如果人体生理参数监测系统硬件平台处于五参演示模式,就可以同时看到动态的体温、血压、呼吸和血氧参数。

7.3　实验步骤

1. 复制基准工程

将本书配套资料包中的 "04. 例程资料\Material\08. SPO2Monitor\08. SPO2Monitor" 文件夹复制到 "D:\AndroidStudioTest\" 目录下,然后在 Android Studio 中打开 SPO2Monitor 工程。

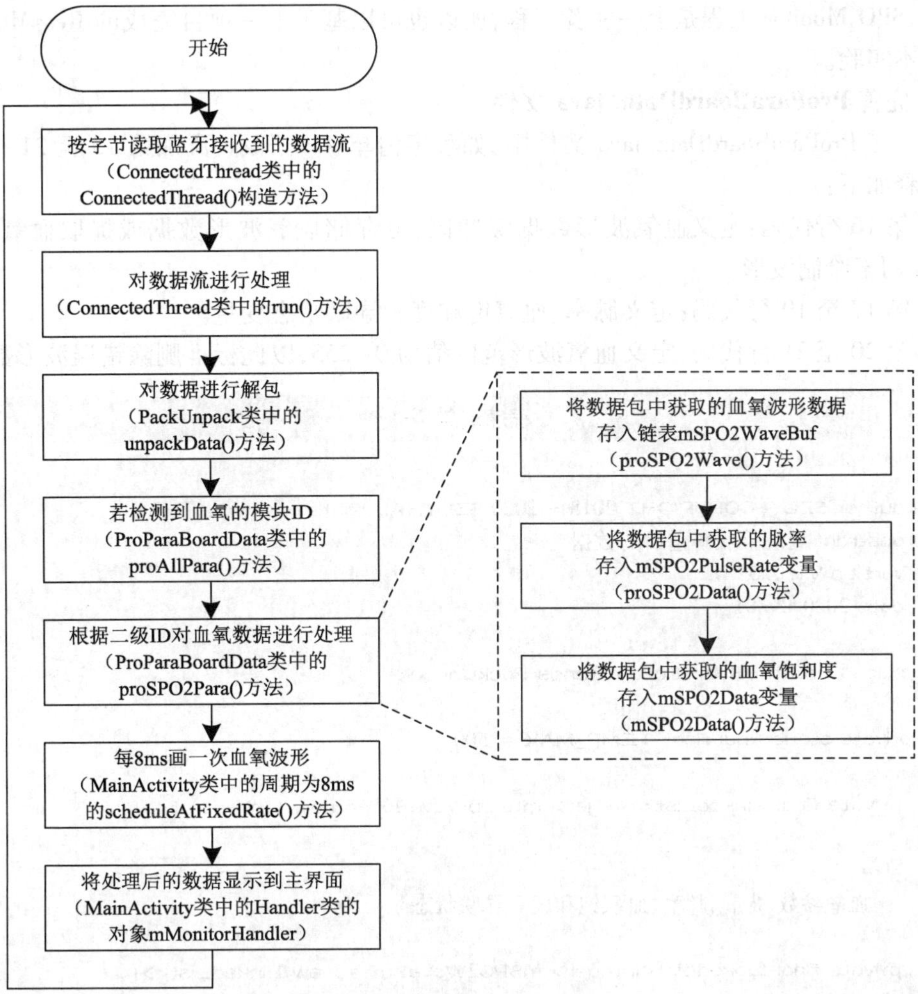

项目 7　血氧监测与显示实验

图 7-3　血氧数据处理流程

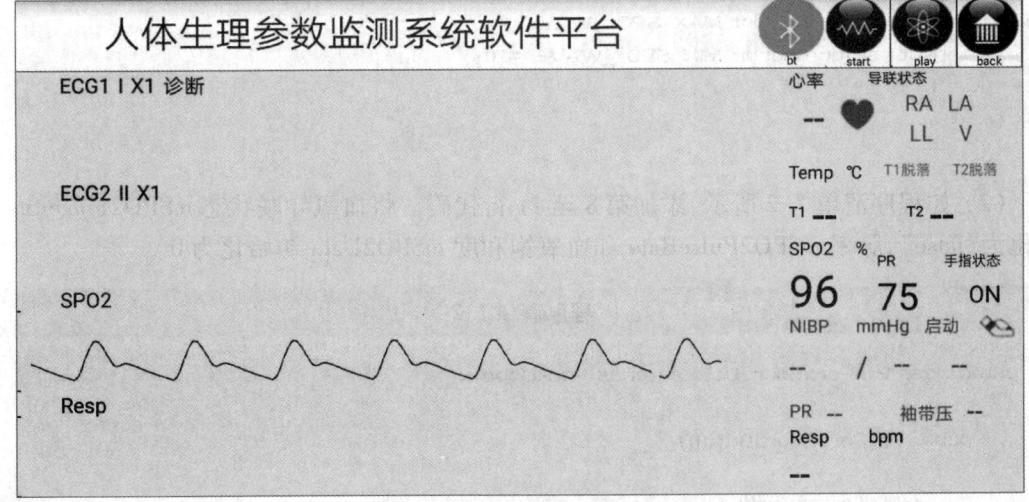

图 7-4　血氧监测与显示效果

实际上，SPO₂Monitor 工程是上一实验工程，所以也可以基于上一项目完成的 RespMonitor 工程开展本实验。

2. 完善 ProParaBoardData.java 文件

（1）在 ProParaBoardData.java 文件中，如程序清单 7-1 所示，添加第 13 至 21 行代码。代码解释如下：

① 第 16 行代码：定义血氧波形数据缓冲区，可存储血氧波形数据或提取血氧波形数据，主要用于绘制波形。

② 第 17 至 19 行代码：定义脉率、血氧饱和度和导联状态变量。

③ 第 20 至 21 行代码：定义血氧波形范围值为 0~255，以此标准删除错误波形数据。

程序清单 7-1

```
1.  /**
2.   * @author SZLY(COPYRIGHT 2018 - 2020 SZLY. All rights reserved.)
3.   * @abstract 处理接收解包后的数据
4.   * @version V1.0.0
5.   * @date 2020/09/01
6.   */
7.  public class ProParaBoardData extends PackUnpack {
8.
9.      private static final float TEMP_MAX = 500;
10.     ...
11.     private final LinkedList<Integer> mRespWaveBuf = new LinkedList<>();
12.
13.     /**
14.      * 血氧参数 波形、脉率、血氧饱和度和导联状态
15.      */
16.     private final LinkedList<Integer> mSPO2WaveBuf = new LinkedList<>();
17.     private int mSPO2PulseRate;
18.     private int mSPO2Data;
19.     private boolean mSPO2FingerSts;
20.     private static final int MAX_SPO2_WAVE = 255;
21.     private static final int MIN_SPO2_WAVE = 0;
22.     ...
23. }
```

（2）如程序清单 7-2 所示，添加第 8 至 11 行代码。将血氧导联状态 mSPO2FingerSts 初始化为"false"，脉率 mSPO2PulseRate 和血氧饱和度 mSPO2Data 初始化为 0。

程序清单 7-2

```
1. public class ProParaBoardData extends PackUnpack {
2.     ...
3.     public ProParaBoardData() {
4.         ...
5.         //呼吸参数初始化
```

```
6.         mRespRate = 0;
7.
8.         //血氧参数初始化
9.         mSPO2FingerSts = false;
10.        mSPO2PulseRate = 0;
11.        mSPO2Data = 0;
12.    }
13.    ...
14. }
```

（3）如程序清单 7-3 所示，添加第 13 至 57 行代码。代码解释如下：

① 第 17 至 19 行代码：定义获取血氧手指导联状态方法 getSPO2FingerSts()。

② 第 25 至 27 行代码：定义获取脉率方法 getSPC2PulseRate()。

③ 第 33 至 35 行代码：定义获取血氧饱和度方法 getSPO2Data()。

④ 第 41 至 49 行代码：定义获取血氧波形数据方法 getSPO2WaveData()，其原理与获取呼吸波形方法一致。

⑤ 第 55 至 57 行代码：定义获取血氧波形缓存区大小方法 getSPO2WaveBufSize()，以确定绘制血氧波形点数。

程序清单 7-3

```
1. public class ProParaBoardData extends PackUnpack {
2.
3.     private static final float TEMP_MAX = 500;
4.     ...
5.     /**
6.      * @method 获取呼吸波形
7.      * @return 呼吸波形数据
8.      */
9.     public int getRespWave() {
10.        ...
11.    }
12.
13.    /**
14.     * @method 获取血氧手指导联状态
15.     * @return 血氧手指导联状态
16.     */
17.    public boolean getSPO2FingerSts() {
18.        return (mSPO2FingerSts);
19.    }
20.
21.    /**
22.     * @method 获取脉率
23.     * @return 脉率
24.     */
25.    public int getSPO2PulseRate() {
```

```
26.            return (mSPO2PulseRate);
27.        }
28.
29.    /**
30.     * @method 获得血氧饱和度
31.     * @return 血氧饱和度
32.     */
33.    public int getSPO2Data() {
34.            return (mSPO2Data);
35.    }
36.
37.    /**
38.     * @method 获取血氧波形
39.     * @return 血氧波形数据
40.     */
41.    public int getSPO2WaveData() {
42.            synchronized (mSPO2WaveBuf) {
43.                if (! mSPO2WaveBuf.isEmpty()) {
44.                    return (mSPO2WaveBuf.poll());
45.                } else {
46.                    return 0;
47.                }
48.            }
49.    }
50.
51.    /**
52.     * @method 获得血氧波形缓存区大小
53.     * @return 血氧波形缓存区大小
54.     */
55.    public int getSPO2WaveBufSize() {
56.            return mSPO2WaveBuf.size();
57.    }
58.    ...
59.    private void proTempData(int[] unpacked) {
60.        ...
61.    }
62. }
```

（4）如程序清单 7-4 所示，添加第 7 至 62 行代码。代码解释如下：

① 第 11 至 27 行代码：参考附录 B 图 B-15，血氧波形数据包的波形数据为 DAT1 到 DAT5 的 5 个字节数据，即解包后的第 2 到 6 字节。将血氧波形包的数据提取出来并解包，保证血氧波形范围为 0~255，最后将血氧波形值放大 2 倍放入缓冲区。

② 第 28 至 30 行代码：血氧测量状态位于解包后的第 8 个字节，参考附录 B 图 B-15，该字节的最高位代表手指是否导联。

③ 第 37 至 45 行代码：参考附录 B 图 B-16，处理脉率和血氧饱和度数据，提取数据包的第 4 和第 5 个字节合成脉率，提取第 6 个字节作为血氧饱和度。

④ 第 51 至 62 行代码:根据二级 ID 处理血氧数据包,DAT_SPO2_WAVE(0x02)代表血氧波形数据包,DAT_SPO2_DATA(0x03)代表脉率和血氧饱和度数据包。

程序清单 7-4

```
1.  public class ProParaBoardData extends PackUnpack {
2.      ...
3.      private void proRespPara(int[ ] unpacked) {
4.          ...
5.      }
6.
7.      /**
8.       * @method 解包后的血氧波形数据处理
9.       * @param unpacked 血氧波形数据包
10.      */
11.     private void proSPO2Wave(int[ ] unpacked) {
12.         int data;
13.
14.         for (int i = 0; i < 5; i++) {
15.             data = unpacked[i + 2];
16.
17.             if (data < MIN_SPO2_WAVE) {
18.                 data = MIN_SPO2_WAVE;
19.             }
20.             if (data > MAX_SPO2_WAVE) {
21.                 data = MAX_SPO2_WAVE;
22.             }
23.             data = data << 1;
24.             synchronized (mSPO2WaveBuf) {
25.                 mSPO2WaveBuf.offer(data);
26.             }
27.         }
28.         data = unpacked[7];
29.
30.         mSPO2FingerSts = ((data >> 7) & 0x01) ! = 1;
31.     }
32.
33.     /**
34.      * @method 解包后的脉率和血氧饱和度数据处理
35.      * @param unpacked 血氧数据包
36.      */
37.     private void proSPO2Data(int[ ] unpacked) {
38.         int data;
39.
40.         data = (unpacked[3] << 8) | unpacked[4];
41.         mSPO2PulseRate = data;
42.
43.         data = unpacked[5];
44.         mSPO2Data = data;
```

```
45.         }
46.
47.     /**
48.      * @method 根据二级 ID 处理血氧数据
49.      * @param unpacked 血氧数据包
50.      */
51.     private void proSPO2Para(int[] unpacked) {
52.         switch (unpacked[1]) {
53.             case DAT_SPO2_WAVE:
54.                 proSPO2Wave(unpacked);
55.                 break;
56.             case DAT_SPO2_DATA:
57.                 proSPO2Data(unpacked);
58.                 break;
59.             default:
60.                 break;
61.         }
62.     }
63.     ...
64. }
```

（5）如程序清单 7-5 所示，添加第 11 至 13 行代码。通过判断模块 ID 是否为血氧包（0x13），来判断是否为血氧包，若是，则调用血氧二级 ID 处理数据函数 proSPO2Para()。

程序清单 7-5

```
1.  public class ProParaBoardData extends PackUnpack {
2.      ...
3.      public void proAllPara(int[] unpacked) {
4.          int recModID = unpacked[0];
5.
6.          switch (recModID) {
7.              ...
8.              case MODULE_RESP:
9.                  proRespPara(unpacked);
10.                 break;
11.             case MODULE_SPO2:
12.                 proSPO2Para(unpacked);
13.                 break;
14.             default:
15.                 break;
16.         }
17.     }
18. }
```

3. 完善 strings.xml 文件

如程序清单 7-6 所示，在原有的 strings.xml 文件基础上，添加第 5 至 7 行代码，用于在

string.xml 文件中添加血氧显示控件使用到的文字。

程序清单 7-6

```
1. <resources>
2.     <string name="app_name">Spo2Monitor</string>
3.     ...
4.     <string name="none_string">--</string>
5.     <string name="lead_status">导联状态</string>
6.     <string name="spo2_lead_off">OFF</string>
7.     <string name="spo2_lead_on">ON</string>
8. </resources>
```

4. 完善 MainActivity.java 文件

（1）添加常量和控件定义。在 MainActivity.java 文件中，如程序清单 7-7 所示，添加第 5 至 6 行代码，以及第 10 至 12 行代码。代码解释如下：

① 第 5 行代码：定义血氧饱和度最大值为 100。

② 第 6 行代码：定义脉率最大值为 255。

③ 第 10 至 12 行代码：定义 TextView 类型的控件，分别用于显示血氧饱和度、脉率和手指导联状态。

程序清单 7-7

```
1.  public class MainActivity extends Activity {
2.      public static final String DEVICE_NAME = "device_name";
3.      ...
4.      private static final int MIN_RESP_RATE = 6;
5.      private static final int MAX_SPO2_DATA = 100;
6.      private static final int MAX_SPO2_PULSE = 255;
7.      ...
8.      private TextView mRespRateText;
9.
10.     private TextView mSPO2DataText;
11.     private TextView mSPO2PRText;
12.     private TextView mSPO2FingerStsText;
13.
14.     private BluetoothService mChatService;
15.     ...
16. }
```

（2）添加血氧参数变量定义。如程序清单 7-8 所示，添加第 6 至 21 行代码。代码解释如下：

① 第 9 行代码：定义血氧波形数据变量 mSPO2WaveData。

② 第 10 行代码：定义 mSPO2BaseLine，即血氧波形画布的中线的 Y 值。

③ 第 11 行代码：定义 mSPO2WaveLeft，即血氧波形范围的最左边。

④ 第 12 行代码：定义 mSPO2WaveRight，即血氧波形范围的最右边。

⑤ 第 13 代码:定义 mSPO2Index,即画图时血氧波形的 X 轴坐标值。
⑥ 第 14 行代码:定义血氧画笔 mSPO2Paint。
⑦ 第 19 至 21 行代码:定义血氧参数变量,包括血氧饱和度 mSPO2Data、脉率 mSPO2PulseRate 和手指导联状态 mSPO2FingerSts。

程序清单 7-8

```
1.  public class MainActivity extends Activity {
2.      public static final String DEVICE_NAME = "device_name";
3.      ...
4.      private Boolean mDrawRulerFlag = false;
5.
6.      /**
7.       * 绘制血氧波形参数
8.       */
9.      private int mSPO2WaveData;
10.     private int mSPO2BaseLine;
11.     private int mSPO2WaveLeft;
12.     private int mSPO2WaveRight;
13.     private int mSPO2Index;
14.     private Paint mSPO2Paint;
15.
16.     /**
17.      * 血氧数据参数
18.      */
19.     private int mSPO2Data;
20.     private int mSPO2PulseRate;
21.     private boolean mSPO2FingerSts = false;
22.
23.     /**
24.      * 建立线程池,核心任务 7 个
25.      */
26.     private ScheduledExecutorService mExecutorService = new ScheduledThreadPoolExecutor(7);
27.     ...
28. }
```

(3) 完善 initView() 方法。如程序清单 7-9 所示,在 initView() 方法中添加第 9 至 12 行代码,分别用于定义血氧画笔,设置画笔颜色为蓝色,设置绘制的线宽为 3 像素。

程序清单 7-9

```
1.  /**
2.   * @method 初始化画布参数
3.   */
4.  private void initView() {
5.      final SurfaceView surfaceView = findViewById(R.id.sfv_wave);
6.      ...
7.      mRespPaint.setStrokeWidth(3);
```

```
8.
9.        //定义血氧画笔颜色及类型
10.       mSPO2Paint = new Paint();
11.       mSPO2Paint.setColor(ContextCompat.getColor(this,R.color.color_blue));
12.       mSPO2Paint.setStrokeWidth(3);
13.
14.       mSurfaceHolder.addCallback(new SurfaceHolder.Callback() {
15.       ...
16. }
```

如程序清单 7-10 所示，添加第 13 行代码。由于血氧标尺的绘制范围为控件 text_spo2_wave_info 和控件 text_resp_wave_info 之间，所以使用本行代码获取控件 text_spo2_wave_info 的底部对应坐标 spo2Bottom。

程序清单 7-10

```
1. private void initView() {
2.     final SurfaceView surfaceView = findViewById(R.id.sfv_wave);
3.     ...
4.     mSurfaceHolder.addCallback(new SurfaceHolder.Callback() {
5.
6.         @Override
7.         public void surfaceCreated(SurfaceHolder holder) {
8.             //确定画布范围
9.             int[] respLabel = new int[2];
10.            ...
11.            int bottom = findViewById(R.id.text_resp_scale).getBottom();
12.
13.            int spo2Bottom = findViewById(R.id.text_spo2_wave_info).getBottom();
14.
15.            //获取屏幕大小
16.            DisplayMetrics metric = new DisplayMetrics();
17.            ...
18. }
```

如程序清单 7-11 所示，添加第 13 至 20 行代码。代码解释如下：

① 第 14 至 15 行代码：获取血氧波形画布中线，在呼吸监测部分已经完成 mOffsetY 的计算，在这里直接用 spo2Bottom 加上 mOffsetY 就是血氧波形画布中线的纵坐标值。并让第一个血氧波形数据纵坐标等于画布中线的纵坐标值。

② 第 18 至 20 行代码：将呼吸画布始端横坐标赋给 mSPO2WaveLeft，呼吸画布末端横坐标赋给 mSPO2WaveRight，设置 mSPO2Index 为血氧画布始端开始。

程序清单 7-11

```
1. private void initView() {
2.     final SurfaceView surfaceView = findViewById(R.id.sfv_wave);
```

```
3.    ...
4.
5.    mSurfaceHolder.addCallback(new SurfaceHolder.Callback() {
6.        @Override
7.        public void surfaceCreated(SurfaceHolder holder) {
8.            //呼吸坐标,确定画布范围
9.            int[] respLabel = new int[2];
10.           ...
11.           mRespIndex = mRespWaveLeft;
12.
13.           //血氧波形中心点
14.           mSPO2BaseLine = spo2Bottom + mOffsetY;
15.           mSPO2WaveData = mSPO2BaseLine;
16.
17.           //波形最左边
18.           mSPO2WaveLeft = mRespWaveLeft;
19.           mSPO2WaveRight = mRespWaveRight;
20.           mSPO2Index = mSPO2WaveLeft;
21.       }
22.       @Override
23.       public void surfaceChanged(SurfaceHolder holder, int format, int width, int height) {
24.       }
25.       ...
26.   });
27. }
28.
```

（4）完善 paintRuler() 方法实现。如程序清单 7-12 所示,添加第 5 至 12 行代码。调用 canvas.drawLine() 函数根据血氧标尺的 X 坐标(与呼吸标尺一样)、Y 坐标、标尺横线长度(mOffsetX) 和标尺纵线长度(2×mOffsetY) 绘制标尺。代码解释如下：

① 第 6 至 7 行代码:绘制标尺纵线,长度为 2×mOffsetY,横坐标为 mSPO2WaveLeft。
② 第 9 至 12 行代码:绘制两条长度为 mOffsetX 的标尺横线。

程序清单 7-12

```
1.  private void paintRuler(SurfaceHolder holder) {
2.  ...
3.      canvas.drawLine(mRulerX, mRespBaseLine - mOffsetY, mRulerX + mOffsetX,
4.              mRespBaseLine - mOffsetY, mRespPaint);
5.      //血氧画标尺纵线
6.      canvas.drawLine(mRulerX, mSPO2BaseLine + mOffsetY, mRulerX,
7.              mSPO2BaseLine - mOffsetY, mSPO2Paint);
8.      //血氧画标尺横线
9.      canvas.drawLine(mRulerX, mSPO2BaseLine + mOffsetY, mRulerX + mOffsetX,
10.             mSPO2BaseLine + mOffsetY, mSPO2Paint);
11.     canvas.drawLine(mRulerX, mSPO2BaseLine - mOffsetY, mRulerX + mOffsetX,
12.             mSPO2BaseLine - mOffsetY, mSPO2Paint);
```

```
13.
14.             holder.unlockCanvasAndPost(canvas);
15.
16.             mDrawRulerFlag = true;
17.     }
```

（5）添加 drawSpo2Wave()方法实现。如程序清单 7-13 所示,在 MainActivity.jave 文件中添加第 8 至 49 行代码,即添加 drawSpo2Wave()方法。代码解释如下:

① 第 13 行代码:定义变量 spo2Size 用于获取血氧波形缓冲区大小。

② 第 14 行代码:定义 spo2WaveData2 变量用于获取血氧波形数据。

③ 第 17 行代码:调用蓝牙服务类变量 mChatService 内的 proParaBoardData 类变量的获取血氧波形缓存区大小的方法,获取血氧波形缓存区大小。

④ 第 19 至 21 行代码:若血氧波形缓存区大小小于 2,则不能绘制波形,返回。

⑤ 第 24 至 25 行代码:锁住血氧波形绘制区域,mSPO2Index 记录着上一次终端的点的 X 坐标 mSPO2Index,每次都从 mSPO2Index 开始绘制,锁住的 X 范围是 mSPO2Index～(mSPO2Index+spo2Size×mDataStep+8×mDataStep)。

⑥ 第 26 至 28 行代码:若锁住的矩形区域为"null",则返回。

⑦ 第 29 行代码:调用清除画布方法,清除锁住的矩形区域(画布)。

⑧ 第 31 行代码:根据血氧波形缓存数量画波形。

⑨ 第 34 行代码:获取血氧波形数据,根据实际数据计算公式得到血氧波形的 Y 坐标。

⑩ 第 36 至 37 行代码:将血氧波形初始点与血氧波形第二个点连起来,第二次之后就是以上一次连线终端的点为起点继续连线。

⑪ 第 38 行代码:将第二个点的纵坐标赋值给 mSPO2WaveData,作为下一次连线的初始点纵坐标。

⑫ 第 39 行代码:每画完一个点,mSPO2Index 都加上步长。

⑬ 第 41 至 44 行代码:判断血氧波形是否绘制到最右边,若是,则重新从左边开始画,退出本次循环。

⑭ 第 46 行代码:本次循环绘制血氧波形结束后,解锁血氧波形区域(画布),并更新显示。

程序清单 7-13

```
1. public class MainActivity extends Activity {
2.     public static final String DEVICE_NAME = "device_name";
3.     ...
4.     private void drawRespWave(SurfaceHolder holder) {
5.         ...
6.     }
7.
8.     /**
9.      * @method 绘制血氧波形函数
10.     * @param holder 接口 通过这个接口可访问 Surface
11.     */
12.    private void drawSpo2Wave(SurfaceHolder holder) {
```

```
13.         int spo2Size;
14.         int spo2WaveData2;
15.
16.         //获得血氧波形缓存数量
17.         spo2Size = mChatService.proParaBoardData.getSPO2WaveBufSize();
18.         //数量少于2不能绘制波形,则返回
19.         if(spo2Size < MIN_PAINT_SIZE){
20.             return;
21.         }
20.
23.         //锁住绘制波形区域
24.         Canvas spo2Canvas = holder.lockCanvas(new Rect(mSPO2Index, mSPO2BaseLine - mOffsetY,
25.                 mSPO2Index + spo2Size * mDataStep + 8 * mDataStep, mSPO2BaseLine + mOffsetY));
26.         if(spo2Canvas == null){
27.             return;
28.         }
29.         clear(spo2Canvas);
30.         //一次任务绘制 size 个
31.         for(int i = 0; i < spo2Size; i++)
32.         {
33.             //实际数据计算公式
34.             spo2WaveData2 = mSPO2BaseLine + mOffsetY - mChatService.proParaBoardData.getSPO2WaveData() / 3 + 10;
35.             //将两个点连接起来
36.             spo2Canvas.drawLine(mSPO2Index, mSPO2WaveData, mSPO2Index + mDataStep,
37.                     spo2WaveData2, mSPO2Paint);
38.             mSPO2WaveData = spo2WaveData2;
39.             mSPO2Index = mSPO2Index + mDataStep;
40.             //若画到最右边,则又从左边开始
41.             if(mSPO2Index >= mSPO2WaveRight){
42.                 mSPO2Index = mSPO2WaveLeft;
43.                 break;
44.             }
45.         }
46.         holder.unlockCanvasAndPost(spo2Canvas);
47.     }
48.     ...
49. }
```

（6）添加控件绑定。如程序清单 7-14 所示,在 onCreate()方法中添加第 12 至 14 行代码。分别将血氧饱和度对象、脉率对象和手指导联状态对象与对应的控件绑定。

程序清单 7-14

```
1. /**
2.  * @method onCreate 方法
3.  * @param savedInstanceState 用户按到 Home 键,退出界面,使用
```

```
4.   * Bundle savedInstanceState 就可以用户再次打开应用的时候恢复的原来的状态。
5.   */
6.  @Override
7.  protected void onCreate( Bundle savedInstanceState) {
8.      super.onCreate(savedInstanceState);
9.      ...
10.     mRespRateText = findViewById( R.id.text_rr);
11.
12.     mSPO2DataText = findViewById( R.id.text_spo2_data);
13.     mSPO2PRText = findViewById( R.id.text_spo2_pr);
14.     mSPO2FingerStsText = findViewById( R.id.text_spo2_finger_sts);
15.
16.     sContext = getApplicationContext();
17.     ...
18. }
```

（7）添加血氧参数显示。如程序清单 7-15 所示，添加第 18 至 38 行代码。代码解释如下：

① 第 18 至 31 行代码：如果手指处于导联状态，则标志位 mSPO2FingerSts 为"true"，此时，设置导联状态控件显示"ON"，并将"ON"的字体变为蓝色。若血氧饱和度和脉率符合正常范围值则将其显示到控件，否则显示"--"。

② 第 32 至 37 行代码：如果手指处于脱落状态，则标志位 mSPO2FingerSts 为"false"，此时，设置导联状态控件显示"OFF"，并将"OFF"的字体变为红色，血氧饱和度和脉率控件显示"--"。

程序清单 7-15

```
1.  protected void onCreate( Bundle savedInstanceState) {
2.      super.onCreate(savedInstanceState);
3.      ...
4.      //处理实时数据消息
5.      mMonitorHandler = new Handler() {
6.          @Override
7.          public void handleMessage( Message msg) {
8.              super.handleMessage(msg);
9.              switch (msg.what) {
10.                 case 1:
11.                     ...
12.                     if (mRespRate < MAX_RESP_RATE && mRespRate > MIN_RESP_RATE) {
13.                         mRespRateText.setText(String.valueOf(mRespRate));
14.                     } else {
15.                         mRespRateText.setText("--");
16.                     }
17.
18.                     if (mSPO2FingerSts) {
19.                         mSPO2FingerStsText.setText( R.string.spo2_lead_on);
20.                         mSPO2FingerStsText.setTextColor( ContextCompat.getColor( MainActivity.this, R.color.color_blue));
```

```
21.
22.                    if (mSPO2Data <= MAX_SPO2_DATA && mSPO2Data > 0) {
23.                        mSPO2DataText.setText(String.valueOf(mSPO2Data));
24.                    } else {
25.                        mSPO2DataText.setText("--");
26.                    }
27.                    if (mSPO2PulseRate <= MAX_SPO2_PULSE && mSPO2PulseRate > 0) {
28.                        mSPO2PRText.setText((String.valueOf(mSPO2PulseRate)));
29.                    } else {
30.                        mSPO2PRText.setText("--");
31.                    }
32.                } else {
33.                    mSPO2FingerStsText.setText(R.string.spo2_lead_off);
34.                    mSPO2FingerStsText.setTextColor(ContextCompat.getColor(MainActivity.this, R.color.color_red));
35.                    mSPO2DataText.setText("--");
36.                    mSPO2PRText.setText("--");
37.                }
38.                break;
39.            //处理血压数据
40.            case 2:
41.                ...
42.                break;
43.            default:
44.                break;
45.        }
46.    }
47. };
48. ...
49. }
```

（8）添加调用 drawSpo2Wave() 方法代码。如程序清单 7-16 所示，在 onCreate() 方法中，把第 4 行的注释"每 8 ms 进行一次绘制呼吸波形任务"改为"每 8 ms 进行一次绘制呼吸和血氧波形任务"，并添加第 13 行代码。

程序清单 7-16

```
1. protected void onCreate(Bundle savedInstanceState) {
2.     super.onCreate(savedInstanceState);
3.     ...
4.     //每 8 ms 进行一次绘制呼吸和血氧波形任务
5.     mExecutorService.scheduleAtFixedRate(new Runnable() {
6.         @Override
7.         public void run() {
8.             if (mDrawWaveFlag) {
9.                 if (!mDrawRulerFlag) {
10.                    paintRuler(mSurfaceHolder);
11.                }
```

```
12.                    drawRespWave(mSurfaceHolder);
13.                    drawSpo2Wave(mSurfaceHolder);
14.              }
15.          }
16.     },0, 8, TimeUnit.MILLISECONDS);
17.
18.     //1s更新显示
19.     mExecutorService.scheduleAtFixedRate(new Runnable() {
20.         ...
21.     }, 0, 1000, TimeUnit.MILLISECONDS);
22. }
```

（9）在更新参数线程中添加血氧参数更新代码。如程序清单7-17所示，在更新参数线程的 run() 方法中添加了第11至13行代码。每秒获取一次经蓝牙接收解包过后的手指导联状态、血氧饱和度和脉率，发送消息1到消息循环队列，更新血氧控件的显示内容。

程序清单7-17

```
1.  protected void onCreate(Bundle savedInstanceState) {
2.      super.onCreate(savedInstanceState);
3.      ...
4.      //1s更新显示
5.      mExecutorService.scheduleAtFixedRate(new Runnable() {
6.          @Override
7.          public void run() {
8.              if (mMonitorRun) {
9.                  ...
10.                 mRespRate = mChatService.proParaBoardData.getRespRate();
11.                 mSPO2FingerSts = mChatService.proParaBoardData.getSPO2FingerSts();
12.                 mSPO2Data = mChatService.proParaBoardData.getSPO2Data();
13.                 mSPO2PulseRate = mChatService.proParaBoardData.getSPO2PulseRate();
14.                 mMonitorHandler.sendEmptyMessage(1);
15.             }
16.         }
17.     }, 0, 1000, TimeUnit.MILLISECONDS);
18. }
```

（10）添加完所有代码后编译工程，将 apk 下载到手机上验证运行效果是否与7.2.3节一致。

实战演练

基于对前面学习的知识和对本章代码的理解，设计一个只监测和显示血氧参数的应用。

思考练习

1. 脉率和心率有什么区别？
2. 正常成人血氧饱和度取值范围是多少？正常新生儿血氧饱和度取值范围是多少？
3. 如果血氧波形数据1~血氧波形数据5均为128，血氧探头和手指均为脱落状态，按照附录B图B-15定义的血氧波形数据包应该是怎样的？

项目 8

心电监测与显示实验

完成血氧监测的底层驱动代码后,本实验将在实现体温、血压、呼吸与血氧监测的基础上继续添加心电监测的底层驱动代码,然后通过代码对心电数据处理过程进行详细介绍。

8.1 实验内容

1. 了解心电数据处理过程。
2. 学习心电数据包的 PCT 通信协议和相关的 Android Studio 中的部分函数和命令。
3. 学习使用 Android Studio 画心电波形图,并完善处理心电数据的底层代码,最后通过 Android 手机进行验证。

8.2 实验原理

8.2.1 心电测量原理

心电信号源于心脏的周期性活动。在每个心动周期中,心脏窦房结细胞内外首先产生电位的急剧变化(动作电位),而这种电位的变化通过心肌细胞依次向心房和心室传播,并在体表不同部位形成一次有规律的电位变化。将体表不同时期的电位差信号连续采集、放大,并连续实时显示,就形成心电图(ECG)。

在人体不同部位放置电极,并通过导联线与心电图机放大电路的正负极相连,这种记录心电图的电路连接方法称为心电图导联。目前广泛采纳的国际通用导联体系称为常规 12 导联体系,包括与肢体相连的肢体导联和与胸部相连的胸导联。

心电测量主要功能:记录人体心脏的电活动,诊断有无心率失常的情况;诊断心肌梗死的部位、范围和程度,有助于预防冠心病;判断药物或电解质情况对心脏的影响,如有房颤的患者,在服用胺碘酮药物后,应定期去做心电测量,这样便于观察疗效;判断人工心脏起搏器的工作状况。

心电图是心脏搏动时产生的生物电位变化曲线,是客观反映心脏电兴奋的发生、传播及恢复过程的重要生理指标,如图 8-1 所示。

临床上根据心电图波形的形态、波幅以及各波之间的时间关系,能诊断出心脏可能发生的疾病,如心律不齐、心肌梗死、期前收缩、心脏异位搏动等。

心电图信号主要包括以下典型波形和波段。

1. P 波

心脏的兴奋发源于窦房结,最先传至心房。因此,心电图各波中最先出现的是代表左右两心房兴奋过程的 P 波。心脏兴奋在向两心房传播的过程中,其心电去极化的综合向量先指向左下肢,然后逐渐转向左上肢。如将各瞬间心房去极化的综合向量连结起来,便形成一个代表心房去极化的空间向量环,简称 P 环。由 P 环在各导联轴上的投影即可得出各导联上不同的 P 波。P 波形

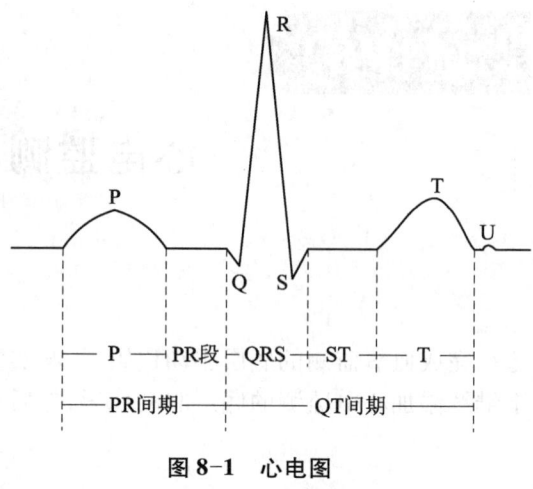

图 8-1 心电图

小而圆钝,随各导联而稍有不同。P 波的宽度一般不超过 0.11 s,多为 0.06~0.10 s。电压(幅度)不超过 0.25 mV,多为 0.05~0.20 mV。

2. PR 段

PR 段是从 P 波的终点到 QRS 复合波起点的相隔时间,它通常与基线为同一水平线。PR 段代表从心房开始兴奋到心室开始兴奋的时间,即兴奋通过心房、房室结和房室束的传导时间。成人 PR 段时间一般约为 0.12~0.20 s,小儿的稍短,这一时间随着年龄的增长而有加长的趋势。

3. QRS 复合波

QRS 复合波代表两个心室兴奋传播过程的电位变化。由窦房结发生的兴奋波,经传导系统首先到达室间隔的左侧面,然后按一定的路线和方向,由内层向外层依次传播。随着心室各部位先后去极化形成多个瞬间综合心电向量,在额面的导联轴上的投影,便是心电图肢体导联的 QRS 复合波。典型的 QRS 复合波包括三个相连的波动。第一个向下的波为 Q 波,继 Q 波后一个狭窄向上的波为 R 波,与 R 波相连接的又一个向下的波为 S 波。由于这三个波紧密相连且总时间一般不超过 0.10 s,故合称 QRS 复合波。QRS 复合波所占时间代表心室肌兴奋传播所需时间,多为 0.06~0.10 s,一般不超过 0.11 s。

4. ST 段

ST 段是从由 QRS 复合波结束到 T 波开始的相隔时间,为水平线。它反映心室各部在兴奋后处于去极化状态,故无电位差。一般 ST 段接近于基线,向下偏移不应超过 0.05 mV,向上偏移在肢体导联不超过 0.1 mV。

5. T 波

T 波是继 QRS 复合波后的一个波幅较低而波宽较长的电波,它反映心室兴奋后复极化的过程。心室复极化的顺序与去极化过程相反,它缓慢地由外层向内层进行。在外层已去极化部分的负电位首先恢复到静息时的正电位,使外层为正,内层为负,因此与去极化时向量的方向基本相同。连接心室复极各瞬间向量所形成的轨迹,就是心室复极化心电向量环,简称 T 环。T 环的投影即为 T 波。

复极化过程同心肌代谢有关,因而较去极化过程缓慢,占时较长。T 波与 ST 段同样具有重要的诊断意义。如果 T 波倒置说明发生心肌梗死。

在以 R 波为主的心电图上，T 波不应低于 R 波的 1/10。

6. U 波

U 波是在 T 波后 0.02~0.04 s 出现的宽而低的波，波幅多在 0.05 mV 以下，宽约 0.20 s。一般临床认为，U 波可能是由心脏舒张时各部分产生的后电位而形成的，也有人认为是浦肯野纤维再极化的结果。正常情况下，不容易记录到微弱的 U 波，当血钾不足、甲状腺功能亢进以及强心药洋地黄等都会使 U 波增大而被捕捉到。

表 8-1 所列为健康成人心电图各个波形的时间和幅度的典型值范围。

表 8-1 健康成人心电图各个波形的典型值范围

波形名称	电压幅度(mV)	时间(s)
P 波	0.05~0.25	0.06~0.10
Q 波	小于 R 波的 1/4	小于 0.04
R 波	0.5~2.0	—
S 波		0.06~0.11
T 波	0.1~1.5	0.05~0.25
PR 段	与基线同一水平	0.06~0.14
PR 间期	—	0.12~0.20
ST 段	水平线	0.05~0.15
QT 间期	—	小于 0.44

本实验通过心电导联线实现一定范围内对心率的精确测量以及心电波和导联状态的实时监测。其中，模块 ID 为 0x10、二级 ID 为 0x02 的心电波形数据包是由从机向主机发送的两通道心电波形；模块 ID 为 0x10、二级 ID 为 0x03 的心电导联信息数据包是由从机向主机发送的心电导联信息；模块 ID 为 0x10、二级 ID 为 0x04 的心电波形数据包是由从机向主机发送的心率值，具体可参见附录 B。Android 手机(主机)在接收到人体生理参数监测系统硬件平台(从机)发送的心电波形、心电导联信息和心率数据包后，通过 App 实时显示心电波、导联状态和心率值。

8.2.2 实验框图

1. 心电监测与显示设计框图

心电监测与显示设计框图如图 8-2 所示。

2. 心电数据处理流程

心电数据处理流程如图 8-3 所示。

8.2.3 心电监测与显示应用程序运行效果

在开始程序设计之前，先通过一个完成的 App 来了解一下想要实现的心电监测的效果，将本书配套资料包中的"03. Android 手机应用程序 apk\09. ECGMonitor\"目录下的 ECGMonitor. apk 安装在 Android 手机上，完成后打开软件单击右上角的"bt"按钮，选择并连

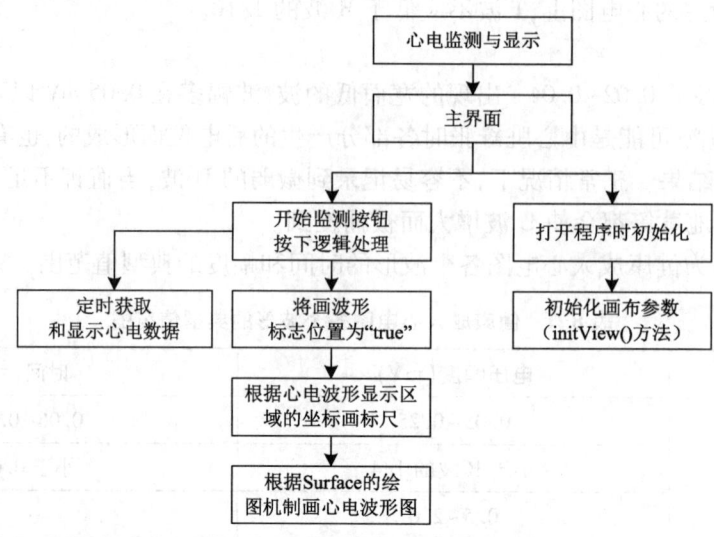

图 8-2 心电监测与显示设计框图

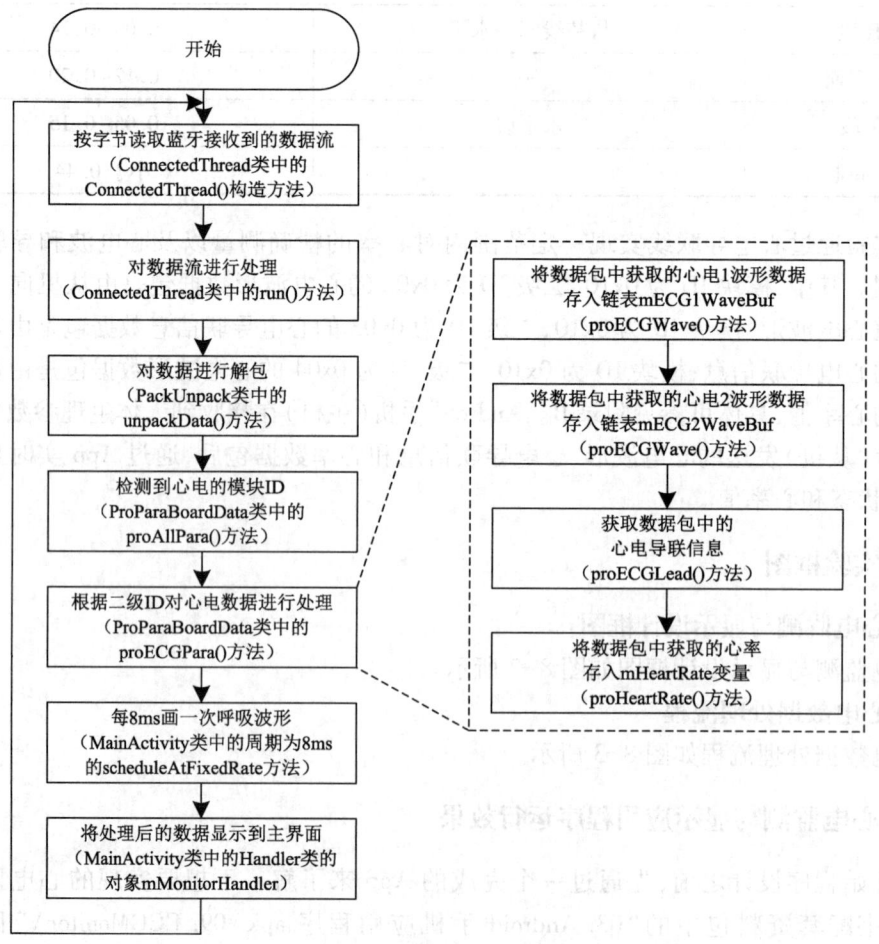

图 8-3 心电数据处理流程

接到人体生理参数监测系统硬件平台。然后将人体生理参数监测系统硬件平台设置为"输出心电数据"模式,单击"start"按钮开始监测,即可看到动态显示的两通道心电波形,以及心率、心电导联信息,如图8-4所示。由于心电监测与显示应用程序已经包含了体温监测与显示、血压测量、呼吸监测与显示,以及血氧监测与显示功能,因此,如果人体生理参数监测系统硬件平台处于五参演示模式,就可以同时看到动态的体温、血压、呼吸、血氧和心电参数。

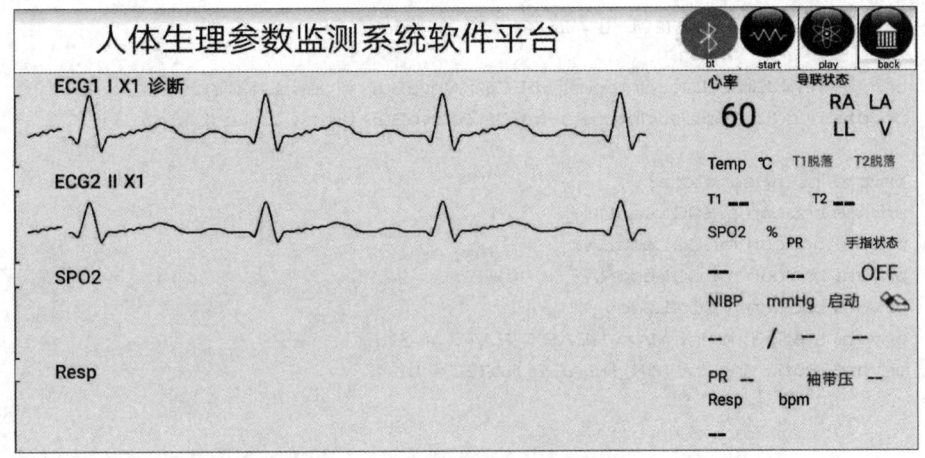

图 8-4　心电监测与显示效果

8.3　实验步骤

1. 复制基准工程

将本书配套资料包中的"04. 例程资料\Material\09. ECGMonitor\09. ECGMonitor"文件夹复制到"D:\AndroidStudioTest\"目录下,然后在Android Studio中打开ECGMonitor工程。实际上,ECGMonitor工程是上一实验工程,所以也可以基于上一项目完成的SPO2Monitor工程开展本实验。

2. 完善 ProParaBoardData.java 文件

(1) 在ProParaBoardData.java文件中,如程序清单8-1所示,添加第13至25行代码。代码解释如下:

① 第16至17行代码:定义心电1、心电2波形数据缓冲区。

② 第19至23行代码:定义心率数据、导联信息(LL、LA、RA和V)变量。

③ 第24至25行代码:定义心率最大、最小临界值。

程序清单 8-1

1. /**
2. * @author SZLY(COPYRIGHT 2018 - 2020 SZLY. All rights reserved.)
3. * @abstract 处理接收解包后的数据
4. * @version V1.0.0
5. * @date 2020/09/01
6. */

```
7.  public class ProParaBoardData extends PackUnpack{
8.
9.      private static final float TEMP_MAX = 500;
10.     ...
11.     private static final int MIN_SPO2_WAVE = 0;
12.
13.     /**
14.      * 心电参数 心电1波形、心电2波形、心率、导联信息
15.      */
16.     private final LinkedList<Integer> mECG1WaveBuf = new LinkedList<>();
17.     private final LinkedList<Integer> mECG2WaveBuf = new LinkedList<>();
18.
19.     private int mHeartRate;
20.     private boolean mECGLeadLL;
21.     private boolean mECGLeadLA;
22.     private boolean mECGLeadRA;
23.     private boolean mECGLeadV;
24.     private static final int MAX_HEART_RATE = 350;
25.     private static final int MIN_HEART_RATE = 0;
26.     ...
27. }
```

（2）如程序清单 8-2 所示，添加第 10 至 15 行代码。代码解释如下：

① 第 11 行代码：将心率值初始化为 0。

② 第 12 至 15 行代码：将 4 个心电导联状态初始化为"false"。

程序清单 8-2

```
1.  public class ProParaBoardData extends PackUnpack {
2.      ...
3.      public ProParaBoardData() {
4.          ...
5.          //血氧参数初始化
6.          mSPO2FingerSts = false;
7.          mSPO2PulseRate = 0;
8.          mSPO2Data = 0;
9.
10.         //心电参数初始化
11.         mHeartRate = 0;
12.         mECGLeadLL = false;
13.         mECGLeadLA = false;
14.         mECGLeadRA = false;
15.         mECGLeadV = false;
16.     }
17. }
```

（3）如程序清单 8-3 所示，添加第 9 至 99 行代码。代码解释如下：

① 第 13 至 15 行代码：获取心电 1 波形数据数量。

② 第 21 至 23 行代码:获取心电 2 波形数据数量。
③ 第 29 至 37 行代码:获取心电 1 波形缓冲区数据。
④ 第 43 至 51 行代码:获取心电 2 波形缓冲区数据。
⑤ 第 57 至 59 行代码:获取心率数据。
⑥ 第 65 至 67 行代码:获取心电导联 LL 状态。
⑦ 第 73 至 75 行代码:获取心电导联 LA 状态。
⑧ 第 81 至 83 行代码:获取心电导联 RA 状态。
⑨ 第 89 至 91 行代码:获取心电导联 V 状态。
⑩ 第 97 至 99 行代码:获取心电导联状态。

程序清单 8-3

```
1.  public class ProParaBoardData extends PackUnpack {
2.
3.      private static final float TEMP_MAX = 500;
4.      ...
5.      public int getSPO2WaveBufSize() {
6.          return mSPO2WaveBuf.size();
7.      }
8.
9.      /**
10.      * @method 获取心电 1 波形数据数量
11.      * @return 心电 1 波形数据数量
12.      */
13.     public int getECG1WaveBufSize() {
14.         return mECG1WaveBuf.size();
15.     }
16.
17.     /**
18.      * @method 获取心电 2 波形数据数量
19.      * @return 心电 2 波形数据数量
20.      */
21.     public int getECG2WaveBufSize() {
22.         return mECG2WaveBuf.size();
23.     }
24.
25.     /**
26.      * @method 获取心电 1 波形缓冲区数据
27.      * @return 心电 1 波形缓冲区数据
28.      */
29.     public int getECG1WaveData() {
30.         synchronized (mECG1WaveBuf) {
31.             if (! mECG1WaveBuf.isEmpty()) {
32.                 return (mECG1WaveBuf.poll());
33.             } else {
34.                 return 0;
35.             }
36.         }
```

```
37.         }
38.
39.         /**
40.          * @method 获取心电 2 波形缓冲区数据
41.          * @return 心电 2 波形缓冲区数据
42.          */
43.         public int getECG2WaveData() {
44.             synchronized (mECG2WaveBuf) {
45.                 if (! mECG2WaveBuf.isEmpty()) {
46.                     return (mECG2WaveBuf.poll());
47.                 } else {
48.                     return 0;
49.                 }
50.             }
51.         }
52.
53.         /**
54.          * @method 获取心率
55.          * @return 心率
56.          */
57.         public int getHeartRate() {
58.             return (mHeartRate);
59.         }
60.
61.         /**
62.          * @method 获取心电导联 LL 状态
63.          * @return 心电导联 LL 状态
64.          */
65.         public boolean getECGLeadLL() {
66.             return (mECGLeadLL);
67.         }
68.
69.         /**
70.          * @method 获取心电导联 LA 状态
71.          * @return 心电导联 LA 状态
72.          */
73.         public boolean getECGLeadLA() {
74.             return (mECGLeadLA);
75.         }
76.
77.         /**
78.          * @method 获取心电导联 RA 状态
79.          * @return 心电导联 RA 状态
80.          */
81.         public boolean getECGLeadRA() {
82.             return (mECGLeadRA);
83.         }
84.
85.         /**
86.          * @method 获取心电导联 V 状态
87.          * @return 心电导联 V 状态
```

```
88.        */
89.       public boolean getECGLeadV() {
90.           return (mECGLeadV);
91.       }
92.
93.       /**
94.        * @method 获取心电导联状态
95.        * @return 心电导联状态
96.        */
97.       public boolean getECGLead() {
98.           return mECGLeadLL && mECGLeadLA && mECGLeadRA && mECGLeadV;
99.       }
100.
101.      /**
102.       * @method 体温数据处理
103.       * @param unpacked 已解包的体温数据包
104.       */
105.      private void proTempData(int[] unpacked) {
106.          ...
107.      }
108.      ...
109. }
```

（4）如程序清单 8-4 所示，添加第 7 至 82 行代码。代码解释如下：

① 第 11 至 29 行代码：获取心电波形数据。参考附录 B 图 B-5，ecg1data 波形数据由 DAT1（波形 1 数据的高八位）+DAT2（波形 1 数据的低八位）组成，ecg2data 波形数据由 DAT3（波形 2 数据的高八位）+DAT4（波形 2 数据的低八位）组成。波形数据以 2 048 为基准线，数据取值范围为 0~4 095。用波形数据减去 2 048，代表对波形数据右移 3 位，对心电波形缩小 8 倍。

② 第 35 至 41 行代码：获取心电导联状态数据，参考附录 B 表 B-8，心电导联信息包由 DAT1 的 bit0（表示 LL 导联状态）、bit1（表示 LA 导联状态）、bit2（表示 RA 导联状态）和 bit3（表示 V 导联状态）组成，程序中分别进行位移操作，读出相应的状态。

③ 第 47 至 60 行代码：获取心率数据，参考附录 B 图 B-7，16 位心率数据的组成由 DAT1（心率数据的高八位）+DAT2（心率数据的低八位）组成。保证心率在设定范围值之内。

④ 第 66 至 82 行代码：根据二级 ID 处理心电数据包，DAT_ECG_WAVE（0x02）表示心电波形数据包，DAT_ECG_LEAD（0x03）表示心电导联状态数据包，DAT_ECG_HR（0x04）表示心率数据包。

程序清单 8-4

```
1. public class ProParaBoardData extends PackUnpack {
2.     ...
3.     private void proSPO2Para(int[] unpacked) {
4.         ...
```

```java
5.    }
6.
7.    /**
8.     * @method 解包后心电波形信息处理
9.     * @param unpacked 心电波形信息包
10.    */
11.   private void proECGWave(int[] unpacked) {
12.       int ecg1data,ecg2data;
13.
14.       ecg1data = unpacked[2] << 8 | unpacked[3];
15.       ecg1data = ecg1data - 2048;
16.       ecg1data = ecg1data >> 3;
17.
18.       ecg2data = unpacked[4] << 8 | unpacked[5];
19.       ecg2data = ecg2data - 2048;
20.       ecg2data = ecg2data >> 3;
21.
22.       synchronized (mECG1WaveBuf) {
23.           mECG1WaveBuf.offer(ecg1data);
24.       }
25.
26.       synchronized (mECG2WaveBuf) {
27.           mECG2WaveBuf.offer(ecg2data);
28.       }
29.   }
30.
31.   /**
32.    * @method 解包后心电导联信息处理
33.    * @param unpacked 心电导联信息包
34.    */
35.   private void proECGLead(int[] unpacked) {
36.
37.       mECGLeadLL = (unpacked[2] & 0x01) != 1;
38.       mECGLeadLA = ((unpacked[2] >> 1) & 0x01) != 1;
39.       mECGLeadRA = ((unpacked[2] >> 2) & 0x01) != 1;
40.       mECGLeadV = ((unpacked[2] >> 3) & 0x01) != 1;
41.   }
42.
43.   /**
44.    * @method 解包后心率数据处理
45.    * @param unpacked 心率包
46.    */
47.   private void proHeartRate(int[] unpacked) {
48.       int data;
49.
50.       data = unpacked[2] << 8 | unpacked[3];
51.
52.       if (data < MIN_HEART_RATE) {
53.           data = MIN_HEART_RATE;
54.       }
55.       if (data > MAX_HEART_RATE) {
```

```
56.                    data = MAX_HEART_RATE;
57.               }
58.
59.               mHeartRate = data;
60.       }
61.
62.       /**
63.        * @method 根据二级 ID 处理心电数据包
64.        * @param unpacked 心电数据包
65.        */
66.       private void proECGPara(int[] unpacked)
67.       {
68.            switch (unpacked[1])
69.            {
70.                case DAT_ECG_WAVE:
71.                    proECGWave(unpacked);
72.                    break;
73.                case DAT_ECG_LEAD:
74.                    proECGLead(unpacked);
75.                    break;
76.                case DAT_ECG_HR:
77.                    proHeartRate(unpacked);
78.                    break;
79.                default:
80.                    break;
81.            }
82.       }
83.       ...
84. }
```

（5）如程序清单 8-5 所示，添加第 11 至 13 行代码。判断模块 ID 是否为心电包（0x10），若是，则调用心电二级 ID 处理数据函数。

程序清单 8-5

```
1. public class ProParaBoardData extends PackUnpack {
2.      ...
3.      public void proAllPara(int[] unpacked) {
4.          int recModID = unpacked[0];
5.
6.          switch (recModID) {
7.              ...
8.              case MODULE_SPO2:
9.                  proSPO2Para(unpacked);
10.                 break;
11.             case MODULE_ECG:
12.                 proECGPara(unpacked);
13.                 break;
14.             default:
15.                 break;
```

```
16.        }
17.      }
18. }
```

3. 完善 strings.xml 文件

如程序清单 8-6 所示,在原有的 strings.xml 文件基础上,添加第 5 至 12 行代码,定义心电参数所用到的字符串常量。

程序清单 8-6

```
1. <resources>
2.     <string name="app_name">EcgMonitor</string>
3.     ...
4.     <string name="spo2_lead_on">ON</string>
5.     <string name="heart_rate">心率</string>
6.     <string name="ecg_lead_status">导联状态</string>
7.     <string name="I_lead">I</string>
8.     <string name="gainX1">X1</string>
9.     <string name="wave2">心电 2</string>
10.    <string name="II_lead">II</string>
11.    <string name="filter_mode">诊断</string>
12.    <string name="scale">1 mv</string>
13. </resources>
```

4. 完善 MainActivity.java 文件

(1) 添加常量和控件定义。在 MainActivity.java 文件中,如程序清单 8-7 所示,添加第 6 行代码,以及第 12 至 17 行代码。代码解释如下:

① 第 6 行代码:定义心率数据最大值。

② 第 12 至 17 行代码:定义 TextView 控件,分别用于显示心率数据、心电导联状态信息和心跳图标。

程序清单 8-7

```
1. public class MainActivity extends Activity {
2.     public static final String DEVICE_NAME = "device_name";
3.     ...
4.     private static final int MAX_SPO2_PULSE = 255;
5.
6.     private static final int MAX_ECG_HR = 320;
7.
8.     private Button mStartBluetoothButton;
9.     ...
10.    private TextView mSPO2FingerStsText;
11.
12.    private TextView mHeartRateText;
13.    private TextView mLeadRAText;
14.    private TextView mLeadLAText;
```

```
15.        private TextView mLeadLLText;
16.        private TextView mLeadVText;
17.        private TextView mHeartIconText;
18.
19.        private BluetoothService mChatService;
20.    }
```

(2)添加心电参数变量定义。如程序清单 8-8 所示,添加第 6 至 28 行代码。代码解释如下:

① 第 9 行代码:定义心电 1 波形数据。

② 第 10 行代码:定义 mECG1BaseLine,用于表示心电 1 波形画布的中线的 Y 轴坐标值,以便定义绘制心电波形图的坐标变量,波形区域范围等变量。

③ 第 13 行代码:定义 mECG2WaveLeft,用于表示心电 2 波形范围的最左边对应的 X 轴坐标值。

④ 第 14 行代码:定义 mECG2WaveRight,用于表示心电 2 波形范围的最右边对应的 X 轴坐标值。

⑤ 第 15 行代码:定义 mECGIndex,即画图时心电 2 波形的 X 轴坐标值。

⑥ 第 16 行代码:定义心电波形画笔变量。

⑦ 第 21 至 27 行代码:第 21 行代码定义心率数据变量,第 22 至 26 行代码定义心电导联状态相关变量并初始化为"false",第 27 行代码定义心跳标志位并初始化为"false"。

程序清单 8-8

```
1.  public class MainActivity extends Activity {
2.      public static final String DEVICE_NAME = "device_name";
3.      ...
4.      private boolean mSPO2FingerSts = false;
5.
6.      /**
7.       * 绘制心电波形参数
8.       */
9.      private int mECG1WaveData;
10.     private int mECG1BaseLine;
11.     private int mECG2WaveData;
12.     private int mECG2BaseLine;
13.     private int mECG2WaveLeft;
14.     private int mECG2WaveRight;
15.     private int mECGIndex ;
16.     private Paint mECGPaint;
17.
18.     /**
19.      * 心电数据参数
20.      */
21.     private int mHeartRate;
22.     private boolean mECGLead = false;
23.     private boolean mECGLeadRA = false;
```

```
24.        private boolean mECGLeadLA = false;
25.        private boolean mECGLeadLL = false;
26.        private boolean mECGLeadV = false;
27.        private boolean mHeartVisible = false;
28.
29.        /**
30.         * 建立线程池,核心任务 7 个
31.         */
32.        private ScheduledExecutorService mExecutorService = new ScheduledThreadPoolExecutor(7);
33.    }
```

（3）完善 initView() 方法。如程序清单 8-9 所示,在 initView() 方法中添加第 9 至 12 行代码,实例化心电画笔,设置画笔的颜色为绿色,设置画笔线的宽度为 3 个像素。

程序清单 8-9

```
1.  /**
2.   * @method 初始化画布参数
3.   */
4.  private void initView() {
5.      final SurfaceView surfaceView = findViewById(R.id.sfv_wave);
6.      ...
7.      mSPO2Paint.setStrokeWidth(3);
8.
9.      //定义心电画笔颜色及类型
10.     mECGPaint = new Paint();
11.     mECGPaint.setColor(ContextCompat.getColor(this, R.color.color_green));
12.     mECGPaint.setStrokeWidth(3);
13.
14.     mSurfaceHolder.addCallback(new SurfaceHolder.Callback() {
15.         ...
16.     }
```

如程序清单 8-10 所示,在 initView() 方法中添加第 13 至 14 行代码,以及第 22 至 30 行代码。代码解释如下:

① 第 13 至 14 行代码:获取控件 ll_ecg1_wave_info 和 ll_ecg2_wave_info 的底部,并分别赋值给 ecg1Bottom 和 ecg2Bottom。

② 第 23 至 24 行代码:获取心电 1 波形画布中线,设置第一个心电 1 波形数据纵坐标为中线值。

③ 第 26 至 27 行代码:获取心电 2 波形画布中线,设置第一个心电 2 波形数据纵坐标为中线值。

④ 第 28 至 30 行代码:将呼吸波形画布始端横坐标赋给 mECG2WaveLeft,呼吸波形画布末端横坐标赋给 mECG2WaveRight,设置 mECGIndex 为心电波形 2 画布始端 mECG2WaveLeft。

程序清单 8-10

```
1.  private void initView() {
2.      final SurfaceView surfaceView = findViewById(R.id.sfv_wave);
3.      ...
4.      mSurfaceHolder.addCallback(new SurfaceHolder.Callback() {
5.          @Override
6.          public void surfaceCreated(SurfaceHolder holder) {
7.              //呼吸坐标,确定画布范围
8.              int[] respLabel = new int[2];
9.              int[] respEnd = new int[2];
10.             ...
11.             int spo2Bottom = findViewById(R.id.text_spo2_wave_info).getBottom();
12.
13.             int ecg1Bottom = findViewById(R.id.ll_ecg1_wave_info).getBottom();
14.             int ecg2Bottom = findViewById(R.id.ll_ecg2_wave_info).getBottom();
15.
16.             //获取屏幕大小
17.             DisplayMetrics metric = new DisplayMetrics();
18.             getWindowManager().getDefaultDisplay().getMetrics(metric);
19.             ...
20.             mSPO2Index = mSPO2WaveLeft;
21.
22.             //心电波形1画布中心点
23.             mECG1BaseLine = ecg1Bottom + mOffsetY;
24.             mECG1WaveData = mECG1BaseLine;
25.             //心电波形2画布中心点
26.             mECG2BaseLine = ecg2Bottom + mOffsetY;
27.             mECG2WaveData = mECG2BaseLine;
28.             mECG2WaveLeft = mRespWaveLeft;
29.             mECG2WaveRight = mRespWaveRight;
30.             mECGIndex = mECG2WaveLeft;
31.         }
32.         ...
33.         @Override
34.         public void surfaceDestroyed(SurfaceHolder holder) {
35.             mDrawWaveFlag = false;
36.         }
37.     });
38. }
```

(4) 完善 paintRuler() 方法实现。如程序清单 8-11 所示,添加第 10 至 25 行代码。调用 canvas.drawLine 函数根据心电标尺 X 坐标(与呼吸标尺一样)、Y 坐标、标尺横线长度 mOffsetX 和标尺纵线长度 2×mOffsetY 绘制标尺。代码解释如下:

① 第 11 至 12 行代码:绘制心电波形 2 标尺纵线,长度为 2×mOffsetY,横坐标为 mEcg2WaveLeft。

② 第 14 至 17 行代码:绘制两条长度为 mOffsetX 的横线。

③ 第 18 至 25 行代码:画心电波形 1 标尺的纵线、横线,方法与画心电波形 2 标尺类似。

程序清单 8-11

```
1.  private void paintRuler(SurfaceHolder holder) {
2.      //第一帧什么都不绘制
3.      Canvas canvas = holder.lockCanvas(new Rect(0, 0, mWidth, mHeight));
4.      ...
5.      //血氧绘制标尺横线
6.      canvas.drawLine(mRulerX, mSPO2BaseLine + mOffsetY, mRulerX + mOffsetX,
7.              mSPO2BaseLine + mOffsetY, mSPO2Paint);
8.      canvas.drawLine(mRulerX, mSPO2BaseLine - mOffsetY, mRulerX + mOffsetX,
9.              mSPO2BaseLine - mOffsetY, mSPO2Paint);
10.     //绘制心电波形 2 标尺纵线
11.     canvas.drawLine(mRulerX, mECG2BaseLine + mOffsetY, mRulerX,
12.             mECG2BaseLine - mOffsetY, mECGPaint);
13.     //绘制心电波形 2 标尺横线
14.     canvas.drawLine(mRulerX, mECG2BaseLine + mOffsetY, mRulerX + mOffsetX,
15.             mECG2BaseLine + mOffsetY, mECGPaint);
16.     canvas.drawLine(mRulerX, mECG2BaseLine - mOffsetY, mRulerX + mOffsetX,
17.             mECG2BaseLine - mOffsetY, mECGPaint);
18.     //绘制心电波形 1 标尺纵线
19.     canvas.drawLine(mRulerX, mECG1BaseLine + mOffsetY, mRulerX,
20.             mECG1BaseLine - mOffsetY, mECGPaint);
21.     //绘制心电波形 1 标尺横线
22.     canvas.drawLine(mRulerX, mECG1BaseLine + mOffsetY, mRulerX + mOffsetX,
23.             mECG1BaseLine + mOffsetY, mECGPaint);
24.     canvas.drawLine(mRulerX, mECG1BaseLine - mOffsetY, mRulerX + mOffsetX,
25.             mECG1BaseLine - mOffsetY, mECGPaint);
26.     holder.unlockCanvasAndPost(canvas);
27.
28.     mDrawRulerFlag = true;
29. }
```

(5) 添加 drawEcgWave() 方法实现。如程序清单 8-12 所示,在 MainActivity.java 文件中添加第 7 至 53 行代码。代码解释如下:

① 第 12 行代码:定义变量 ecgSize 用于获取心电波形缓冲区大小,心电 1 和心电 2 波形缓冲区大小一样,来自同一个数据包。

② 第 13 至 14 行代码:定义 ecg1WaveData2 和 ecg2WaveData2 变量,分别用于获取心电波形 1 和心电波形 2 对应数据。

③ 第 17 行代码:调用蓝牙服务类变量 mChatService 内的 ProParaBoardData 类变量的获取心电波形缓存区大小的方法 getECG1WaveBufSize(),获取心电波形缓存区大小。

④ 第 19 至 21 行代码:若心电波形缓存区大小小于 2,则不能绘制波形,返回。

⑤ 第 24 至 25 行代码:锁住心电波形绘制矩形区域(画布),mECGIndex 记录着上一次终端的点的 X 坐标,每次都从 mECGIndex 开始画,锁住的 X 范围是 mECGIndex ~ (mECGIndex+ecgSize×mDataStep+8×mDataStep)。

⑥ 第 26 至 28 行代码:若锁住的矩形区域为空,则返回。

⑦ 第 29 行代码:调用清除画布方法,清除锁住的矩形区域。

⑧ 第 31 行代码:根据心电波形缓存数量绘制波形。

⑨ 第 34 至 35 行代码:获取心电 1 和心电 2 波形数据,根据实际数据的计算公式得到心电 1 和心电 2 波形的 Y 轴坐标值。

⑩ 第 38 至 41 行代码:将心电波形初始点与心电波形第二个点连起来,第二次之后就是以上一次连线终端的点为起点继续连线。

⑪ 第 43 至 44 行代码:分别将第二个点的纵坐标赋值给 mECG1WaveData、mECG2WaveData,作为下一次连线的初始点纵坐标赋值。

⑫ 第 45 行代码:每画完一个点,mECGIndex 都加上步长。

⑬ 第 47 至 50 行代码:判断心电波形是否绘制到最右边,若是则重新从左边开始绘制,退出本次循环。

⑭ 第 52 行代码:本次循环绘制心电波形结束后,解锁心电波形绘制矩形区域,更新显示。

程序清单 8-12

```
1.  public class MainActivity extends Activity {
2.      ...
3.      private void drawSpo2Wave( SurfaceHolder holder) {
4.      ...
5.      }
6.
7.      /**
8.       * @method 绘制心电波形函数
9.       * @param holder 接口 通过这个接口可访问 Surface
10.      */
11.     private void drawEcgWave( SurfaceHolder holder) {
12.         int ecgSize;
13.         int ecg1WaveData2;
14.         int ecg2WaveData2;
15.
16.         //获得心电波形数量
17.         ecgSize = mChatService.proParaBoardData.getECG1WaveBufSize();
18.         //数量少于 2 不能绘制波形,则返回
19.         if ( ecgSize < MIN_PAINT_SIZE) {
20.             return;
21.         }
22.
23.         //锁住绘制波形区域
24.         Canvas ecgCanvas = holder.lockCanvas( new Rect( new Rect( mECGIndex,
                mECG1BaseLine - mOffsetY - 10 ,
25.                 mECGIndex + ecgSize * mDataStep + 8 * mDataStep, mECG2BaseLine +
                    mOffsetY )));
26.         if ( ecgCanvas == null)
27.             return;
28.         }
```

```
29.         clear(ecgCanvas);
30.
31.         for( int i = 0; i < ecgSize; i++)
32.         {
33.             //实际数据获取公式
34.             ecg1WaveData2 = mECG1BaseLine - mChatService.proParaBoardData.getECG
                    1WaveData();
35.             ecg2WaveData2 = mECG2BaseLine - mChatService.proParaBoardData.getECG
                    2WaveData();
36.
37.             //将两个点连接起来
38.             ecgCanvas.drawLine(mECGIndex, mECG1WaveData, mECGIndex + mDataStep,
39.                     ecg1WaveData2, mECGPaint);
40.             ecgCanvas.drawLine(mECGIndex, mECG2WaveData, mECGIndex + mDataStep,
41.                     ecg2WaveData2, mECGPaint);
42.
43.             mECG1WaveData = ecg1WaveData2;
44.             mECG2WaveData = ecg2WaveData2;
45.             mECGIndex += mDataStep;
46.
47.             if (mECGIndex >= mECG2WaveRight) {
48.                 mECGIndex = mECG2WaveLeft;
49.                 break;
50.             }
51.         }
52.         holder.unlockCanvasAndPost(ecgCanvas);
53.     }
54.     ...
55. }
```

（6）添加控件绑定。如程序清单 8-13 所示，在 onCreate( ) 方法中添加第 12 至 17 行代码。根据控件 ID，分别将心率显示对象、心电导联（LL、LA、V、RA）状态显示对象和心跳图标显示对象与对应控件绑定。

程序清单 8-13

```
1.  /**
2.   * @method onCreate 方法
3.   * @param savedInstanceState 用户按到 Home 键，退出界面，使用
4.   * Bundle savedInstanceState 就可以用户再次打开应用的时候恢复的原来的状态。
5.   */
6.  @Override
7.  protected void onCreate( Bundle savedInstanceState) {
8.      super.onCreate( savedInstanceState);
9.      ...
10.     mSPO2FingerStsText = findViewById( R.id.text_spo2_finger_sts);
11.
12.     mHeartRateText = findViewById( R.id.text_hr);
13.     mLeadLLText = findViewById( R.id.text_lead_ll);
```

```
14.     mLeadLAText = findViewById( R. id. text_lead_la);
15.     mLeadVText = findViewById( R. id. text_lead_v);
16.     mLeadRAText = findViewById( R. id. text_lead_ra);
17.     mHeartIconText = findViewById( R. id. text_heart);
18.
19.     sContext = getApplicationContext();
20.     ...
21. }
```

(7)添加心电参数显示代码。如程序清单 8-14 所示,添加第 14 至 56 行代码。代码解释如下:

① 第 14 至 28 行:若 RA、LA、LL、V 都导联,则根据心跳标志位使心形图片闪烁,心率若在正常范围内则心率显示控件显示心率值,否则显示"--"。若 RA、LA、LL、V 任意一个导联状态为脱落,则不显示心跳图片,心率显示控件显示"--"。

② 第 29 至 35 行:根据 RA 导联状态设置 RA 导联状态显示控件的字体颜色,若导联,则字体显示为绿色;若脱落,则字体显示为红色。LA、LL、V 的原理亦如此。

程序清单 8-14

```
1.  //处理实时数据消息
2.  mMonitorHandler = new Handler() {
3.      @Override
4.      public void handleMessage( Message msg) {
5.          super. handleMessage( msg);
6.          switch ( msg. what) {
7.              case 1:
8.                  ...
9.                  if ( mSPO2FingerSts) {
10.                 ...
11.                 } else {
12.                 ...
13.                 }
14.                 if ( mECGLead) {
15.                     if ( mHeartVisible) {
16.                         mHeartIconText. setBackgroundResource( R. color. color_black);
17.                     } else {
18.                         mHeartIconText. setBackgroundResource( R. drawable. heart);
19.                     }
20.                     if ( mHeartRate < MAX_ECG_HR) {
21.                         mHeartRateText. setText( String. valueOf( mHeartRate));
22.                     } else {
23.                         mHeartRateText. setText( "--");
24.                     }
25.                 } else {
26.                     mHeartIconText. setBackgroundResource( R. drawable. heart);
27.                     mHeartRateText. setText( "--");
28.                 }
29.                 if ( mECGLeadRA) {
```

```
30.                    mLeadRAText.setTextColor(ContextCompat.getColor
31.                        (MainActivity.this,R.color.color_green));
32.                } else {
33.                    mLeadRAText.setTextColor(ContextCompat.getColor
34.                        (MainActivity.this,R.color.color_red));
35.                }
36.                if (mECGLeadLA) {
37.                    mLeadLAText.setTextColor(ContextCompat.getColor
38.                        (MainActivity.this,R.color.color_green));
39.                } else {
40.                    mLeadLAText.setTextColor(ContextCompat.getColor
41.                        (MainActivity.this,R.color.color_red));
42.                }
43.                if (mECGLeadLL) {
44.                    mLeadLLText.setTextColor(ContextCompat.getColor
45.                        (MainActivity.this,R.color.color_green));
46.                } else {
47.                    mLeadLLText.setTextColor(ContextCompat.getColor
48.                        (MainActivity.this,R.color.color_red));
49.                }
50.                if (mECGLeadV) {
51.                    mLeadVText.setTextColor(ContextCompat.getColor
52.                        (MainActivity.this,R.color.color_green));
53.                } else {
54.                    mLeadVText.setTextColor(ContextCompat.getColor
55.                        (MainActivity.this,R.color.color_red));
56.                }
57.                break;
58.            //处理血压数据
59.            case 2:
60.                ...
61.                break;
62.            default:
63.                break;
64.        }
65.    }
66. };
```

（8）添加 drawEcgWave()方法调用。如程序清单 8-15 所示，在 onCreate()方法中把第 4 行的注释"每 8 ms 进行一次绘制呼吸、血氧波形任务"改为"每 8 ms 进行一次绘制呼吸、血氧和心电波形任务"，并添加第 14 行代码。

程序清单 8-15

```
1. protected void onCreate(Bundle savedInstanceState) {
2.     super.onCreate(savedInstanceState);
3.     ...
4.     //每 8 ms 进行一次绘制呼吸、血氧和心电波形任务
5.     mExecutorService.scheduleAtFixedRate(new Runnable() {
6.         @Override
```

```
7.         public void run() {
8.             if (mDrawWaveFlag) {
9.                 if (! mDrawRulerFlag) {
10.                    paintRuler(mSurfaceHolder);
11.                }
12.                drawRespWave(mSurfaceHolder);
13.                drawSpo2Wave(mSurfaceHolder);
14.                drawEcgWave(mSurfaceHolder);
15.            }
16.        }
17.    }, 0, 8, TimeUnit.MILLISECONDS);
18.
19.    //1s 更新显示
20.    mExecutorService.scheduleAtFixedRate(new Runnable() {
21.        ...
22.    }, 0, 1000, TimeUnit.MILLISECONDS);
23. }
```

（9）在更新参数线程中添加心电参数更新代码。如程序清单 8-16 所示，在更新参数线程的 run()方法中添加第 12 至 18 行代码。代码解释如下：

① 第 12 至 17 行代码：每隔 1 s 更新心率，以及心电导联状态相关信息。

② 第 18 行代码：心跳图标状态每隔 1 s 取反，实现心跳图标闪烁效果。

程序清单 8-16

```
1. protected void onCreate(Bundle savedInstanceState) {
2.     ...
3.     //1s 更新显示
4.     mExecutorService.scheduleAtFixedRate(new Runnable() {
5.         @Override
6.         public void run() {
7.             if (mMonitorRun) {
8.                 ...
9.                 mSPO2FingerSts = mChatService.proParaBoardData.getSPO2FingerSts();
10.                mSPO2Data = mChatService.proParaBoardData.getSPO2Data();
11.                mSPO2PulseRate = mChatService.proParaBoardData.getSPO2PulseRate();
12.                mHeartRate = mChatService.proParaBoardData.getHeartRate();
13.                mECGLeadRA = mChatService.proParaBoardData.getECGLeadRA();
14.                mECGLeadLL = mChatService.proParaBoardData.getECGLeadLL();
15.                mECGLeadV = mChatService.proParaBoardData.getECGLeadV();
16.                mECGLeadLA = mChatService.proParaBoardData.getECGLeadLA();
17.                mECGLead = mChatService.proParaBoardData.getECGLead();
18.                mHeartVisible = ! mHeartVisible;
19.
20.                mMonitorHandler.sendEmptyMessage(1);
21.            }
22.        }
23.    }, 0, 1000, TimeUnit.MILLISECONDS);
24. }
```

（10）添加完所有代码后编译工程，将 apk 下载到手机上验证运行效果是否与 8.2.3 节一致。

实战演练

基于对前面学习的知识和对本章代码的理解，以及之前完成的独立测量心电程序，设计一个只监测和显示心电参数的应用。

思考练习

1. 心电的 RA、LA、RL、LL 和 V 分别代表什么？
2. 成人正常心率取值范围是多少？新生儿正常心率取值范围是多少？
3. 如果心率为 80 bpm，按照附录 B 图 B-7 定义的心率数据包应该是怎样的？

项目 9

数据演示实验

完成心电监测的底层驱动代码后就实现了五大生理参数的监测功能了。本实验将在实现五大生理参数监测的基础上完善应用的数据演示功能,并通过代码对应用的数据演示功能进行详细介绍。

9.1 实验内容

1. 数据演示功能主要用于验证程序是否正常运行,同时也可以让使用者初步了解各生理参数实际测量状况。了解数据演示功能的逻辑处理过程。
2. 完善数据演示的底层代码,通过 Android 手机进行验证。

9.2 实验原理

9.2.1 实验框图

1. 数据演示实验设计框图

数据演示实验设计框图如图 9-1 所示。

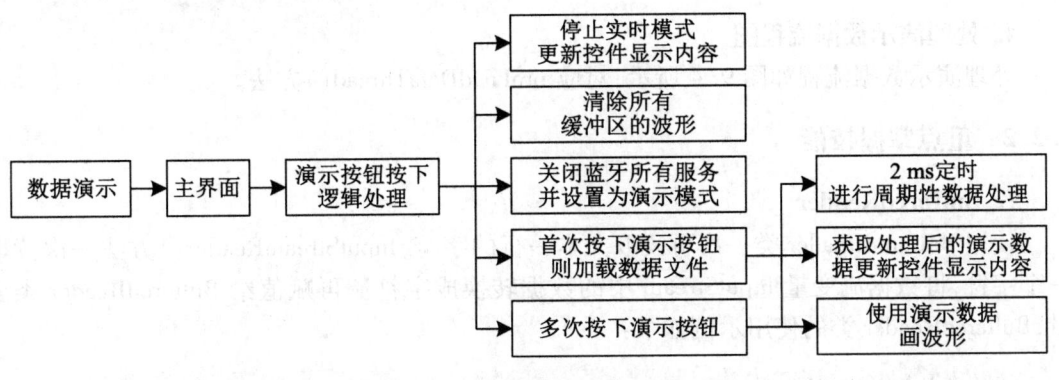

图 9-1 演示实验设计框图

2. 演示模式数据处理流程

演示模式数据处理流程如图 9-2 所示。

3. 加载数据文件流程

加载数据文件流程如图 9-3 所示，对应 loadUrtFile( )方法。

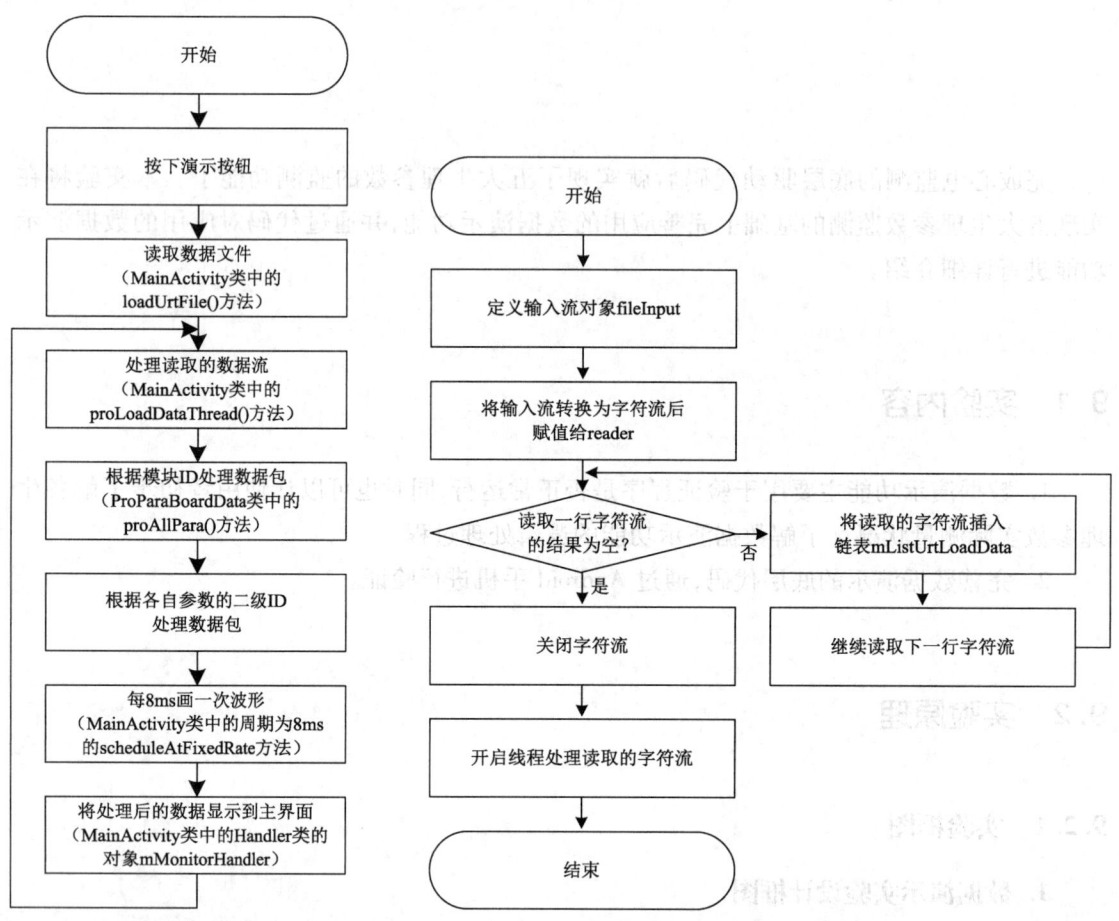

图 9-2 演示模式数据处理流程　　　　图 9-3 加载数据文件流程

4. 处理演示数据流程图

处理演示数据流程如图 9-4 所示，对应 proLoadDataThread( )方法。

9.2.2 重点掌握技能

1. BufferedReader

使用 BufferedReader 类一次可读取文本一行的字符，InputStreamReader( )方法一次读取一个字符，将数据流变量 InputStream 中的数据转换成字符流再赋值给 BufferedReader 类变量，BufferedReader 类的使用示例如下：

```
//定义文本的字节流
BufferedReader reader = new BufferedReader( new InputStreamReader( InputStream));
```

```
String strLine;
strLine = reader.readLine( );         //获取文本一行的字符串
reader.close( );                      //关闭字符流
```

BufferedReader 类提供通用的缓冲方式读取文本,readLine()方法从字符输入流中一行一行地读取文本,用来高效读取字符、数组和行。

InputStreamReader()方法是字节流通向字符流的桥梁,将字节流转换为字符流,一次读取一个字符。

InputStream 是字节输入流的所有类的基类,一般使用它的子类 FileInputStream,InputStream 能在文件处读取一个一个的字节。

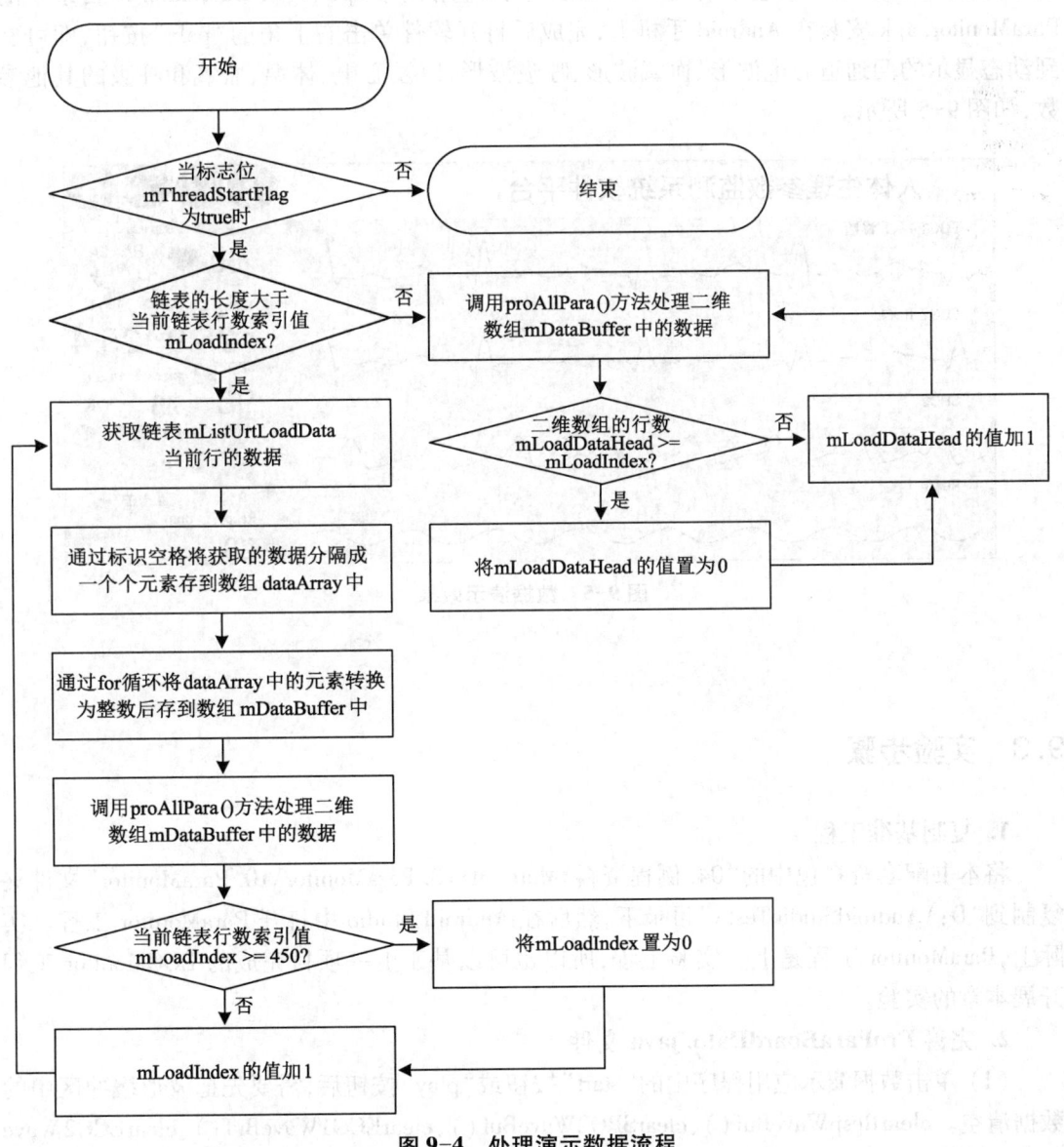

图 9-4　处理演示数据流程

2. RawResource

将 txt 文本数据存储在"res\raw"中,调用 getResource()方法获得当前应用程序上下文的资源引用,然后调用 openRawResource()方法得到输入数据流 InputStream。获取资源文件 raw 的输入数据流的示例如下:

```
InputStream fileInput = getResources().openRawResource(R.raw.pctdata);
```

9.2.3 数据演示应用程序运行效果

在进行程序设计之前,先通过一个完成的 App 来了解一下本实验所作应用想要实现的效果,将本书配套的资料包中的"03. Android 手机应用程序 apk\10. ParaMonitor\"目录下的 ParaMonitor.apk 安装在 Android 手机上,完成后打开软件单击右上角的"paly"按钮,即可看到动态显示的两通道心电波形、血氧波形、呼吸波形,以及心电、体温、血氧和呼吸的其他参数,如图 9-5 所示。

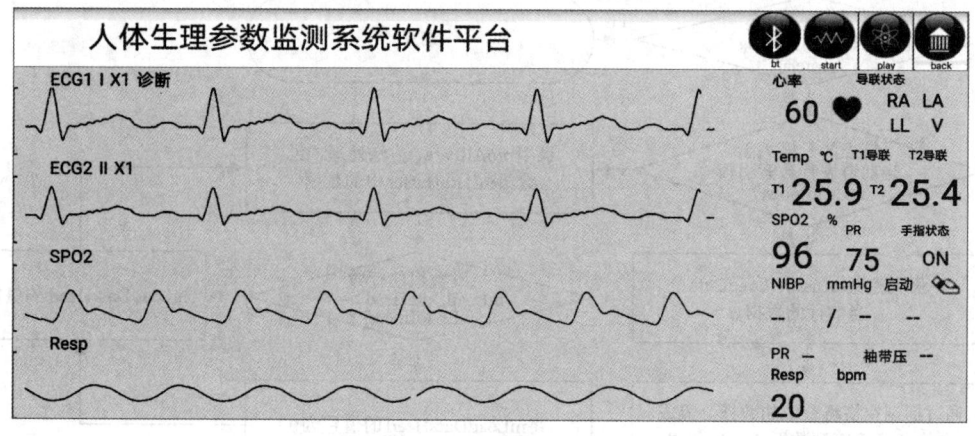

图 9-5 数据演示效果

9.3 实验步骤

1. 复制基准工程

将本书配套资料包中的"04. 例程资料\Material\10. ParaMonitor\10. ParaMonitor"文件夹复制到"D:\AndroidStudioTest\"目录下,然后在 Android Studio 中打开 ParaMonitor 工程。实际上,ParaMonitor 工程是上一实验工程,所以也可以基于上一项目完成的 ECGMonitor 工程开展本章的实验。

2. 完善 ProParaBoardData.java 文件

(1)单击数据演示应用程序中的"start"按钮或"play"按钮后,需要先把波形缓冲区中的数据清空。clearRespWaveBuf()、clearSPO2WaveBuf()、clearECG1WaveBuf()、clearECG2WaveBuf()分别用于清除呼吸波形、血氧波形、心电波形 1 和心电波形 2 缓冲区中的数据。调用

clearAllWaveBuffer()方法即可清除4个波形缓冲区中的数据。

(2) 在ProParaBoardData.java文件中,如程序清单9-1所示,添加第7至51行代码。代码解释如下:

① 第10至14行代码:如果呼吸波形缓冲区非空,则清除呼吸波形缓冲区中的全部数据。

② 第19至23行代码:如果血氧波形缓冲区非空,则清除血氧波形缓冲区中的全部数据。

③ 第28至41行代码:分别判断心电波形1、心电波形2缓冲区是否非空,若是则分别清除心电波形1和心电波形2缓冲区中的全部数据。

④ 第46至51行代码:定义clearAllWaveBuffer()方法,在该方法中调用清除呼吸波形、血氧波形、心电波形1和心电波形2缓冲区中的全部数据的方法,以实现清除所有波形数据。

程序清单9-1

```
1.  public class ProParaBoardData extends PackUnpack {
2.      ...
3.      public boolean getECGLead() {
4.          return mECGLeadLL && mECGLeadLA && mECGLeadRA && mECGLeadV;
5.      }
6.
7.      /**
8.       * @method 清除呼吸波形数据
9.       */
10.     public void clearRespWaveBuf() {
11.         if(! mRespWaveBuf.isEmpty()) {
12.             mRespWaveBuf.clear();
13.         }
14.     }
15.
16.     /**
17.      * @method 清除血氧波形数据
18.      */
19.     public void clearSPO2WaveBuf() {
20.         if(! mSPO2WaveBuf.isEmpty()) {
21.             mSPO2WaveBuf.clear();
22.         }
23.     }
24.
25.     /**
26.      * @method 清除心电1波形数据
27.      */
28.     public void clearECG1WaveBuf() {
29.         if(! mECG1WaveBuf.isEmpty()) {
30.             mECG1WaveBuf.clear();
31.         }
32.     }
33.
34.     /**
35.      * @method 清除心电2波形数据
```

```
36.        */
37.       public void clearECG2WaveBuf(){
38.           if(! mECG2WaveBuf.isEmpty()){
39.               mECG2WaveBuf.clear();
40.           }
41.       }
42.
43.       /**
44.        * @method 清除所有波形数据
45.        */
46.       public void clearAllWaveBuffer(){
47.           clearRespWaveBuf();
48.           clearSPO2WaveBuf();
49.           clearECG1WaveBuf();
50.           clearECG2WaveBuf();
51.       }
52.       ...
53.  }
```

3. 添加 pctdata.txt 文件

数据演示应用程序通过读取存储区中的人体生理参数数据文件，即 pctdata.txt，将各种数据，如呼吸波形数据、血氧波形数据、心电波形 1 数据、心电波形 2 数据、心率、呼吸率等显示在 Android 手机 App 上。

需要在数据演示工程中新建一个"raw"文件夹，然后将本书配套的资料包中的 pctdata.txt 文件复制到 raw 文件夹中，具体流程如下。

（1）如图 9-6 所示，选中"res"并单击鼠标右键，选择"New"→"Directory"。

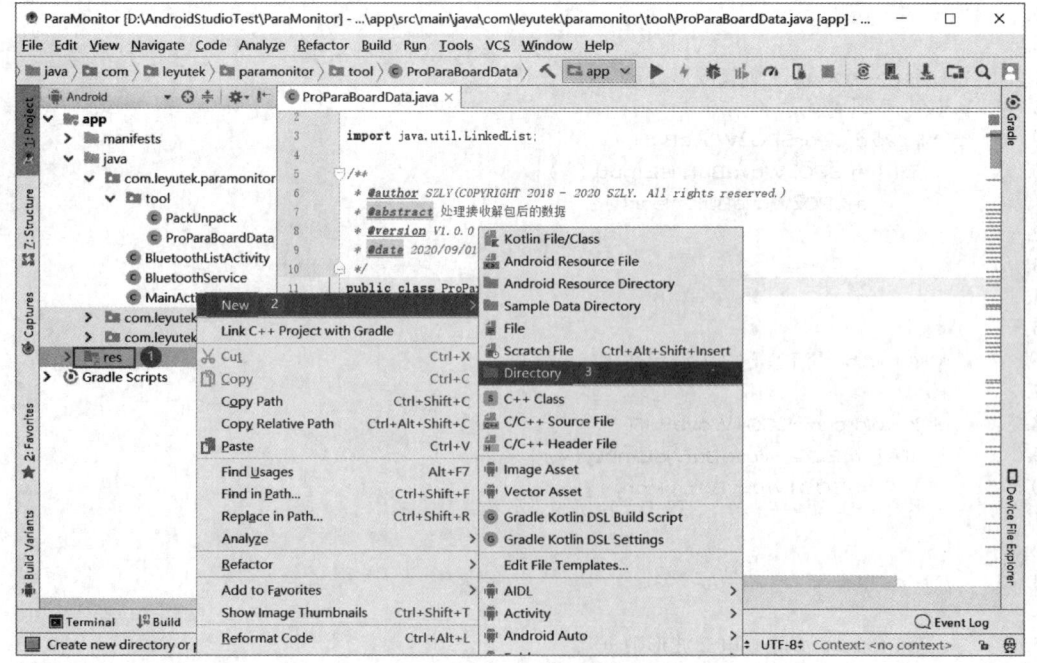

图 9-6　新建文件夹

（2）在弹出的如图9-7所示的"New Directory"对话框中，输入新建文件夹的名称"raw"，然后单击"OK"按钮。

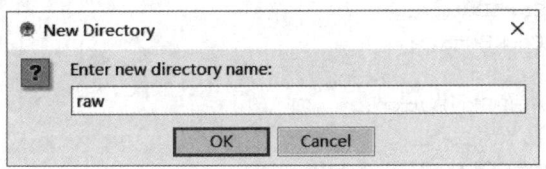

图9-7 输入文件夹名称

文件夹创建完成后，"D：\AndroidStudioTest\ParaMonitor\app\src\main\res\"目录下会新增一个raw文件夹，如图9-8所示。最后，将本书配套的资料包中的"04. 例程资料\Material\10. ParaMonitor\StepByStep\"目录下的pctdata.txt文件复制到"D：\AndroidStudioTest\ParaMonitor\app\src\main\res\raw\"目录下。

4. 完善MainActivity.java文件

（1）添加变量。在MainActivity.java文件中，如程序清单9-2所示，添加第8行代码，以及第13至32行代码。代码添加后，"ProParaBoardData"和"LinkedList"呈红色，使用组合键Alt+Enter，"import com.szly.paramonitor.tool.ProParaBoardData;"和"import Java.util.LinkedList;"会自动添加到MainActivity.java文件中。代码解释如下：

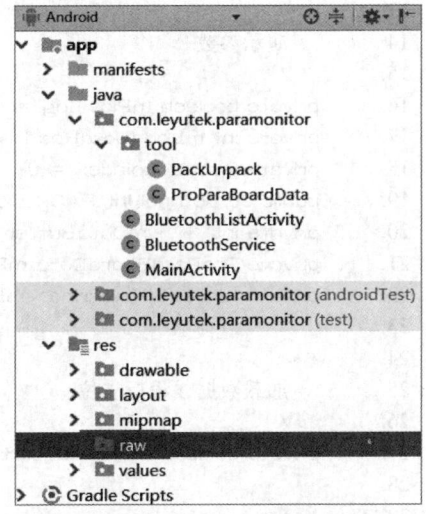

图9-8 文件夹创建完成效果

① 第8行代码：定义开启演示模式按钮变量。

② 第16行代码：定义演示模式标志位mPlayFlag，并初始化为"false"。

③ 第17至18行代码：定义mLoadDataHead变量，用于表示已处理过的数据缓冲区的下标。定义mLoadIndex变量，用于作为未处理过的数据缓冲区下标，代表pctdata.txt文件中数据所在的行号。

④ 第19行代码：定义一个整型全局变量常量PACK_QUEUE_CNT，并赋值为450。

⑤ 第20行代码：定义一个450行10列的数组，文本里的每一行数据不超过10个。

⑥ 第21行代码：定义一个ProParaBoardData对象用于处理文本数据。

⑦ 第22行代码：定义一个String型的链表mListUrtLoadData，用于读取文本每一行的数据。

⑧ 第27行代码：定义一个加载数据线程标志位mThreadStartFlag。

⑨ 第32行代码：定义加载文件数据标志位mLoadFlag。只加载一次，后续直接从缓冲区里加载。

程序清单9-2

1. public class MainActivity extends Activity {
2. ...

```
3.
4.      private Button mStartBluetoothButton;
5.      private Button mStartButton;
6.      private Button mBackButton;
7.
8.      private Button mNIBPPlayButton;
9.      ...
10.      private boolean mECGLeadV = false;
11.      private boolean mHeartVisible = false;
12.
13.      /**
14.       * 演示参数
15.       */
16.      private boolean mPlayFlag = false;
17.      private int mLoadDataHead = 0;
18.      private int mLoadIndex = 0;
19.      public static final int PACK_QUEUE_CNT = 450;
20.      private int[][] mDataBuffer = new int[PACK_QUEUE_CNT][10];
21.      private ProParaBoardData mProParaBoardData;
22.      private LinkedList<String> mListUrtLoadData = new LinkedList<>();
23.
24.      /**
25.       * 加载数据线程标志位
26.       */
27.      private boolean mThreadStartFlag = false;
28.
29.      /**
30.       * 加载文件数据标志位,只加载一次
31.       */
32.      private boolean mLoadFlag = false;
33.
34.      ...
35.      /**
36.       * 建立线程池,核心任务7个
37.       */
38.      private ScheduledExecutorService mExecutorService = new ScheduledThreadPoolExecutor
         (7);
39.      ...
40. }
```

(2) 完善 drawRespWave() 方法。演示模式读取文本数据时,由于波形缓冲区数据很多,如果直接画波形会将缓冲区的数据全部显示出来,大大增加了程序运行时间,所以不可以直接根据缓冲区大小绘制波形,而是需要将演示波形数据和实时波形数据区分开来,则需修改每个参数绘制波形方法中的一些代码。

修改后的代码如程序清单 9-3 所示。在 drawRespWave() 方法中,删除"respSize = mChatService. proParaBoardData. getRespWaveBufSize();"代码,添加程序清单 9-3 第 6 至 20 行代码;删除"respWaveData2 = mRespBaseLine + mOffsetY - mChatService. proParaBoardData. getRespWave()/2;"代码,添加程序清单 9-3 第 27 至 31 行代码。代码解释如下:

① 第 6 行代码：判断是否为演示模式。
② 第 7 行代码：若为实时模式，则通过蓝牙获取呼吸波形缓存区大小。
③ 第 9 行代码：为演示模式，则直接调用数据处理类 mProParaBoardData 获取呼吸波形缓存区大小。

这里对 respSize 的赋值是根据打印时读取的缓存区大小来决定的。可以打印 respSize 到日志，来查看演示模式下，呼吸波形缓冲区的大小变化。绘制波形时，绘制呼吸和血氧波形的速度一致，心电波形绘制速度是它们的 4 倍。

④ 第 11 至 12 行代码：若 respSize 大于 60，则将其设置为 8。
⑤ 第 13 至 14 行代码：若 respSize 小于 60 且大于 40，则将其设置为 6。
⑥ 第 15 至 16 行代码：若 respSize 小于 40 且大于 20，则将其设置为 5。
⑦ 第 17 至 18 行代码：若 respSize 小于 20 且大于 4，则将其设置为 4。
⑧ 第 27 至 29 行代码：若为实时模式，则通过蓝牙获取呼吸波形数据。
⑨ 第 29 至 31 行代码：若为演示模式，直接调用数据处理类 mProParaBoardData 获取到的呼吸波形数据。

程序清单 9-3

```
1.  private void drawRespWave( SurfaceHolder holder) {
2.      int respSize;
3.      int respWaveData2;
4.
5.      //获得呼吸波形缓存数量
6.      if(! mPlayFlag) {
7.          respSize = mChatService.proParaBoardData.getRespWaveBufSize();
8.      } else {
9.          respSize = mProParaBoardData.getRespWaveBufSize();
10.
11.         if ( respSize > 60) {
12.             respSize = 8;
13.         } else if ( respSize > 40) {
14.             respSize = 6;
15.         } else if ( respSize > 20) {
16.             respSize = 5;
17.         } else if ( respSize >4) {
18.             respSize =4;
19.         }
20.     }
21.     ...
22.
23.     //一次任务绘制 respSize 个
24.     for(int i = 0; i < respSize; i++)
25.     {
26.         ///实际数据获取公式
27.         if(! mPlayFlag){
28.             respWaveData2 = mRespBaseLine + mOffsetY - mChatService.proParaBoard
                    Data.getRespWave() / 2;
```

```
29.            } else {
30.                respWaveData2 = mRespBaseLine + mOffsetY - mProParaBoardData.getResp
                       Wave() / 2;
31.            }
32.            //将两个点连接起来
33.            respCanvas.drawLine(mRespIndex, mRespWaveData, mRespIndex + mDataStep,
34.                    respWaveData2, mRespPaint);
35.
36.            ...
37.        }
38.        holder.unlockCanvasAndPost(respCanvas);
39. }
```

（3）完善 drawSpo2Wave() 方法。绘制血氧波形的方法需要修改的内容和原理与绘制呼吸波形的方法一样，更改后的代码如程序清单 9-4 所示。

该代码在 drawSpo2Wave() 方法中找到并删除代码 "spo2Size = mChatService. proParaBoardData. getSPO2WaveBufSize();"，然后添加第 6 至 20 行代码；删除代码 "spo2WaveData2 = mSPO2BaseLine+mOffsetY-mChatService. proParaBoardData. getSPO2WaveData()/3+10;"，再添加第 27 至 31 行代码。代码解释如下：

① 第 6 行代码：判断是否为演示模式。

② 第 7 行代码：若为实时模式，则通过蓝牙获取血氧波形缓存区大小。

③ 第 9 行代码：若为演示模式，则直接调用数据处理类 mProParaBoardData 的获取血氧波形缓存区大小的方法 getSPO2WaveBufSize() 并将结果赋值给 spo2Size。

这里 spo2Size 的大小是根据打印时读取的缓存区大小来决定的。用户可以打印 spo2Size 到日志，来查看演示模式下，血氧波形缓冲区的大小变化。

④ 第 11 至 12 行代码：若 spo2Size 大于 60，则将其设置为 8。

⑤ 第 13 至 14 行代码：若 spo2Size 小于 60 且大于 40，则将其设置为 6。

⑥ 第 15 至 16 行代码：若 spo2Size 小于 40 且大于 20，则将其设置为 5。

⑦ 第 17 至 18 行代码：若 spo2Size 小于 20 且大于 4，则将其设置为 4。

⑧ 第 27 至 29 行代码：若为实时模式，则通过蓝牙获取血氧波形数据。

⑨ 第 29 至 31 行代码：若为演示模式，则直接调用数据处理类 mProParaBoardData 获取到的血氧波形数据。

程序清单 9-4

```
1. private void drawSpo2Wave(SurfaceHolder holder) {
2.     int spo2Size;
3.     int spo2WaveData2;
4.
5.     //获得血氧波形缓存数量
6.     if(! mPlayFlag) {
7.         spo2Size = mChatService.proParaBoardData.getSPO2WaveBufSize();
8.     } else {
9.         spo2Size = mProParaBoardData.getSPO2WaveBufSize();
```

```
10.
11.         if ( spo2Size > 60) {
12.             spo2Size = 8;
13.         } else if ( spo2Size > 40) {
14.             spo2Size = 6;
15.         } else if ( spo2Size > 20) {
16.             spo2Size = 5;
17.         } else if ( spo2Size > 4) {
18.             spo2Size = 4;
19.         }
20.     }
21.     ...
22.
23.     //一次任务绘制 spo2Size 个
24.     for( int i = 0; i < spo2Size; i++) {
25.
26.         //根据实际数据获取公式
27.         if( ! mPlayFlag) {
28.             spo2WaveData2 = mSPO2BaseLine + mOffsetY - mChatService. proParaBoard
                    Data. getSPO2WaveData( ) / 3 + 10;
29.         } else
30.             spo2WaveData2 = mSPO2BaseLine + mOffsetY - mProParaBoardData. getSPO2
                    WaveData( ) / 3 + 10;
31.         }
32.         //将两个点连接起来
33.         spo2Canvas. drawLine( mSPO2Index, mSPO2WaveData, mSPO2Index + mDataStep,
34.             spo2WaveData2, mSPO2Paint) ;
35.         ...
36.     }
37.     holder. unlockCanvasAndPost( spo2Canvas) ;
38. }
```

（4）完善 drawEcgWave( )方法。如程序清单 9-5 所示，在 drawEcgWave( )方法中，删除"ecgSize = mChatService. proParaBoardData. getECG1WaveBufSize( ) ;"代码，添加程序清单 9-5 第 7 至 21 行代码；删除"ecg1WaveData2 = mECG1BaseLine - mChatService. proParaBoardData. getECG1WaveData ( ) ;"和" ecg2WaveData2 = mECG2BaseLine - mChatService. pro Para BoardData. getECG2WaveData( ) ;"代码，添加程序清单 9-5 第 26 至 32 行代码。代码解释如下：

① 第 7 行代码：判断是否为演示模式。

② 第 8 行代码：若为实时模式，则通过蓝牙获取心电波形缓存区大小。

③ 第 9 行代码：若为演示模式，直接调用数据处理类 mProParaBoardData 获取心电波形 1 缓存区大小，并赋值给 ecgSize。

这里 ecgSize 的大小是由打印时读取的缓存区大小来决定的。用户可以打印 ecgSize 到日志，来查看演示模式下，心电波形缓冲区的大小变化。

④ 第 12 至 13 行代码：若 ecgSize 大于 300，则将其设置为 40。

⑤ 第 14 至 15 行代码：若 ecgSize 小于 300 且大于 200，则将其设置为 32。

⑥ 第 16 至 17 行代码：若 ecgSize 小于 200 且大于 130，则将其设置为 28。

⑦ 第 18 至 19 行代码:若 ecgSize 小于 130 且大于 30,则将其设置为 20。
⑧ 第 26 至 29 行代码:若为实时模式,则通过蓝牙获取心电 1 和心电 2 波形数据。
⑨ 第 30 至 32 行代码:若为演示模式,则直接调用数据处理类 mProParaBoardData 获取到的心电 1 和心电 2 波形数据。

程序清单 9-5

```
1.  private void drawEcgWave(SurfaceHolder holder) {
2.      int ecgSize;
3.      int ecg1WaveData2;
4.      int ecg2WaveData2;
5.
6.      //获得心电波形数量
7.      if (! mPlayFlag) {
8.          ecgSize = mChatService.proParaBoardData.getECG1WaveBufSize();
9.      } else {
10.         ecgSize = mProParaBoardData.getECG1WaveBufSize();
11.
12.         if (ecgSize > 300) {
13.             ecgSize = 40;
14.         } else if (ecgSize > 200) {
15.             ecgSize = 32;
16.         } else if (ecgSize > 130) {
17.             ecgSize = 28;
18.         } else if (ecgSize > 30) {
19.             ecgSize = 20;
20.         }
21.     }
22.     ...
23.     for(int i = 0; i < ecgSize; i++)
24.     {
25.         //实际数据获取公式
26.         if (! mPlayFlag) {
27.             ecg1WaveData2 = mECG1BaseLine - mChatService.proParaBoardData.getECG1WaveData();
28.             ecg2WaveData2 = mECG2BaseLine - mChatService.proParaBoardData.getECG2WaveData();
29.         } else {
30.             ecg1WaveData2 = mECG1BaseLine - mProParaBoardData.getECG1WaveData();
31.             ecg2WaveData2 = mECG2BaseLine - mProParaBoardData.getECG2WaveData();
32.         }
33.         //将两个点连接起来
34.         ecgCanvas.drawLine(mECGIndex, mECG1WaveData, mECGIndex + mDataStep,
35.                 ecg1WaveData2, mECGPaint);
36.         ...
37.     }
38.     holder.unlockCanvasAndPost(ecgCanvas);
39. }
```

（5）添加 proLoadDataThread()方法。如程序清单 9-6 所示，在 MainActivity.java 文件中，添加了 proLoadDataThread()方法，即添加第 8 至 43 行代码。代码解释如下：

① 第 12 行代码：定义整型变量 data。

② 第 14 行代码：判断加载数据线程标志位是否为"true"。

③ 第 15 行代码：整型变量 mLoadIndex 表示文本中的某一行数据，之前赋值为 0。判断链表 mListUrtLoadData 的大小是否大于 0。

④ 第 16 行代码：定义 String 型变量 stringData，来获取链表 mListUrtLoadData 的某一行解包后的数据，如"19 2 83 81 80 79 78 0"。

⑤ 第 17 行代码：定义 String 型数组 dataArray，将 stringData 的内容以空格分隔并存入 dataArray。

⑥ 第 19 至 27 行代码：根据文本中某一行的数据长度，判断 dataArray 是否为空，若不为空则将 dataArray 当前元素从 String 型转换成整型，并对小于 0 的数据需加上 256，将数据存入文本缓冲区。

⑦ 第 28 行代码：调用 mProParaBoardData 中的处理数据方法 proAllPara()，处理文本缓冲区的数据。

⑧ 第 30 至 32 行代码：PACK_QUEUE_CNT 为 450，这里判断行数 mLoadIndex 是否大于等于 450(行数最多为 446)，若大于等于 450，则将 mLoadIndex 赋值为 0，以保证文本缓冲区存储的数据不超越文本缓冲区的大小。

⑨ 第 33 行代码：每处理好一行文本的数据，mLoadIndex 自加，下次处理下一行。

⑩ 第 36 至 40 行代码：文本已处理完成(所有数据已从 String 类型变为 int 类型)，则直接处理文本缓冲区 mDataBuffer 中的数据，调用 mProParaBoardData 中的处理数据方法 proAllPara()。

程序清单 9-6

```
1.  public class MainActivity extends Activity {
2.      ...
3.
4.      private void drawEcgWave(SurfaceHolder holder) {
5.          ...
6.      }
7.
8.      /**
9.       * @method 处理加载文件任务
10.      */
11.     private void proLoadDataThread() {
12.         int data;
13.
14.         if (mThreadStartFlag) {
15.             if (mListUrtLoadData.size() > mLoadIndex) {
16.                 String stringData = mListUrtLoadData.get(mLoadIndex);
17.                 String[] dataArray = stringData.split(" ");
18.
19.                 for (int i = 0; i < dataArray.length; i++) {
```

```
20.                    if(! dataArray[i].equals("")){
21.                        data = (byte)Integer.parseInt(dataArray[i], 10);
22.                        data = data >= 0 ? data : (data + 256);
23.
24.                        mDataBuffer[mLoadIndex][i] = data;
25.
26.                    }
27.                }
28.                mProParaBoardData.proAllPara(mDataBuffer[mLoadIndex]);
29.
30.                if(mLoadIndex >= PACK_QUEUE_CNT){
31.                    mLoadIndex = 0;
32.                }
33.                mLoadIndex++;
34.
35.            } else {
36.                mProParaBoardData.proAllPara(mDataBuffer[mLoadDataHead]);
37.                mLoadDataHead++;
38.                if(mLoadDataHead >= mLoadIndex){
39.                    mLoadDataHead = 0;
40.                }
41.            }
42.        }
43.    }
44.    ...
45.    @Override
46.    protected void onCreate(Bundle savedInstanceState){
47.        super.onCreate(savedInstanceState);
48.        ...
49.    }
50.    ...
51. }
```

（6）添加 loadUrtFile()方法。如程序清单 9-7 所示，在 MainActivity.java 文件中，添加第 8 至 42 行代码。这些代码添加完后，代码中"IOException""InputStream""BufferedReader"和"InputStreamReader"呈红色，使用组合键 Alt+Enter 后，"import Java.io.IOException;""import Java.io.InputStream;""import Java.io.BufferedReader;"和"import Java.io.InputStreamReader;"会自动添加到 MainActivity.java 文件中。代码解释如下：

① 第 13 行代码：定义 String 变量 strLine，用于记录文本行数。

② 第 14 行代码：获取资源的数据流，并读取资源数据。

③ 第 15 至 17 行代码：判断数据流否为空，若是则返回。

④ 第 19 行代码：BufferedReader()方法一次可读取一行的字符，InputStreamReader()方法一次读取一个字符，将数据流变量 fileInput 中存储的数据转换成字符流再赋值给字符流变量 reader。

⑤ 第 21 行代码：清空链表 mListUrtLoadData。

⑥ 第 22 行代码：读取字符流 reader 中的一行数据，并赋值给变量 strLine。

⑦ 第 24 至 27 行代码:若该行数据非空则将该行数据添进链表 mListUrtLoadData 中。

⑧ 第 28 行代码:继续读字符流 reader 中的一行数据,若非空则添进链表 mListUrtLoadData 中,直到读完整个文本。

⑨ 第 30 行代码:数据已读完,关闭字符流变量 reader。

⑩ 第 32 行代码:设置加载数据线程标志位 mThreadStartFLag 为"true"。

⑪ 第 34 至 41 行代码:向线程池添加定时任务,定时处理 mListUrtLoadData 中的数据。

⑫ 第 37 至 39 行代码:判断加载数据线程标志位 mThreadStartFLag 是否为"true",若是则执行 proLoadDataThread( )方法。

⑬ 第 41 行代码:每 2 ms 执行一次 proLoadDataThread( )方法。

程序清单 9-7

```
1.  public class MainActivity extends Activity {
2.      ...
3.
4.      private void proLoadDataThread( ) {
5.          ...
6.      }
7.
8.      /**
9.       * @method 加载串口数据文件
10.      * @throws IOException 扔出一个异常
11.      */
12.     public void loadUrtFile( ) throws IOException {
13.         String strLine;
14.         InputStream fileInput = getResources( ).openRawResource( R.raw.pctdata);
15.         if ( fileInput.toString( ).equals("")) {
16.             return;
17.         }
18.
19.         BufferedReader reader = new BufferedReader( new InputStreamReader( fileInput));
20.
21.         mListUrtLoadData.clear( );
22.         strLine = reader.readLine( );
23.
24.         while ( strLine ! = null) {
25.             if ( strLine.length( ) > 0) {
26.                 mListUrtLoadData.add( strLine);
27.             }
28.             strLine = reader.readLine( );
29.         }
30.         reader.close( );
31.
32.         mThreadStartFlag = true;
33.
34.         mExecutorService.scheduleAtFixedRate( new Runnable( ) {
35.             @Override
36.             public void run( ) {
```

```
37.                if(mThreadStartFlag){
38.                    proLoadDataThread();
39.                }
40.            }
41.        },0,2,TimeUnit.MILLISECONDS);
42.    }
43. ...
44.    @Override
45.    protected void onCreate(Bundle savedInstanceState){
46.        super.onCreate(savedInstanceState);
47.        ...
48.    }
49. ...
50. }
```

（7）添加控件绑定和类的实例化。如程序清单9-8所示，在onCreate()方法中添加第12行代码，将开始演示按钮与对应控件（btn_play）绑定起来。

程序清单9-8

```
1. @Override
2. protected void onCreate(Bundle savedInstanceState){
3.     super.onCreate(savedInstanceState);
4.     ...
5.     mHeartRateText = findViewById(R.id.text_hr);
6.     mLeadLLText = findViewById(R.id.text_lead_ll);
7.     mLeadLAText = findViewById(R.id.text_lead_la);
8.     mLeadVText = findViewById(R.id.text_lead_v);
9.     mLeadRAText = findViewById(R.id.text_lead_ra);
10.    mHeartIconText = findViewById(R.id.text_heart);
11.
12.    mNIBPPlayButton = findViewById(R.id.btn_play);
13.
14.    sContext = getApplicationContext();
15.    ...
16. }
```

如程序清单9-9所示，在onCreate()方法中添加第10行代码，实例化mProParaBoardData对象，用于在演示模式下处理文本数据。

程序清单9-9

```
1. @Override
2. protected void onCreate(Bundle savedInstanceState){
3.     super.onCreate(savedInstanceState);
4.     ...
5.     mNIBPPlayButton = findViewById(R.id.btn_play);
6.
7.     sContext = getApplicationContext();
```

```
8.      ...
9.      mPackUnpack = new PackUnpack();
10.     mProParaBoardData = new ProParaBoardData();
11.     ...
12. }
```

（8）完善开始（"start"）按钮的监听函数。如程序清单 9-10 所示，删除了"start"按钮 onClick()方法内的代码，然后添加了第 6 至 15 行代码。代码解释如下：

① 第 6 行代码：每次单击"start"按钮都清除一次蓝牙接收到的波形数据。在实时模式下，若用户只单击了血压测量按钮，没有单击"start"按钮，则波形缓冲区会堆积很多数据，所以需要清除波形数据。

② 第 7 行代码：清除演示模式下的波形数据。

③ 第 8 至 11 行代码：设置 mMonitorRun 为"true"，开始从蓝牙获取处理后的数据；将演示模式下的加载数据线程标志位 mThreadStartFlag 设置为"false"，停止加载数据；设置蓝牙解包数据标志位为"true"，并开始绘制波形。

④ 第 13 至 15 行代码：判断是否为演示模式，若是演示模式，则需把演示标志位 mPlayFlag 设置为"false"。

程序清单 9-10

```
1.  //开始按钮的监听函数
2.  mStartButton.setOnClickListener(new View.OnClickListener() {
3.      @Override
4.      public void onClick(View v) {
5.
6.          mChatService.proParaBoardData.clearAllWaveBuffer();
7.          mProParaBoardData.clearAllWaveBuffer();
8.          mMonitorRun = true;
9.          mThreadStartFlag = false;
10.         mChatService.setStatus(true);
11.         mDrawWaveFlag = true;
12.
13.         if(mPlayFlag) {
14.             mPlayFlag = false;
15.         }
16.     }
17. });
```

（9）完善返回按钮的监听函数。如程序清单 9-11 所示，在返回按钮的监听函数中添加第 5 行代码，设置加载数据线程标志位 mThreadStartFlag 为"false"，停止加载数据。

程序清单 9-11

```
1.  //返回按钮的监听函数
2.  mBackButton.setOnClickListener(new View.OnClickListener() {
3.      @Override
```

```
4.    public void onClick( View v) {
5.        mThreadStartFlag = false;
6.        //停止绘制波形
7.        mDrawWaveFlag = false;
8.        //停止解包
9.        mChatService.setStatus( false );
10.       //停止更新显示
11.       mMonitorRun = false;
12.       //关闭蓝牙服务
13.       if ( mChatService ! = null ) {
14.           mChatService.stop( );
15.       }
16.       //停止线程
17.       mExecutorService.shutdown( );
18.       //退出界面
19.       finish( );
20.    }
21. });
```

（10）完善手机返回键的执行函数。如程序清单 9-12 所示，在手机返回键的执行函数中添加第 6 行代码，设置加载数据线程标志位 mThreadStartFlag 为"false"，停止加载数据。

程序清单 9-12

```
1.  /**
2.   * @method 手机返回键执行函数
3.   */
4.  @Override
5.  public void onBackPressed( ) {
6.      mThreadStartFlag = false;
7.      //停止绘制波形
8.      mDrawWaveFlag = false;
9.      //停止解包
10.     mChatService.setStatus( false );
11.     //关闭蓝牙服务
12.     if ( mChatService ! = null ) {
13.         mChatService.stop( );
14.     }
15.     mMonitorRun = false;
16.     //停止线程
17.     mExecutorService.shutdown( );
18.     //退出界面
19.     finish( );
20. }
```

（11）添加演示按钮的监听函数。如程序清单 9-13 所示，添加第 6 至 38 行代码。代码解释如下：

① 第 10 行代码：设置 mMonitorRun 标志位为"false"，停止从蓝牙获取数据。

② 第 12 行代码：判断是否处于演示模式，若处于实时模式即 mPlayFlag 为 false 时，才进行后续处理；若处于演示模式，则按下演示按钮后不作任何处理。

③ 第 13 行代码：判断蓝牙是否已实例化。

④ 第 14 至 21 行代码：数据演示时需要显示文本里的数据波形，所以要将缓冲区里蓝牙接收的波形数据清除，发送停止测量血压命令（此时的状态有可能为在实时模式下正在测量血压时单击"play"按钮），将血压的各参数显示控件设置为"--"，设置解包标志位为"false"，最后关闭蓝牙所有线程。

⑤ 第 23 行代码：设置演示标志位为"true"。

⑥ 第 25 行代码：判断是否为启动工程后首次进入演示模式，若是首次进入演示模式，则需要加载文本数据，存到缓冲区。后续进入演示模式就不需要再加载文本，直接从上次缓冲区读取数据即可。

⑦ 第 26 至 30 行代码：调用 loadUrlFile() 函数加载文本数据。一般在读写数据流时容易出现 IO 异常，为了避免发生读数据流异常而导致程序崩溃，增加 try/catch 异常处理机制。

⑧ 第 31 至 32 行代码：设置 mLoadFlag 为"true"，下次再单击"play"按钮，不再读取文本。设置绘制波形标志位 mDrawWaveFlag 为"true"。

⑨ 第 34 行代码：将加载数据线程设置为"true"，开始加载缓冲区数据。

程序清单 9-13

```
1.  //开始测量血压按键的监听函数
2.  mNIBPStartButton.setOnClickListener( new View.OnClickListener( ) {
3.      ...
4.  });
5.
6.  //演示按钮的监听函数
7.  mNIBPPlayButton.setOnClickListener( new View.OnClickListener( ) {
8.      @Override
9.      public void onClick( View v) {
10.         mMonitorRun = false;
11.
12.         if(! mPlayFlag) {
13.             if(mChatService ! = null) {
14.                 mChatService.proParaBoardData.clearAllWaveBuffer( );
15.                 mChatService.write( mNIBPStopCmd );
16.                 mNIBPPRText.setText("--");
17.                 mNIBPSysPresText.setText("--");
18.                 mNIBPMapPresText.setText("--");
19.                 mNIBPDiaPresText.setText("--");
20.                 mChatService.setStatus( false );
21.                 mChatService.stop( );
22.             }
23.             mPlayFlag = true;
24.
25.             if (! mLoadFlag) {
26.                 try {
```

```
27.                    loadUrtFile();
28.                } catch (IOException e) {
29.                    e.printStackTrace();
30.                }
31.                mLoadFlag = true;
32.                mDrawWaveFlag = true;
33.            } else {
34.                mThreadStartFlag = true;
35.            }
36.        }
37.    }
38. });
39.
40. //处理实时数据消息
41. mMonitorHandler = new Handler() {
42.     ...
43. };
```

（12）在参数更新线程中添加演示参数更新代码。如程序清单 9-14 所示,在参数更新线程中添加第 8 至 25 行代码。代码解释如下:

① 第 8 行代码:判断是否处于演示模式。

② 第 9 至 23 行代码:从演示数据缓冲区获取体温、呼吸、血氧和心电参数的信息。

③ 第 24 行代码:发送更新控件消息。

程序清单 9-14

```
1.  //1 s更新显示
2.  mExecutorService.scheduleAtFixedRate(new Runnable() {
3.      @Override
4.      public void run() {
5.          if (mMonitorRun) {
6.              ...
7.          }
8.          else if (mPlayFlag) {
9.              mTemp1Data = mProParaBoardData.getTemp1();
10.             mTemp2Data = mProParaBoardData.getTemp2();
11.             mTemp1Lead = mProParaBoardData.getTemp1Lead();
12.             mTemp2Lead = mProParaBoardData.getTemp2Lead();
13.             mRespRate = mProParaBoardData.getRespRate();
14.             mSPO2FingerSts = mProParaBoardData.getSPO2FingerSts();
15.             mSPO2Data = mProParaBoardData.getSPO2Data();
16.             mSPO2PulseRate = mProParaBoardData.getSPO2PulseRate();
17.             mHeartRate = mProParaBoardData.getHeartRate();
18.             mECGLeadRA = mProParaBoardData.getECGLeadRA();
19.             mECGLeadLL = mProParaBoardData.getECGLeadLL();
20.             mECGLeadV = mProParaBoardData.getECGLeadV();
21.             mECGLeadLA = mProParaBoardData.getECGLeadLA();
22.             mECGLead = mProParaBoardData.getECGLead();
23.             mHeartVisible = ! mHeartVisible;
```

```
24.              mMonitorHandler.sendEmptyMessage(1);
25.         }
26.    }
27. }, 0, 1000, TimeUnit.MILLISECONDS);
```

（13）添加完所有代码后编译工程，将 apk 下载到手机上验证运行效果是否与 9.2.3 节一致。

实战演练

本实验最后完成的工程未添加血压数据演示的相关代码，基于对前面学习的知识和对本章代码的理解，尝试在本工程的基础上添加血压数据演示的代码。

思考练习

1. 简述 BufferedReader 类的作用。
2. 如何获取资源文件的输入数据流？

项目 10

数据云同步实验

随着互联网的发展,目前互联网已经成为了人们生活中不可或缺的一部分。利用互联网,人们不仅可以实现资源共享、数据云存储,还可以进行资料交换、通信联系和娱乐游戏等。而手机作为目前人们日常生活中使用最频繁的工具之一,访问互联网当然是其必不可少的功能,那么它是如何实现访问互联网的功能呢?对于手机端,实现互联网交互的方式有很多种,如基于 TCP/IP 协议的 Socket 与 ServerSocket、基于 UDP 协议的 DatagramSocket 与 DatagramPackage 和基于 URL 的 HttpURLConnection 等。本实验将在实现数据演示的基础上,通过 HttpURLConnection 的请求方式来完善应用的数据云同步功能,并通过代码对应用的数据云同步功能进行详细介绍。

10.1 实验内容

Android 手机的很多 App 都是基于网络请求的,其中大部分 App 是基于 HTTP 的,少部分是基于 Socket 的,本章主要介绍 Android HTTP 的开发。HttpURLConnection 作为一种多用途、轻量级的 HTTP 客户端,可用于 HTTP 操作,且适用于大多数的 App,并且其相对于其他的网络请求方式更便于开发和扩展。

HttpURLConnection 包含 GET 和 POST 两种请求模式,GET 主要用于接收服务端的数据,POST 主要用于向服务端发送数据,本实验主要使用 POST 模式。

1. 本实验学习和掌握 HttpURLConnection 和定时器的使用步骤。

2. 在实际的代码应用中,利用定时器实现每 2 s 向服务端发送数据的功能,实现数据云同步。

10.2 实验原理

10.2.1 实验框图

数据云同步流程如图 10-1 所示。

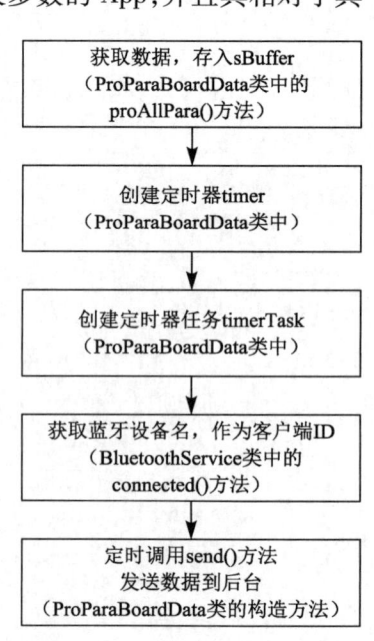

图 10-1 数据云同步流程

10.2.2 基础知识点

1. 抽象类

抽象类也是类,只是抽象类具备了一些特殊的性质。通常编写一个类时,会为这个类定义具体的属性和方法,但当只大概知道一个类需要的属性和方法,而不知道具体应使用哪些方法时,就需要用到抽象类。

抽象类有以下规定:

(1) 抽象类不能被实例化,只有抽象类的非抽象子类才可以被实例化;
(2) 抽象类中不一定包含抽象方法,但是有抽象方法的类一定是抽象类;
(3) 抽象类中的抽象方法只是声明,不包含方法体;
(4) 构造方法和类方法(用"static"关键字修饰的方法)不能声明为抽象方法;
(5) 抽象类的子类必须给出抽象类中的抽象方法的具体实现,除非该子类也是抽象类。

2. 接口

接口是抽象类的延伸,通常用"interface"来声明。一个类通过实现接口的方式,来继承接口的抽象方法。接口并不是类,虽然定义接口的方式和类相似,但它们属于不同的概念。类描述对象的属性和方法,接口则包含类要实现的方法。

3. HttpURLConnection 类的常用方法说明

HttpURLConnection 类主要用于发送 HTTP 请求和获取 HTTP 响应,其常用方法及说明见表 10-1。

表 10-1 HttpURLConnection 类的常用方法及说明

方法	说明
getRequestMethod()	获取发送请求的方法
setRequestMethod()	设置请求模式(GET 或 POST 模式)
getResponseCode()	获取服务器的响应代码
getResponseMessage()	获取服务器的响应消息
setDoInput()	设置是否向连接的服务端写入数据;参数为"true"时写入数据,为"false"时不写入
setDoOutput()	设置是否向连接的服务端读取数据;参数为"true"时读取数据,为"false"时不读取
setUseCaches()	设置是否缓存数据;参数为"true"时缓存,为"false"时不缓存
setConnectTimeout()	设置连接超时时间
setReadTimeout()	设置读取超时时间
setRequestProperty()	设置请求属性

10.2.3 重点掌握技能

1. HttpURLConnection 类的使用

首先创建一个 URL 对象,示例代码如下:

```
URL url = new URL(http://android.leyutek.com:8800/data/add);
```

HttpURLConnection 类属于抽象类,不能直接实例化对象,需要使用 URL 的 openConnection()方法来获取 HttpURLConnection 类的实例,代码如下:

```
HttpURLConnection connection = (HttpURLConnection) url.openConnection();
```

获取完实例后,通过实例对象 connection 设置 HTTP 的请求方式,示例代码如下:

```
connection.setRequestMethod("POST");
```

接着设置连接超时,并读取超时的毫秒数,示例代码如下:

```
connection.setConnectTimeout(3000);
connection.setReadTimeout(3000);
```

上面代码设置的请求模式为 POST,相比于 GET 会更复杂,需要设置是否允许向连接端写入或读取,而且该请求模式下不能缓存,需要手动设置为"false",除此之外,还需要设置一般请求属性,示例代码如下:

```
//输入输出
connection.setDoOutput(true);
connection.setDoInput(true);
//不缓存
connection.setUseCaches(false);connection.setReadTimeout(3000);
//设置请求内容类型为表单数据
connection.setRequestProperty("Content-Type","application/json");
```

完成设置后写入客户端的数据,同时判断获取的服务器的响应代码是否为服务器响应预设值,若响应代码不为服务器响应预设值,则调用 disconnect()方法关闭 HTTP 连接,示例代码如下:

```
DataOutputStream outStream = new DataOutputStream(connection.getOutputStream());
outStream.writeBytes(sendData); //写入数据
outStream.close();
int statusCode = connection.getResponseCode();
if(statusCode!=200){
    events.onResult(statusCode,"网络错误,返回状态码:"+statusCode);
    connection.disconnect();
    return;
}
```

2. 定时器的使用

定时器主要用于执行一些需要经过一个预期时间才执行的任务。定时器的使用主要分为 3 个步骤。

首先创建一个定时器对象(Timer),示例代码如下:

```
private final Timer timer = new Timer();
```

其次创建定时器任务,示例代码如下:

```
private TimerTask timerTask = new TimerTask() {
    @Override
    public void run() {
        //执行的任务
    }
};
```

最后在需要开启定时器的地方启动定时器。开启定时器的 schedule() 方法包含 3 个形式参数,第一个形式参数为所需要执行的定时器任务;第二个形式参数为开启定时器后,开始执行定时器任务的延时时间,如设定参数为 2 000 时,开启定时器后需要过 2 000 ms 才开始执行定时器任务;第三个形式参数为每次定时器任务执行的间隔时间。示例代码如下:

```
timer.schedule(timerTask,2000,2000);
```

10.2.4　数据上传应用程序运行效果

在开始程序设计之前,先通过一个完成的 App 来了解一下最终欲实现的数据上传效果。将本书配套资料包中的"03. Android 手机应用程序 apk\10. ParaMonitor\"目录下的 ParaMonitor. apk 安装在 Android 手机上,完成后打开软件,单击右上角的"bt"按钮,选择并连接到人体生理参数监测系统硬件系统。然后将人体生理参数监测系统硬件平台设置为输出五参数据,单击"start"按钮开始监测,即可看到动态的体温、血压、呼吸、血氧和心电参数,如图 10-2 所示。

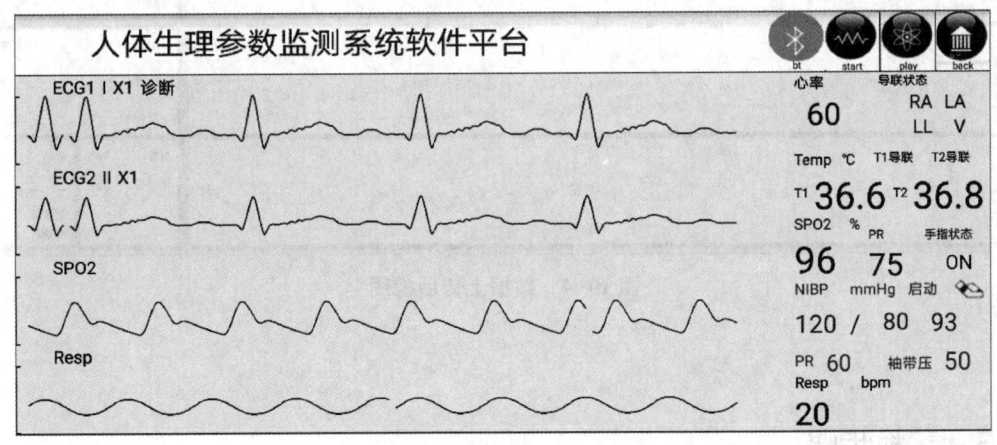

图 10-2　数据上传效果

完成以上操作后,打开网址"http://android.leyutek.com:8801/",在界面右上角的输入框中输入对应的 ID 号,这里的 ID 号即已配对的蓝牙设备名,可以在已配对蓝牙设备处查看,如图 10-3 所示。

输入与已配对的蓝牙设备名所匹配的 ID,然后单击左上角的"开始读取数据"按钮,即可看到上传的数据,如图 10-4 所示。

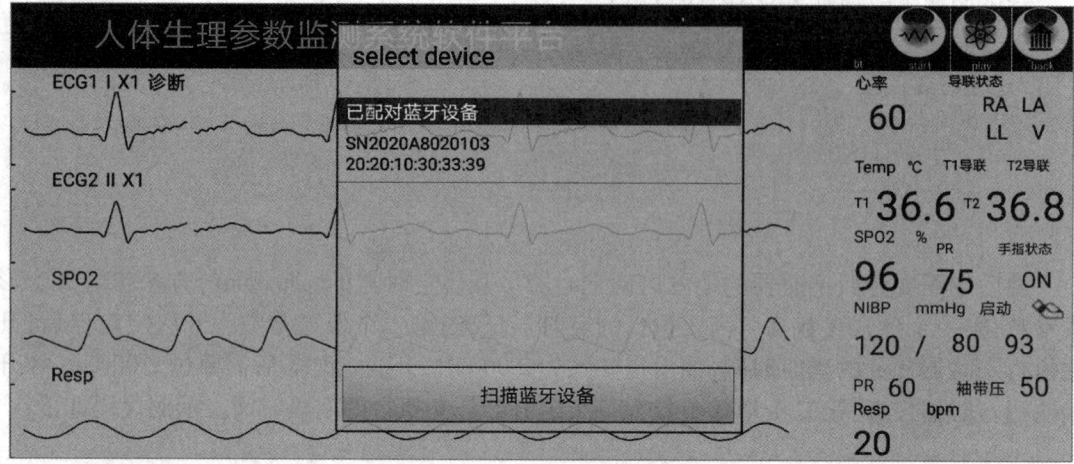

图 10-3 已配对的蓝牙设备名

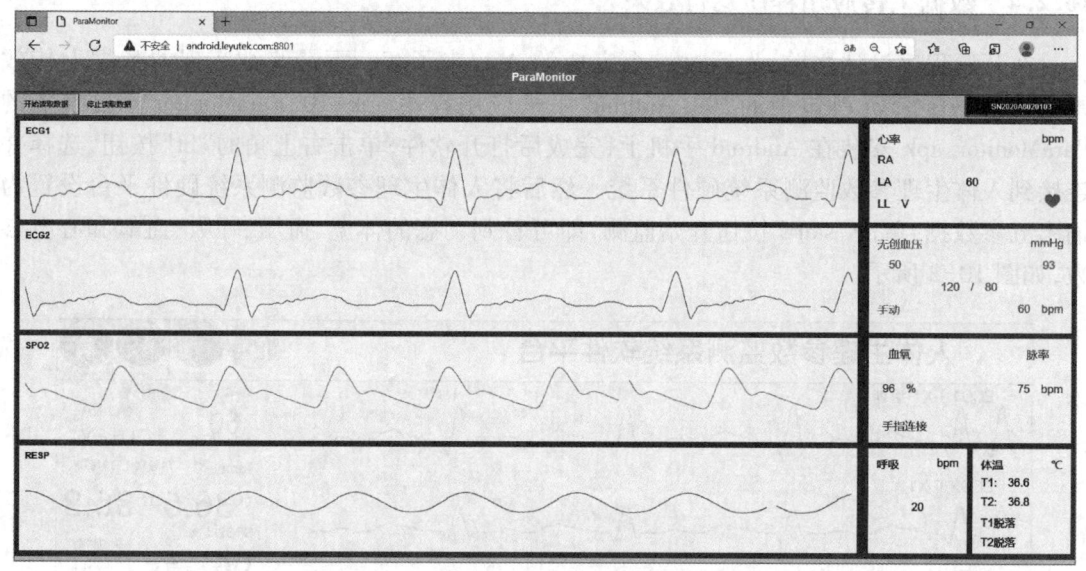

图 10-4 数据上传后视图

10.3 实验步骤

1. 复制基准工程

首先,将本书配套资料包的"04.例程资料\Material\10.ParaMonitor\10.ParaMonitor"文件夹复制到"D:\AndroidStudioTest\"目录下;其次,在 Android Studio 中打开 ParaMonitor 工程。实际上,ParaMonitor 工程是上一章的数据演示实验最终实现的工程,所以也可以基于上一章完成的 ParaMonitor 工程开展本章实验。

2. 创建 AsyncPost.java 文件

（1）在完善工程之前首先需要创建 AsyncPost.java 文件，同时，该文件应包含连接服务器、发送客户端数据的方法。如图 10-5 所示，选中 tool 文件夹并单击鼠标右键，在弹出的菜单项中单击"New"→"Java Class"。

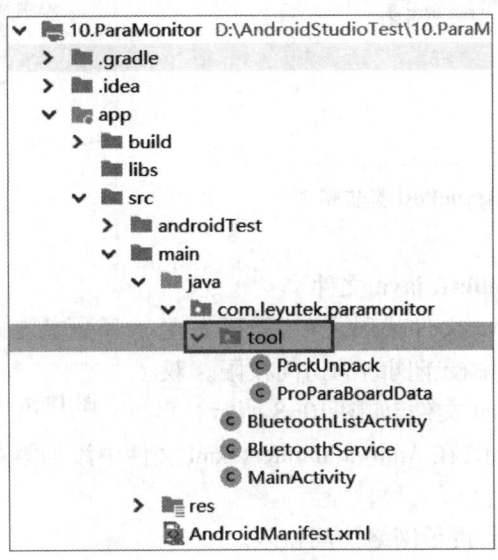

图 10-5 添加 AsyncPost 类步骤 1

（2）在如图 10-6 所示对话框中的"Name"栏输入"AsyncPost"，然后单击"OK"按钮。

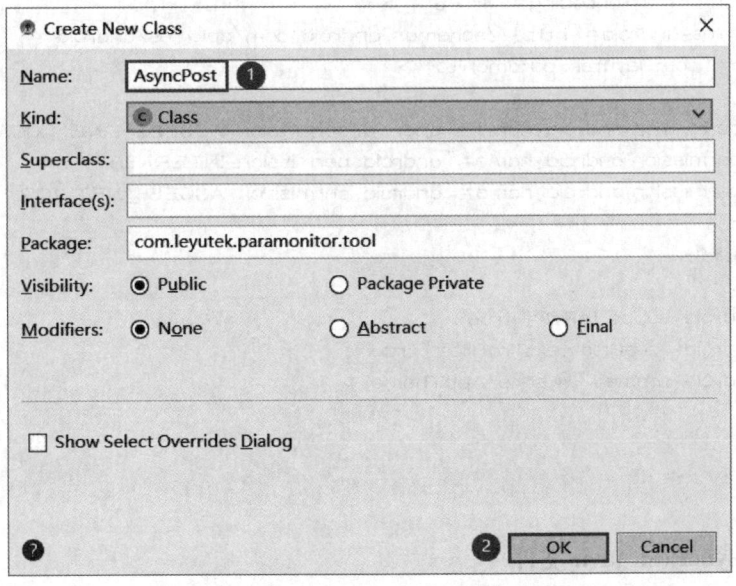

图 10-6 添加 AsyncPost 类步骤 2

（3）AsyncPost.java 文件创建成功后，保存于"D:\AndroidStudioTest\10.ParaMonitor\app\src\main\java\com\leyutek\paramonitor\tool\"目录下，双击查看 AsyncPost.java 文件，如

图 10-7 所示。

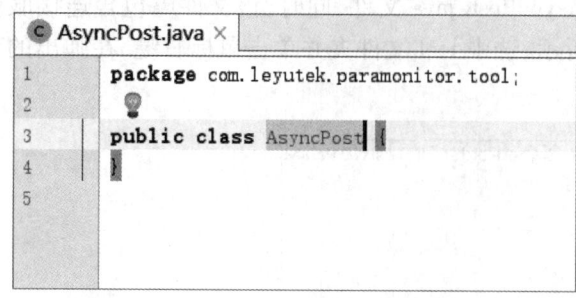

图 10-7 添加 AsyncPost 类步骤 3

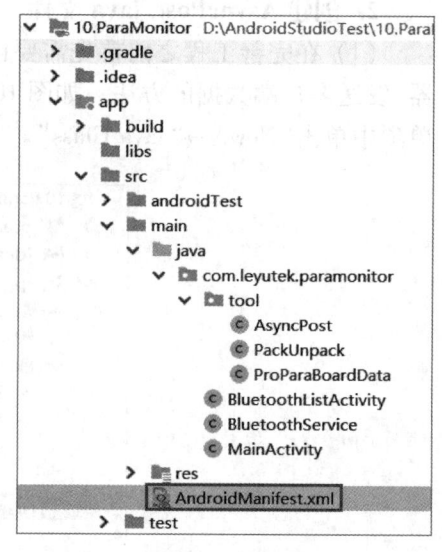

图 10-8 AndroidManifest.xml 文件

3. 完善 AndroidManifest.java 文件

在完善 AsyncPost.java 文件代码之前,需要先在 AndroidManifest.xml 文件中授予网络的访问权限。双击打开 AndroidManifest.xml 文件,如图 10-8 所示。

如程序清单 10-1 所示,在 AndroidManifest.xml 文件中添加第 6 至 7 行和第 12 行代码。代码解释如下:

(1) 第 6 至 7 行代码:授予网络访问权限。

(2) 第 12 行代码:指示应用程序使用明文网络流量。

程序清单 10-1

```
1.  <? xml version="1.0" encoding="utf-8"? >
2.  <manifest xmlns:android="http://schemas.android.com/apk/res/android"
3.      package="com.leyutek.paramonitor">
4.      ...
5.      <uses-permission android:name="android.permission.ACCESS_FINE_LOCATION" />
6.      <uses-permission android:name="android.permission.INTERNET" />
7.      <uses-permission android:name="android.permission.ACCESS_NETWORK_STATE" />
8.
9.      <application
10.         ...
11.         android:supportsRtl="true"
12.         android:usesCleartextTraffic="true"
13.         android:theme="@style/AppTheme">
14.         ...
15.
16. </manifest>
```

4. 完善 AsyncPost.java 文件

在 AsyncPost.java 文件中,如程序清单 10-2 所示,添加第 1 至 117 行代码。代码解释如下:

(1) 第 1 行代码:包名,注意如果是用户自己新建的其他工程,需要将这一行包名改为与自己的工程对应。

（2）第 2 至 10 行代码：导入当前文件所需要使用的类包。

（3）第 46 至 49 行代码：若当前客户端 ID 为"null"，输出提示信息"缺失 clientID"，返回。

（4）第 50 至 53 行代码：创建一个哈希表对象 data，然后通过 put()方法向其中存入数据，这里的 authToken 值是云平台与客户端之间进行安全校验的参数。

（5）第 55 至 56 行代码：将 data 通过中括号括起来，转换为字符串类型后赋值给 sendData。

（6）第 58 至 63 行代码：通过线程开启服务端连接。

（7）第 72 至 81 行代码：创建 HttpURLConnection 实例，设置请求模式为 POST，并配置连接超时和读取超时为 3 000 ms，请求头的内容类型为 application/json。

（8）第 82 至 86 行代码：允许输出和输入数据，禁用缓存。

（9）第 87 至 95 行代码：向服务器发送请求数据，当返回的状态码不为 200 时，则输出错误信息并断开连接。

（10）第 96 至 106 行代码：按行读取服务器返回的数据，最后返回成功的响应数据。

（11）第 107 至 109 行代码：捕获并打印连接过程中的异常。

（12）第 110 至 115 行代码：无论数据请求成功与否，最后都关闭连接。

程序清单 10-2

```
1.  package com.leyutek.paramonitor.tool;
2.  import org.json.JSONObject;
3.
4.  import java.io.BufferedReader;
5.  import java.io.DataOutputStream;
6.  import java.io.InputStream;
7.  import java.io.InputStreamReader;
8.  import java.net.HttpURLConnection;
9.  import java.net.URL;
10. import java.util.HashMap;
11.
12. public class AsyncPost {
13.     private static final String submitUrl = "http://android.leyutek.com:8800/data/add";
14.     private static final String authToken = "8f4cfd13ded4";
15.     private String sendData;
16.     private final httpenents events;
17.     private String clientID = null;
18.
19.     /**
20.      * @method 回调接口
21.      */
22.     public interface httpenents {
23.         void onResult(int statusCode, String response);
24.     }
25.
26.     /**
27.      * @method 构造方法
28.      */
```

```
29.    public AsyncPost(httpenents events){
30.        this.events = events;
31.    }
32.
33.    /**
34.     * @method 设置客户端ID
35.     * @param clientID 客户端ID
36.     */
37.    public void setClientID(String clientID){
38.        this.clientID = clientID;
39.    }
40.
41.    /**
42.     * @method 发送客户端数据
43.     * @param message 客户端数据
44.     */
45.    public void send(String message){
46.        if(this.clientID==null){
47.            events.onResult(111,"缺失 clientID");
48.            return;
49.        }
50.        HashMap data = new HashMap();
51.        data.put("data",message);
52.        data.put("clientID",this.clientID);
53.        data.put("authtoken", authToken);
52.
55.        JSONObject json =new JSONObject(data);
56.        this.sendData = json.toString();
57.
58.        Runnable runHttp = new Runnable(){
59.            public void run(){
60.                sendHttpPost();
61.            }
62.        };
63.        new Thread(runHttp).start();
64.    }
65.
66.    /**
67.     * @method 连接服务端
68.     */
69.    private void sendHttpPost(){
70.        HttpURLConnection connection = null;
71.        try{
72.            //调用URL对象的openConnection方法获取HttpURLConnection的实例
73.            URL url = new URL(submitUrl);
72.
75.            connection = (HttpURLConnection) url.openConnection();
76.            //设置请求方式,GET 或 POST
77.            connection.setRequestMethod("POST");
78.            //设置连接超时、读取超时的时间,单位为毫秒(ms)
79.            connection.setConnectTimeout(3000);
```

```
80.          connection.setReadTimeout(3000);
81.          connection.setRequestProperty("Content-Type","application/json");
82.          //输入输出
83.          connection.setDoOutput(true);
84.          connection.setDoInput(true);
85.          //不缓存
86.          connection.setUseCaches(false);
87.           DataOutputStream outStream = new DataOutputStream(connection.getOutputStream());
88.          outStream.writeBytes(sendData);
89.          outStream.close();
90.          int statusCode = connection.getResponseCode();
91.          if(statusCode!=200){
92.              events.onResult(statusCode,"网络错误,返回状态码:"+statusCode);
93.              connection.disconnect();
94.              return;
95.          }
96.          //getInputStream方法获取服务器返回的输入流
97.          InputStream in = connection.getInputStream();
98.          //使用BufferedReader对象读取返回的数据流
99.          //按行读取,存储在StringBuilder对象response中
100.         BufferedReader reader = new BufferedReader(new InputStreamReader(in));
101.         StringBuilder response = new StringBuilder();
102.         String line;
103.         while ((line = reader.readLine()) != null){
104.             response.append(line);
105.         }
106.         events.onResult(statusCode,response.toString());
107.     } catch (Exception e){
108.         e.printStackTrace();
109.         events.onResult(555,e.getLocalizedMessage());
110.     } finally {
111.         if (connection != null){
112.             //结束后,关闭连接
113.             connection.disconnect();
114.         }
115.     }
116.   }
117. }
```

5. 完善 ProParaBoardData.java 文件

在 ProParaBoardData.java 文件中,如程序清单 10-3 所示,添加第 5 行和第 11 至 42 代码。代码添加完之后,"Arrays""Log""Timer""TimerTask"呈红色,使用组合键 Alt+Enter,"import android.util.Log;""import java.util.Arrays;""import java.util.Timer;"和"import java.util.TimerTask;"会自动添加到 ProParaBoardData.java 文件中。

(1) 第 5 至 9 行代码:获取解包后的数据包,将其中的数据转换为字符串后存入 sBuffer 中。

(2) 第 10 行代码:sBuffer 中每存入一个数据包,就通过换行符进行分隔。

（3）第 16 至 22 行代码：通过 AsyncPost 类的对象 httpPost 调用 AsyncPost 类中的 setClientID()方法来设置客户端的 ID。

（4）第 24 至 30 行代码：实例化 AsyncPost 类。

（5）第 39 至 43 行代码：若 sBuffer 的长度不为 0，即获取的 sBuffer 数据不为空时，则转存到 tempStr 后清空 sBuffer 中的数据。

（6）第 45 行代码：调用 AsyncPost 类中的 send()方法将获取的数据发送到服务端。

程序清单 10-3

```
1.  public void proAllPara(int[] unpacked){
2.      int recModID = unpacked[0];
3.      int[] temUnpacked = new int[8];
4.
5.      for(int i = 0;i <= 7; i++){
6.          temUnpacked[i] = unpacked[i];
7.      }
8.
9.      sBuffer.append(Arrays.toString(temUnpacked));
10.     sBuffer.append("\n");
11.
12.     ...
13.     }
14. }
15.
16. /**
17.  * @method 设置客户端 ID
18.  * @param clientID 客户端 ID
19.  */
20. public void setClientID(String clientID){
21.     httpPost.setClientID(clientID);
22. }
23.
24. //实例化 AsyncPost 类
25. private AsyncPost httpPost = new AsyncPost(new AsyncPost.httpenents(){
26.     @Override
27.     public void onResult(int statusCode, String response){
28.         Log.d("saveUnpackData","statusCode:"+statusCode+",response:"+response);
29.     }
30. });
31.
32. //创建一个定时器
33. private final Timer timer = new Timer();
34.
35. //定时器任务
36. private TimerTask timerTask = new TimerTask(){
37.     @Override
38.     public void run(){
39.         if(sBuffer.length()==0){
40.             return;
```

```
41.         }
42.         final String tempStr = sBuffer.toString();
43.         sBuffer.setLength(0);
44.         Log.d("saveUnpackData,send data:",tempStr);
45.         httpPost.send(tempStr);
46.     }
47. };
```

如程序清单 10-4 所示，修改 ProParaBoardData.jave 文件中第 6 行代码，并向其中添加第 1 至 2 行、第 7 至 8 行和第 24 至 27 行代码。代码添加完之后，"Context"呈红色，使用组合键 Alt+Enter，"import android.content.Context;"会自动添加到 ProParaBoardData.java 文件中。

程序清单 10-4

```
1.  private Context mContext;
2.  private StringBuffer sBuffer;
3.  /**
4.   * @method 类的构造函数,初始化该模块
5.   */
6.  public ProParaBoardData(Context context) {
7.      //保存上下文
8.      mContext = context;
9.      //体温参数初始化
10.     mTemp1 = 0;
11.     mTemp2 = 0;
12.     mTemp1Lead = false;
13.     mTemp2Lead = false;
14.
15.     ...
16.
17.     //心电参数初始化
18.     mHeartRate = 0;
19.     mECGLeadLL = false;
20.     mECGLeadLA = false;
21.     mECGLeadRA = false;
22.     mECGLeadV = false;
23.
24.     sBuffer = new StringBuffer();
25.
26.     //定时发送数据到后台
27.     timer.schedule(timerTask,2000,1000);
28. }
```

6. 完善 BluetoothService.java 文件

在 BluetoothService.java 文件中，如程序清单 10-5 所示，修改了第 6 行代码。

程序清单 10-5

```
1. public BluetoothService( Context context, Handler handler) {
2.     mBluetoothAdapter = BluetoothAdapter.getDefaultAdapter();
3.     mState = STATE_NONE;
4.     mHandler = handler;
5.     mPackUnpack = new PackUnpack();
6.     proParaBoardData = new ProParaBoardData(context);
7.     mUnpackStatus = false;
8. }
```

如程序清单 10-6 所示,添加第 7 行代码,用于获取已配对的蓝牙设备名,并将已配对的蓝牙设备名设置为客户端 ID。

程序清单 10-6

```
1. private synchronized void connected( BluetoothSocket socket, BluetoothDevice device) {
2.
3.     ...
4.     //Start the thread to manage the connection and perform transmissions
5.     mConnectedThread = new ConnectedThread(socket);
6.     mConnectedThread.start();
7.     proParaBoardData.setClientID(device.getName());
8.
9.     //若连接蓝牙成功,传送蓝牙名字到主界面
10.    ...
11. }
```

7. 完善 MainActivity.java 文件

在 BluetoothService.java 文件中,如程序清单 10-7 所示,修改了第 14 行代码。

程序清单 10-7

```
1. protected void onCreate( Bundle savedInstanceState) {
2.     ...
3.
4.     //获取本地蓝牙设备
5.     mBluetoothAdapter = BluetoothAdapter.getDefaultAdapter();
6.
7.     if ( mBluetoothAdapter == null) {
8.         Toast.makeText(this, "Bluetooth is not available",
9.                 Toast.LENGTH_LONG).show();
10.        finish();
11.    }
12.
13.    mPackUnpack = new PackUnpack();
14.    mProParaBoardData = new ProParaBoardData(sContext);
15.
16.    ...
17. }
```

实战演练

本实验实现的是五参数数据云同步的功能,基于前面学习的知识和对本实验代码的理解,尝试在本工程的基础上实现单个参数的数据云同步。

思考练习

1. 什么是抽象类?
2. 抽象类具有什么特点?
3. 什么是接口?
4. 设置 HttpURLConnection 的请求模式时,分别可以在 POST 和 GET 请求模式下做什么?
5. 简述启动定时器的 schedule() 方法的形式参数分别代表什么。

附　录

附录 A　人体生理参数监测系统使用说明

人体生理参数监测系统(型号:LY-M501)用于采集人体五大生理参数(体温、血氧、呼吸、心电、血压)信号,并对这些信号进行处理,最终将处理后的数字信号通过 USB 连接线、蓝牙或 Wi-Fi 发送到不同的主机平台,如医疗电子单片机开发系统、医疗电子 FGPA 开发系统、医疗电子 DSP 开发系统、医疗电子嵌入式开发系统、emWin 软件平台、MFC 软件平台、WinForm 软件平台、Matlab 软件平台和 Android 移动平台等,实现人体生理参数监测系统与各主机平台之间的交互。

图 A-1 是人体生理参数监测系统硬件平台正面视图,其中,左键为"功能"按键,右键为"模式"按键,中间的显示屏用于显示一些简单的参数信息。

图 A-2 是人体生理参数监测系统硬件平台的按键和显示界面,通过"功能"按键可以控制人体生理参数监测系统硬件平台按照背光模式→数据模式→通信模式→参数模式的顺序在不同模式之间循环切换。

图 A-1　人体生理参数监测系统
硬件平台正面视图

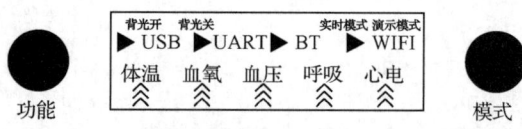

图 A-2　人体生理参数监测系统显示界面

背光模式包括背光开和背光关,系统默认为背光开;数据模式包括"实时模式"和"演示模式",系统默认为"演示模式";通信模式包括 USB、UART、BT 和 Wi-Fi,系统默认为 USB;参数模式包括五参、体温、血氧、血压、呼吸和心电,系统默认为五参。

点击"功能"按键,可切换到背光模式,然后通过"模式"按键可切换人体生理参数监测系统通过显示屏背光的开启和关闭,如图 A-3 所示。

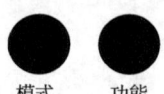

图 A-3　背光开启和关闭模式

点击"功能"按键,可切换到数据模式,然后点击"模式"按键可在演示模式和实时模式之间切换,如图 A-4 所示。在演示模式,人体生理参数监测系统硬件平台不连接模拟器,即可向主机发送人体生理参数模拟数据;在实时模式,人体生理参数监测系统硬件平台需要连接模拟器,才可向主机发送模拟器的实时数据。

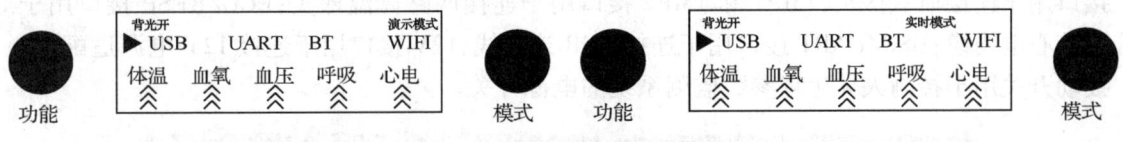

图 A-4　演示模式和实时模式

点击"功能"按键,可切换到通信模式,然后点击"模式"按键可在 USB、UART、BT 和 Wi-Fi 等通信模式之间切换,如图 A-5 所示。在 USB 通信模式下,人体生理参数监测系统硬件平台通过 USB 连接线与主机平台进行通信,USB 连接线上的信号是 USB 信号;在 UART 通信模式下,人体生理参数监测系统硬件平台通过 USB 连接线与主机平台进行通信,USB 连接线上的信号是 UART 信号;在 BT 通信模式下,人体生理参数监测系统硬件平台通过蓝牙与主机平台进行通信;在 Wi-Fi 通信模式下,人体生理参数监测系统硬件平台通过 Wi-Fi 与主机平台进行通信。

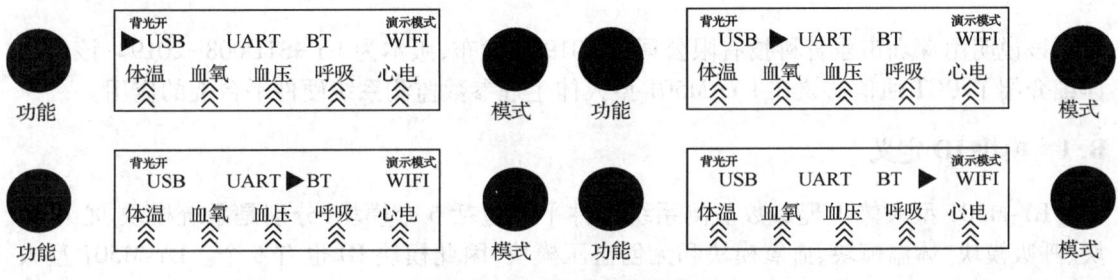

图 A-5　四种通信模式

点击"功能"按键,可切换到参数模式,然后点击"模式"按键在五参、体温、血氧、血压、呼吸和心电之间切换,如图 A-6 所示。系统默认为五参模式,在这种模式下,人体生理参

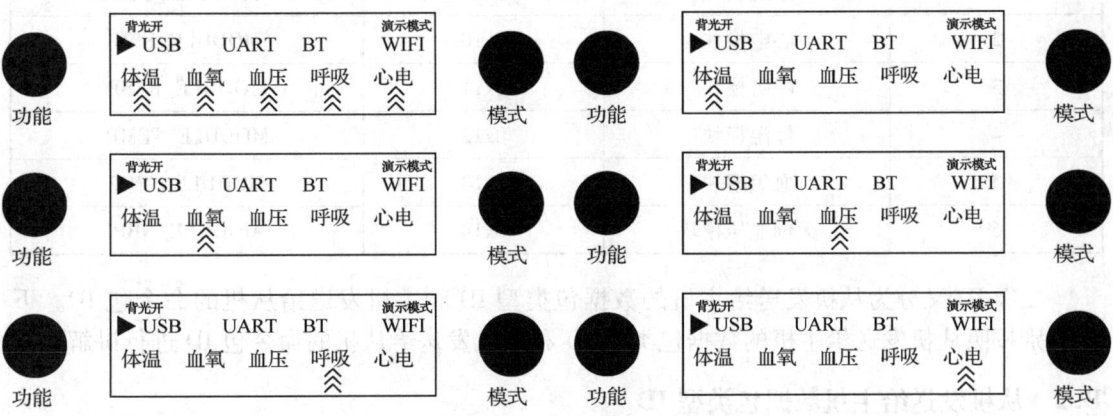

图 A-6　六种参数模式

数系统硬件平台会将五个参数数据全部发送至主机平台；在体温模式下，只发送体温数据；在血氧模式下，只发送血氧数据；在血压模式下，只发送血压数据；在呼吸模式下，只发送呼吸数据；在心电模式下，只发送心电数据。

图 A-7 是人体生理参数监测系统背面视图。其中，NBP 接口用于连接血压袖带；SPO2 接口用于连接血氧探头；TMP1 和 TMP2 接口用于连接两路体温探头；ECG/RESP 接口用于连接心电线缆；USB/UART 接口用于连接 USB 连接线；12V 接口用于连接 12V 电源适配器；拨动开关用于控制人体生理参数监测系统的电源开关。

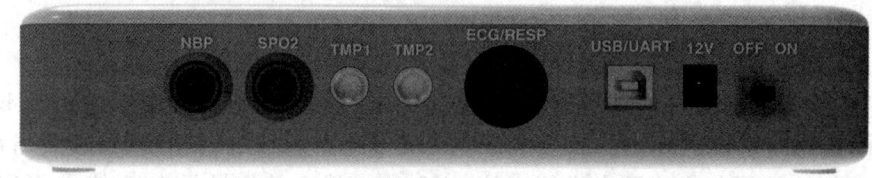

图 A-7 人体生理参数监测系统背面视图

附录 B　PCT 通信协议应用在人体生理参数监测系统硬件平台说明

该说明由深圳市乐育科技有限公司于 2019 年发布，版本为 LY-STD008-2019。该说明详细介绍了 PCT 通信协议在 LY-M501 型人体生理参数监测系统硬件平台上的应用。

B.1　模块 ID 定义

LY-M501 型人体生理参数监测系统硬件平台包括 6 个模块，分别是系统模块、心电模块、呼吸模块、体温模块、血氧模块和无创血压模块，因此模块 ID 也有 6 个。LY-M501 型人体生理参数监测系统硬件平台的模块 ID 定义见表 B-1。

表 B-1　模块 ID 定义

序号	模块名称	ID 号	模块宏定义
1	系统模块	0x01	MODULE_SYS
2	心电模块	0x10	MODULE_ECG
3	呼吸模块	0x11	MODULE_RESP
4	体温模块	0x12	MODULE_TEMP
5	血氧模块	0x13	MODULE_SPO2
6	无创血压模块	0x14	MODULE_NBP

二级 ID 又分为从机发送给主机的数据包类型 ID 和主机发送给从机的命令包 ID。下面分别按照从机发送给主机的数据包类型 ID 和主机发送给从机的命令包 ID 进行讲解。

B.2　从机发送给主机数据包类型 ID

从机发送给主机的数据包的模块 ID、二级 ID 定义和说明见表 B-2。

表 B-2 从机发送给主机数据包的模块 ID、二级 ID 定义和说明

序号	模块 ID	二级 ID 宏定义	二级 ID	发送帧率	说明
1	0x01	DAT_RST	0x01	从机复位后发送,若主机无应答,则每秒重发一次	系统复位信息
2		DAT_SYS_STS	0x02	1 次/s	系统状态
3		DAT_SELF_CHECK	0x03	按请求发送	系统自检结果
4		DAT_CMD_ACK	0x04	接收到命令后发送	命令应答
5	0x10	DAT_ECG_WAVE	0x02	125 次/s	心电波形数据
6		DAT_ECG_LEAD	0x03	1 次/s	心电导联信息
7		DAT_ECG_HR	0x04	1 次/s	心率
8		DAT_ST	0x05	1 次/s	ST 值
9		DAT_ST_PAT	0x06	当模板更新时每 30 ms 发送 1 次(整个模板共 50 个包,每 10 s 更新 1 次)	ST 模板波形
10	0x11	DAT_RESP_WAVE	0x02	25 次/s	呼吸波形数据
11		DAT_RESP_RR	0x03	1 次/s	呼吸率
12		DAT_RESP_APNEA	0x04	1 次/s	窒息报警
13		DAT_RESP_CVA	0x05	1 次/s	呼吸 CVA 报警信息
14	0x12	DAT_TEMP_DATA	0x02	1 次/s	体温数据
15	0x13	DAT_SPO2_WAVE	0x02	25 次/s	血氧波形
16		DAT_SPO2_DATA	0x03	1 次/s	血氧数据
17	0x14	DAT_NIBP_CUFPRE	0x02	5 次/s	无创血压实时数据
18		DAT_NIBP_END	0x03	测量结束发送	无创血压测量结束
19		DAT_NIBP_RSLT1	0x04	接收到查询命令或测量结束发送	无创血压测量结果 1
20		DAT_NIBP_RSLT2	0x05	接收到查询命令或测量结束发送	无创血压测量结果 2
21		DAT_NIBP_STS	0x06	接收到查询命令发送	无创血压状态

下面按照顺序对从机发送给主机数据包进行详细讲解。

1. 系统复位信息(DAT_RST)

系统复位信息数据包由从机向主机发送,以达到从机和主机同步的目的。因此,从机复位后,从机会主动向主机发送此数据包,如果主机无应答,则每秒重发一次,直到主机应答。图 B-1 即为系统复位信息数据包的格式及其中数据的含义。

模块 ID	HEAD	二级 ID	DAT1	DAT2	DAT3	DAT4	DAT5	DAT6	CHECK
01H	数据头	01H	保留	保留	保留	保留	保留	保留	校验和

图 B-1 系统复位信息数据包

人体生理参数监测系统硬件平台的默认设置参数见表 B-3。

表 B-3 人体生理参数监测系统硬件平台的默认设置参数

序号	选项	默认参数
1	病人信息设置	成人
2	3/5 导联设置	5 导联
3	导联方式选择	通道 1-Ⅱ 导联;通道 2-Ⅰ 导联
4	滤波方式选择	诊断方式
5	心电增益选择	×1
6	1 mV 校准信号设置	关
7	工频抑制设置	关
8	起搏分析开关	关
9	ST 测量的 ISO 和 ST 点	ISO-80 ms;ST-108 ms
10	呼吸增益选择	×1
11	窒息报警时间选择	20 s
12	体温探头类型设置	YSI
13	SPO2 灵敏度设置	中
14	NBP 手动/自动设置	手动
15	NBP 设置初次充气压力	160 mmHg

2. 系统状态(DAT_SYS_STS)

系统状态数据包是由从机向主机发送的数据包,图 B-2 即为系统状态数据包的格式及其中数据的含义。

模块 ID	HEAD	二级 ID	DAT1	DAT2	DAT3	DAT4	DAT5	DAT6	CHECK
01H	数据头	02H	电压监测	保留	保留	保留	保留	保留	校验和

图 B-2 系统状态数据包

电压监测为 8 位无符号数,其解释说明见表 B-4。系统状态数据包每秒发送一次。

表 B-4 电压监测的解释说明

位	解释说明
7:4	保留
3:2	3.3 V 电压状态:00-3.3 V 电压正常;01-3.3 V 电压太高;10-3.3 V 电压太低;11-保留
1:0	5 V 电压状态:00-5 V 电压正常;01-V 电压太高;10-5 V 电压太低;11-保留

3. 系统的自检结果(DAT_SELF_CHECK)

系统自检结果数据包是由从机向主机发送的数据包,图 B-3 即为系统自检结果数据包的格式及其中数据的含义。

模块 ID	HEAD	二级 ID	DAT1	DAT2	DAT3	DAT4	DAT5	DAT6	CHECK
01H	数据头	03H	自检结果 1	自检结果 2	版本号	模块标识 1	模块标识 2	模块标识 3	校验和

图 B-3 系统自检结果数据包

自检结果 1 的解释说明见表 B-5,自检结果 2 的解释说明见表 B-6。系统自检结果数据包按请求发送。

表 B-5 自检结果 1 的解释说明

位	解释说明
7:5	保留
4	Watchdog 自检结果:0-自检正确;1-自检错
3	A/D 自检结果:0-自检正确;1-自检错
2	RAM 自检结果:0-自检正确;1-自检错
1	ROM 自检结果:0-自检正确;1-自检错
0	CPU 自检结果:0-自检正确;1-自检错

表 B-6 自检结果 2 的解释说明

位	解释说明
7:5	保留
4	NBP 自检结果:0-自检正确;1-自检错
3	SPO2 自检结果:0-自检正确;1-自检错
2	TEMP 自检结果:0-自检正确;1-自检错
1	RESP 自检结果:0-自检正确;1-自检错
0	ECG 自检结果:0-自检正确;1-自检错

4. 命令应答(DAT_CMD_ACK)

命令应答数据包是从机在接收到主机发送的命令后,向主机发送的命令应答数据包。主机向从机发送命令时,如果没收到命令应答数据包,应再发送两次命令,如果第三次发送命令后还未收到从机的命令应答数据包,则放弃命令发送,图 B-4 即为命令应答数据包的格式及其中数据的含义。

模块 ID	HEAD	二级 ID	DAT1	DAT2	DAT3	DAT4	DAT5	DAT6	CHECK
01H	数据头	04H	模块 ID	二级 ID	应答消息	保留	保留	保留	校验和

图 B-4 命令应答数据包

应答消息的解释说明见表 B-7。

表 B-7 应答消息的解释说明

位	解释说明
7:0	应答消息:0-命令成功;1-校验和错误;2-命令包长度错误;3-无效命令;4-命令参数数据错误;5-命令不接受

5. 心电波形数据(DAT_ECG_WAVE)

心电波形数据包是由从机向主机发送的两通道心电波形数据,其格式与其中数据含义如图 B-5 所示。

模块 ID	HEAD	二级 ID	DAT1	DAT2	DAT3	DAT4	DAT5	DAT6	CHECK
10H	数据头	02H	ECG1 心电波形数据高字节	ECG1 心电波形数据低字节	ECG2 心电波形数据高字节	ECG2 心电波形数据低字节	ECG 状态	保留	校验和

图 B-5 心电波形数据包

ECG1、ECG2 心电波形数据是 16 位无符号数,以 2 048 为基线,数据范围为 0~4 095,心电导联脱落时发送的数据为 2 048。心电数据包每 2 ms 发送一次。

6. 心电导联信息(DAT_ECG_LEAD)

心电导联信息数据包是由从机向主机发送的心电导联信息,其格式与其中数据含义如图 B-6 所示。

模块 ID	HEAD	二级 ID	DAT1	DAT2	DAT3	DAT4	DAT5	DAT6	CHECK
10H	数据头	03H	导联信息	过载报警	保留	保留	保留	保留	校验和

图 B-6 心电导联信息数据包

导联信息的解释说明见表 B-8。

表 B-8 导联信息的解释说明

位	解释说明
7:4	保留
3	V 导联连接信息：1-导联脱落；0-连接正常
2	RA 导联连接信息：1-导联脱落；0-连接正常
1	LA 导联连接信息：1-导联脱落；0-连接正常
0	LL 导联连接信息：1-导联脱落；0-连接正常

在 3 导联模式下，由于只有 RA、LA、LL 3 个导联，不能处理 V 导联的信息。5 导联模式下，由于 RL 作为驱动导联，不检测 RL 的导联连接状态。

过载报警的解释说明见表 B-9。过载信息表明 ECG 信号饱和，主机必须根据该信息进行报警。心电导联信息数据包每秒发送 1 次。

表 B-9 过载报警的解释说明

位	解释说明
7:2	保留
1	ECG 通道 2 过载信息：0-正常；1-过载
0	ECG 通道 1 过载信息：0-正常；1-过载

7. 心率（DAT_ECG_HR）

心率数据包是由从机向主机发送的心率值，其格式与其中数据含义如图 B-7 所示。

模块 ID	HEAD	二级 ID	DAT1	DAT2	DAT3	DAT4	DAT5	DAT6	CHECK
10H	数据头	04H	心率高字节	心率低字节	保留	保留	保留	保留	校验和

图 B-7 心率数据包

心率是 16 位有符号数，有效数据范围为 0~350 bpm，-100 代表无效值。心率数据包每秒发送 1 次。

8. 心电 ST 值（DAT_ST）

心电 ST 值数据包是由从机向主机发送的心电 ST 值，其格式与其中数据含义如图 B-8 所示。

模块 ID	HEAD	二级 ID	DAT1	DAT2	DAT3	DAT4	DAT5	DAT6	CHECK
10H	数据头	05H	ST1 偏移高字节	ST1 偏移低字节	ST2 偏移高字节	ST2 偏移低字节	保留	保留	校验和

图 B-8 心电 ST 值数据包

ST1、ST2 偏移值均为 16 位的有符号数,所有的值都扩大 100 倍。例如,125 代表 1.25 mV,-125 代表-1.25 mV。-10 000 代表无效值。心电 ST 值数据包每秒发送 1 次。

9. 心电 ST 模板波形(DAT_ST_PAT)

心电 ST 模板波形数据包是由从机向主机发送的心电 ST 模板波形,其格式与其中数据含义如图 B-9 所示。

模块 ID	HEAD	二级 ID	DAT1	DAT2	DAT3	DAT4	DAT5	DAT6	CHECK
10H	数据头	06H	顺序号	ST模板数据1	ST模板数据2	ST模板数据3	ST模板数据4	ST模板数据5	校验和

图 B-9 心电 ST 模板波形数据包

顺序号的解释说明见表 B-10。

表 B-10 顺序号的解释说明

位	解释说明
7	通道号:0-通道1;1-通道2
6:0	顺序号:0~49,每个 ST 模板波形分 50 次传送,每次 5 个字节,共计 250 个字节

ST 模板数据 1~5 均为 8 位无符号数,250 个字节的 ST 模板波形数据组成长度为 1 s 的心电波形,波形的基线为 128,第 125 个数据为 R 波位置,上位机可以根据模板波形进行 ISO 和 ST 设置。心电 ST 模板波形数据包在 ST 模板更新完成后每 30 ms 发送 1 次,整个模板共 50 个包,ST 模板波形每 10 s 更新一次。

10. 呼吸波形数据(DAT_RESP_WAVE)

呼吸波形数据包是由从机向主机发送的呼吸波形,如图 B-10 所示。

模块 ID	HEAD	二级 ID	DAT1	DAT2	DAT3	DAT4	DAT5	DAT6	CHECK
11H	数据头	02H	呼吸波形数据1	呼吸波形数据2	呼吸波形数据3	呼吸波形数据4	呼吸波形数据5	保留	校验和

图 B-10 呼吸波形数据包

呼吸波形数据 1~5 均为 8 位无符号数,有效数据范围为 0~255,当 RA/LL 导联脱落时波形数据为 128。呼吸波形数据包每 40 ms 发送一次。

11. 呼吸率(DAT_RESP_RR)

呼吸率数据包是由从机向主机发送的呼吸率,其格式与其中数据含义如图 B-11 所示。

模块 ID	HEAD	二级 ID	DAT1	DAT2	DAT3	DAT4	DAT5	DAT6	CHECK
11H	数据头	03H	呼吸率高字节	呼吸率低字节	保留	保留	保留	保留	校验和

图 B-11 呼吸率数据包

呼吸率为 16 位有符号数,有效数据范围为 6~120 bpm,-100 代表无效值,导联脱落时呼吸率等于-100,窒息时呼吸率为 0。呼吸率数据包每秒发送 1 次。

12. 窒息报警（DAT_RESP_APNEA）

窒息报警数据包是由从机向主机发送的呼吸窒息报警信息，其格式与其中数据含义如图 B-12 所示。

模块 ID	HEAD	二级 ID	DAT1	DAT2	DAT3	DAT4	DAT5	DAT6	CHECK
11H	数据头	04H	报警信息	保留	保留	保留	保留	保留	校验和

图 B-12　窒息报警数据包

报警信息：0-无报警，1-有报警；窒息时呼吸率为 0。窒息报警数据包每秒发送 1 次。

13. 呼吸 CVA 报警信息（DAT_RESP_CVA）

呼吸 CVA 报警信息数据包是由从机向主机发送的 CVA 报警信息，其格式与其中数据的含义如图 B-13 所示。

模块 ID	HEAD	二级 ID	DAT1	DAT2	DAT3	DAT4	DAT5	DAT6	CHECK
11H	数据头	05H	CVA 检测	保留	保留	保留	保留	保留	校验和

图 B-13　呼吸 CVA 报警信息数据包

CVA 检测（DAT1）：0-没有 CVA 报警信息，1-有 CVA 报警信息。CVA 为心动干扰，是心电信号叠加在呼吸波形上的干扰，如果模块检测到该干扰存在，则发送该报警信息。呼吸 CVA 报警时呼吸率为无效值（-100）。呼吸 CVA 报警信息数据包每秒发送 1 次。

14. 体温数据（DAT_TEMP_DATA）

体温数据包是由从机向主机发送的双通道体温值和探头信息，其格式与其中数据的含义如图 B-14 所示。

模块 ID	HEAD	二级 ID	DAT1	DAT2	DAT3	DAT4	DAT5	DAT6	CHECK
12H	数据头	02H	体温探头状态	体温通道 1 高字节	体温通道 1 低字节	体温通道 2 高字节	体温通道 2 低字节	保留	校验和

图 B-14　体温数据包

体温探头状态的解释说明见表 B-11。需要注意的是，体温数据（DAT1~DAT5）均为 16 位有符号数，有效数据范围为 0~500，数据为真实体温扩大 10 倍，单位是摄氏度。例如，368 代表 36.8℃，-100 代表无效数据。体温数据包每秒发送 1 次。

表 B-11　体温探头状态的解释说明

位	解释说明
7:2	保留
1	体温通道 2：0-体温探头接上；1-体温探头脱落
0	体温通道 1：0-体温探头接上；1-体温探头脱落

15. 血氧波形数据（DAT_SPO2_WAVE）

血氧波形数据包是由从机向主机发送的血氧波形数据，其格式与其中数据的含义如图 B-15 所示。

模块 ID	HEAD	二级 ID	DAT1	DAT2	DAT3	DAT4	DAT5	DAT6	CHECK
13H	数据头	02H	血氧波形数据 1	血氧波形数据 2	血氧波形数据 3	血氧波形数据 4	血氧波形数据 5	血氧测量状态	校验和

图 B-15　血氧波形数据包

血氧测量状态的解释说明见表 B-12。血氧波形数据（DAT1~DAT5）均为 8 位无符号数，数据范围为 0~255，血氧探头手指脱落时血氧波形数据为 0。血压波形数据包每 40 ms 发送一次。

表 B-12　血氧测量状态的解释说明

位	解释说明
7	SPO2 探头手指脱落标志：1-探头手指脱落
6	保留
5	保留
4	SPO2 探头脱落标志：1-探头手指脱落
3:0	保留

16. 血氧数据（DAT_SPO2_DATA）

血氧数据包是由从机向主机发送的血氧数据，如脉率和氧饱和度等，其格式与其中数据的含义如图 B-16 所示。

模块 ID	HEAD	二级 ID	DAT1	DAT2	DAT3	DAT4	DAT5	DAT6	CHECK
13H	数据头	03H	氧饱和度信息	脉率高字节	脉率低字节	氧饱和度数据	保留	保留	校验和

图 B-16　血氧数据包

氧饱和度信息的解释说明见表 B-13。脉率为 16 位有符号数，有效数据范围为 0~255 bpm，-100 代表无效值。氧饱和度数据（DAT4）为 8 位有符号数，有效数据范围为 0~100（代表 0~100%），-100 代表无效值。血氧数据包每秒发送 1 次。

表 B-13　氧饱和度信息的解释说明

位	解释说明
7:6	保留
5	氧饱和度下降标志：1-氧饱和度下降
4	搜索时间太长标志：1-搜索脉搏的时间大于 15 s
3:0	信号强度（0~8，15 代表无效值），表示脉搏搏动的强度

17. 无创血压实时数据（DAT_NBP_CUFPRE）

无创血压实时数据包是由从机向主机发送的袖带压等数据，其格式与其中数据的含义如图 B-17 所示。

模块 ID	HEAD	二级 ID	DAT1	DAT2	DAT3	DAT4	DAT5	DAT6	CHECK
14H	数据头	02H	袖带压力高字节	袖带压力低字节	袖带类型错误标志	测量类型	保留	保留	校验和

图 B-17　无创血压实时数据包

袖带类型错误标志的解释说明见表 B-14,测量类型的解释说明见表 B-15。需要注意的是,袖带压力为 16 位有符号数,数据范围为 0~300 mmHg,-100 代表无效值。无创血压实时数据包每秒发送 5 次。

表 B-14 袖带类型错误标志的解释说明

位	解释说明
7:0	袖带类型错误标志。 0-表示袖带使用正常; 1-表示在成人/儿童模式下,检测到新生儿袖带。 上位机在该标志为 1 时应该立即发送停止命令停止测量

表 B-15 测量类型的解释说明

位	解释说明
7:0	测量类型: 1-在手动测量方式下; 2-在自动测量方式下; 3-在 STAT 测量方式下; 4-在校准方式下; 5-在漏气检测中

18. 无创血压测量结束(DAT_NBP_END)

无创血压测量结束数据包是由从机向主机发送的无创血压测量结束信息,其格式与其中数据含义如图 B-18 所示。

模块 ID	HEAD	二级 ID	DAT1	DAT2	DAT3	DAT4	DAT5	DAT6	CHECK
14H	数据头	03H	测量类型	保留	保留	保留	保留	保留	校验和

图 B-18 无创血压测量结束数据包

测量类型的解释说明见表 B-16,无创血压测量结束数据包在测量结束后发送。

表 B-16 测量类型的解释说明

位	解释说明
7:0	测量类型: 1-在手动测量方式下测量结束; 2-在自动测量方式下测量结束; 3-在 STAT 测量方式下结束; 4-在校准方式下测量结束; 5-在漏气检测中测量结束; 6-STAT 测量方式中单次测量结束; 10-系统错误,具体错误信息见 NBP 状态包

19. 无创血压测量结果 1(DAT_NBP_RSLT1)

无创血压测量结果 1 数据包是由从机向主机发送的无创血压收缩压、舒张压和平均压,其格式与其中数据含义如图 B-19 所示。

模块 ID	HEAD	二级 ID	DAT1	DAT2	DAT3	DAT4	DAT5	DAT6	CHECK
14H	数据头	04H	收缩压高字节	收缩压低字节	舒张压高字节	舒张压低字节	平均压高字节	平均压低字节	校验和

图 B-19 无创血压测量结果 1 数据包

需要注意的是，收缩压、舒张压、平均压均为 16 位有符号数，数据范围为 0~300 mmHg，-100 代表无效值，无创血压测量结果 1 数据包在测量结束后和接收到查询测量结果命令后发送。

20. 无创血压测量结果 2（DAT_NBP_RSLT2）

无创血压测量结果 2 数据包是由从机向主机发送的无创血压脉率值，其格式与其中数据的含义如图 B-20 所示。

模块 ID	HEAD	二级 ID	DAT1	DAT2	DAT3	DAT4	DAT5	DAT6	CHECK
14H	数据头	05H	脉率高字节	脉率低字节	保留	保留	保留	保留	校验和

图 B-20 无创血压测量结果 2 数据包

需要注意的是，脉率为 16 位有符号数，-100 代表无效值，无创血压测量结果 2 数据包在测量结束和接收到查询测量结果命令后发送。

21. 无创血压状态（DAT_NBP_STS）

无创血压测量状态数据包是由从机向主机发送的无创血压状态、测量周期、测量错误、剩余时间，其格式与其中数据的含义如图 B-21 所示。

模块 ID	HEAD	二级 ID	DAT1	DAT2	DAT3	DAT4	DAT5	DAT6	CHECK
14H	数据头	06H	无创血压状态	测量周期	测量错误	剩余时间高字节	剩余时间低字节	保留	校验和

图 B-21 无创血压状态数据包

无创血压状态的解释说明见表 B-17，测量周期的解释说明见表 B-18，测量错误的解释说明见表 B-19。剩余时间为 16 位无符号数，单位为秒。无创血压状态数据包在接收到查询命令或复位后发送。

表 B-17 无创血压状态的解释说明

位	解释说明
7:6	保留
5:4	病人信息：00-成人模式；01-儿童模式；10-新生儿模式
3:0	无创血压状态： 0000-无创血压待命； 0001-手动测量中； 0010-自动测量中； 0011-STAT 测量中； 0100-校准中； 0101-漏气检测中； 0110-无创血压复位； 1010-系统出错，具体错误信息见测量错误字节

表 B-18 测量周期的解释说明

位	解释说明
7:0	无创测量周期(8 位无符号数)： 0-在手动测量方式下； 1-在自动测量方式下,对应周期为 1 min； 2-在自动测量方式下,对应周期为 2 min； 3-在自动测量方式下,对应周期为 3 min； 4-在自动测量方式下,对应周期为 4 min； 5-在自动测量方式下,对应周期为 5 min； 6-在自动测量方式下,对应周期为 10 min； 7-在自动测量方式下,对应周期为 15 min； 8-在自动测量方式下,对应周期为 30 min； 9-在自动测量方式下,对应周期为 1 h； 10-在自动测量方式下,对应周期为 1.5 h； 11-在自动测量方式下,对应周期为 2 h； 12-在自动测量方式下,对应周期为 3 h； 13-在自动测量方式下,对应周期为 4 h； 14-在自动测量方式下,对应周期为 8 h； 15-在 STAT 测量方式下

表 B-19 测量错误的解释说明

位	解释说明
7:0	无创测量错误(8 位无符号数)： 0-无错误； 1-袖带过松,可能是未接袖带或气路中漏气； 2-漏气,可能是阀门或气路中漏气； 3-气压错误,可能是阀门无法正常打开； 4-弱信号,可能是测量对象脉搏太弱或袖带过松； 5-超范围,可能是测量对象的血压值超过了测量范围； 6-过分运动,可能是测量时信号中含有太多干扰； 7-过压,袖带压力超过范围,成人 300 mmHg,儿童 240 mmHg,新生儿 150 mmHg； 8-信号饱和,由于运动或其他原因使信号幅度太大； 9-漏气检测失败,在漏气检测中,发现系统气路漏气； 10-系统错误,充气泵、A/D 采样、压力传感器出错； 11-超时,某次测量超过规定时间,成人/儿童袖带压超过 200 mmHg 时为 120 s,未超过时为 90 s,新生儿为 90 s

B.3 主机发送给从机命令包类型 ID

主机发送给从机命令包的模块 ID、二级 ID 定义和说明见表 B-20。

表 B-20 主机发送给从机命令包的模块 ID、二级 ID 定义和说明

序号	模块 ID	ID 定义	ID 号	定义	说明
1	0x01	CMD_RST_ACK	0x80	格式同模块发送数据格式	模块复位信息应答
2		CMD_GET_POST_RSLT	0x81	查询下位机的自检结果	读取自检结果
3		CMD_PAT_TYPE	0x90	设置病人类型为成人、儿童或新生儿	病人类型设置

(续表)

序号	模块ID	ID定义	ID号	定义	说明
4	0x10	CMD_LEAD_SYS	0x80	设置ECG导联为5导联或3导联模式	3/5导联设置
5		CMD_LEAD_TYPE	0x81	设置通道1或通道2的ECG导联:I、II、III、AVL、AVR、AVF、V	导联方式设置
6		CMD_FILTER_MODE	0x82	设置通道1或通道2的ECG滤波方式:诊断、监护、手术	心电滤波方式设置
7		CMD_ECG_GAIN	0x83	设置通道1或通道2的ECG增益为:×0.25、×0.5、×1、×2	ECG增益设置
8		CMD_ECG_CAL	0x84	设置ECG波形为1 Hz的校准信号	心电校准
9		CMD_ECG_TRA	0x85	设置50/60 Hz工频干扰抑制的开关	工频干扰抑制开关
10		CMD_ECG_PACE	0x86	设置起搏分析的开关	起搏分析开关
11		CMD_ECG_ST_ISO	0x87	设置ST计算的ISO和ST点	ST测量ISO、ST点
12		CMD_ECG_CHANNEL	0x88	选择心率计算为通道1或通道2	心率计算通道
13		CMD_ECG_LEADRN	0x89	重新计算心率	心率重新计算
14	0x11	CMD_RESP_GAIN	0x80	设置呼吸增益为:×0.25、×0.5、×1、×2、×4	呼吸增益设置
15		CMD_RESP_APNEA	0x81	设置呼吸窒息的报警延迟时间:10~40 s	呼吸窒息报警时间设置
16	0x12	CMD_TEMP	0x80	设置体温探头的类型:YSI/CY-F1	Temp参数设置
17	0x13	CMD_SPO2	0x80	设置SPO2的测量灵敏度	SPO2参数设置
18	0x14	CMD_NBP_START	0x80	启动一次血压手动/自动测量	NBP开始测量
19		CMD_NBP_END	0x81	结束当前的测量	NBP停止测量
20		CMD_NBP_PERIOD	0x82	设置血压自动测量的周期	NBP测量周期设置
21		CMD_NBP_CALIB	0x83	血压进入校准状态	NBP校准
22		CMD_NBP_RST	0x84	软件复位血压模块	NBP模块复位
23		CMD_NBP_CHECK_LEAK	0x85	血压气路进行漏气检测	NBP漏气检测
24		CMD_NBP_QUERY_STS	0x86	查询血压模块的状态	NBP查询状态
25		CMD_NBP_FIRST_PRE	0x87	设置下次血压测量的首次充气压力	NBP首次充气压力设置
26		CMD_NBP_CONT	0x88	开始5分钟的STAT血压测量	开始5分钟的STAT血压测量
27		CMD_NBP_RSLT	0x89	查询上次血压的测量结果	NBP查询上次测量结果

下面按照顺序对主机发送给从机的命令包进行详细讲解。

1. 模块复位信息应答(CMD_RST_ACK)

模块复位信息应答命令包是主机向从机发送的命令,当从机给主机发送复位信息,主机收到复位信息后就会发送模块复位信息应答命令包给从机,模块复位信息应答命令包如图 B-22 所示。

模块 ID	HEAD	二级 ID	DAT1	DAT2	DAT3	DAT4	DAT5	DAT6	CHECK
01H	数据头	80H	保留	保留	保留	保留	保留	保留	校验和

图 B-22　模块复位信息应答命令包

2. 读取自检结果(CMD_GET_POST_RSLT)

读取自检结果命令包是主机向从机发送的命令,从机会返回系统的自检结果数据包,同时从机还应返回命令应答包。读取自检结果命令包如图 B-23 所示。

模块 ID	HEAD	二级 ID	DAT1	DAT2	DAT3	DAT4	DAT5	DAT6	CHECK
01H	数据头	81H	保留	保留	保留	保留	保留	保留	校验和

图 B-23　读取自检结果命令包

3. 病人类型设置(CMD_PAT_TYPE)

病人类型设置命令包是主机向从机发送的命令,以达到对病人类型进行设置的目的,病人类型设置命令包如图 B-24 所示。

模块 ID	HEAD	二级 ID	DAT1	DAT2	DAT3	DAT4	DAT5	DAT6	CHECK
01H	数据头	90H	病人类型	保留	保留	保留	保留	保留	校验和

图 B-24　病人类型设置命令包

病人类型的解释说明见表 B-21,需要注意的是,复位后,病人类型默认值为 0,即成人。

表 B-21　病人类型的解释说明

位	解释说明
7:0	病人类型:0-成人;1-儿童;2-新生儿

4. 3/5 导联设置(CMD_LEAD_SYS)

3/5 导联设置命令包是主机向从机发送的命令,以达到对 3/5 导联设置的目的,心电 3/5 导联设置命令包如图 B-25 所示。

模块 ID	HEAD	二级 ID	DAT1	DAT2	DAT3	DAT4	DAT5	DAT6	CHECK
10H	数据头	80H	3/5 导联设置	保留	保留	保留	保留	保留	校验和

图 B-25　3/5 导联设置命令包

3/5 导联设置的解释说明见表 B-22,由 3 导联设置为 5 导联时通道 1 的导联设置为

Ⅰ导联,通道 2 的导联设置为Ⅱ导联。由 5 导联设置为 3 导联时通道 1 的导联设置为Ⅱ导联。复位后的默认值为 5 导联。注意,3 导联状态下 ECG 只有通道 1 有波形,通道 2 的波形为默认值 2 048。导联设置只能设置通道 1 且只有Ⅰ、Ⅱ、Ⅲ 3 种选择,心率计算通道固定为通道 1。

表 B-22　3/5 导联设置的解释说明

位	解释说明
7:0	导联设置:0-3 导联;1-5 导联

5. 导联方式设置(CMD_LEADTYPE)

导联方式设置命令包是主机向从机发送的命令,以达到对导联方式设置的目的,导联方式设置命令包如图 B-26 所示。

模块 ID	HEAD	二级 ID	DAT1	DAT2	DAT3	DAT4	DAT5	DAT6	CHECK
10H	数据头	81H	导联方式	保留	保留	保留	保留	保留	校验和

图 B-26　导联方式设置命令包

导联方式设置的解释说明见表 B-23。复位后默认设置:通道 1 为Ⅱ导联,通道 2 为Ⅰ导联。需要注意的是,3 导联状态下 ECG 只有通道 1 有波形,不能发送通道 2 的导联设置,通道 1 的导联设置只有Ⅰ、Ⅱ、Ⅲ 3 种选择。否则下位机会返回命令错误信息。

表 B-23　导联方式的解释说明

位	解释说明
7:4	通道选择:0-通道 1;1-通道 2
3:0	导联选择:0-保留;1-Ⅰ导联;2-Ⅱ导联;3-Ⅲ导联; 4-AVR 导联;5-AVL 导联;6-AVF 导联;7-V 导联

6. 心电滤波方式设置(CMD_FILTER_MODE)

心电滤波方式设置命令包是主机向从机发送的命令,以达到对滤波方式进行选择的目的,心电滤波方式设置命令包如图 B-27 所示。

模块 ID	HEAD	二级 ID	DAT1	DAT2	DAT3	DAT4	DAT5	DAT6	CHECK
10H	数据头	82H	心电滤波方式	保留	保留	保留	保留	保留	校验和

图 B-27　心电滤波方式设置命令包

心电滤波方式的解释说明见表 B-24。复位后默认设置的滤波方式为诊断方式。

表 B-24　心电滤波方式的解释说明

位	解释说明
7:4	保留
3:0	滤波方式:0-诊断;1-监护;2-手术;3-保留

7. 心电增益设置(CMD_ECG_GAIN)

心电增益设置命令包是主机向从机发送的命令,以达到对心电波形进行幅值调节的目的,心电增益设置命令包如图 B-28 所示。

模块 ID	HEAD	二级 ID	DAT1	DAT2	DAT3	DAT4	DAT5	DAT6	CHECK
10H	数据头	83H	心电增益	保留	保留	保留	保留	保留	校验和

图 B-28 心电增益设置命令包

心电增益的解释说明见表 B-25。需要注意的是,复位时,主机向从机发送命令,将通道 1 和通道 2 的增益设置为"×1"。

表 B-25 心电增益的解释说明

位	解释说明
7:4	通道设置:0-通道 1;1-通道 2
3:0	增益设置:0-×0.25;1-×0.5;2-×1;3-×2;4-×4

8. 心电校准(CMD_ECG_CAL)

心电校准命令包是主机向从机发送的命令,以达到对心电波形进行校准的目的,心电校准命令包如图 B-29 所示。

模块 ID	HEAD	二级 ID	DAT1	DAT2	DAT3	DAT4	DAT5	DAT6	CHECK
10H	数据头	84H	心电校准	保留	保留	保留	保留	保留	校验和

图 B-29 心电校准命令包

心电校准的解释说明见表 B-26。复位后默认设置为关。从机在收到心电校准命令后会设置心电信号为频率为 1 Hz、幅度为 1 mV 大小的方波校准信号。

表 B-26 心电校准的解释说明

位	解释说明
7:0	导联设置:1-开;0-关

9. 工频干扰抑制开关(CMD_ECG_TRA)

工频干扰抑制开关命令包是主机向从机发送的命令,以达到对心电进行校准的目的,工频干扰抑制开关命令包如图 B-30 所示。

模块 ID	HEAD	二级 ID	DAT1	DAT2	DAT3	DAT4	DAT5	DAT6	CHECK
10H	数据头	85H	陷波开关	保留	保留	保留	保留	保留	校验和

图 B-30 工频干扰抑制开关命令包

陷波开关的解释说明见表 B-27,复位后默认设置为关。

表 B-27 陷波开关的解释说明

位	解释说明
7:0	陷波开关:1-开;0-关

10. 起搏分析开关(CMD_ECG_PACE)

起搏分析开关命令包是主机向从机发送的命令,以达到对心电进行起搏分析设置的目的,起搏分析命令包如图 B-31 所示。

模块 ID	HEAD	二级 ID	DAT1	DAT2	DAT3	DAT4	DAT5	DAT6	CHECK
10H	数据头	86H	分析开关	保留	保留	保留	保留	保留	校验和

图 B-31 起搏分析开关命令包

分析开关的解释说明见表 B-28,复位后默认值为关。

表 B-28 分析开关的解释说明

位	解释说明
7:0	导联设置:1-开;0-关

11. ST 测量的 ISO、ST 点(CMD_ECG_ST_ISO)

ST 测量的 ISO、ST 点设置命令包是主机向从机发送的命令,改变等电位点和 ST 测量点相对于 R 波顶点的位置,ISO、ST 点设置命令包如图 B-32 所示。

模块 ID	HEAD	二级 ID	DAT1	DAT2	DAT3	DAT4	DAT5	DAT6	CHECK
10H	数据头	87H	ISO 点高字节	ISO 点低字节	ST 点高字节	ST 点低字节	保留	保留	校验和

图 B-32 ST 测量的 ISO、ST 点设置命令包

ISO 点(偏移量)即为等电位点相对于 R 波顶点的位置,单位为 4 ms,ST 点(偏移量)即为 ST 测量点相对于 R 波顶点的位置,单位为 4 ms。复位后,ISO 点(偏移量)默认设置为 20×4=80 ms,ST 点(偏移量)默认设置为 27×4=108 ms。

12. 心率计算通道(CMD_ECG_CHANNEL)

心率计算通道设置命令包是主机向从机发送的命令,以达到选择心率计算通道的目的,心率计算通道设置命令包如图 B-33 所示。

模块 ID	HEAD	二级 ID	DAT1	DAT2	DAT3	DAT4	DAT5	DAT6	CHECK
10H	数据头	88H	心率计算通道	保留	保留	保留	保留	保留	校验和

图 B-33 心电计算通道设置命令包

心率计算通道的解释说明见表 B-29,复位后默认设置为通道 1。

表 B-29 心率计算通道的解释说明

位	解释说明
7:0	导联设置:0-通道 1;1-通道 2;2-自动选择

13. 心率重新计算(CMD_ECG_LEARN)

心率重新计算命令包是主机向从机发送的命令,以达到心率重新计算的目的,心率重新计算命令包如图 B-34 所示。

模块 ID	HEAD	二级 ID	DAT1	DAT2	DAT3	DAT4	DAT5	DAT6	CHECK
10H	数据头	89H	保留	保留	保留	保留	保留	保留	校验和

图 B-34 心率重新计算命令包

14. 呼吸增益设置(CMD_RESP_GAIN)

呼吸增益设置命令包是主机向从机发送的命令,以达到对呼吸波形进行幅值调节的目的,呼吸增益设置命令包如图 B-35 所示。

模块 ID	HEAD	二级 ID	DAT1	DAT2	DAT3	DAT4	DAT5	DAT6	CHECK
11H	数据头	80H	呼吸增益	保留	保留	保留	保留	保留	校验和

图 B-35 呼吸增益设置命令包

呼吸增益的解释说明见表 B-30,复位时,主机向从机发送命令,将呼吸增益设置为×1。

表 B-30 呼吸增益的解释说明

位	解释说明
7:0	增益设置:0-×0.25,1-×0.5,2-×1,3-×2,4-×4

15. 窒息报警时间设置(CMD_RESP_APNEA)

窒息报警时间设置命令包是主机向从机发送的命令,以达到设置窒息报警时间的目的,呼吸增益设置命令包如图 B-36 所示。

模块 ID	HEAD	二级 ID	DAT1	DAT2	DAT3	DAT4	DAT5	DAT6	CHECK
11H	数据头	81H	窒息报警时间	保留	保留	保留	保留	保留	校验和

图 B-36 窒息报警时间设置命令包

窒息报警时间的解释说明见表 B-31,复位后窒息报警时间默认设置为 20 s。

表 B-31 窒息报警时间的解释说明

位	解释说明
7:0	窒息报警时间设置: 0-不报警;1-10 s;2-15 s;3-20 s;4-25 s;5-30 s;6-35 s;7-40 s

16. 体温参数设置（CMD_TEMP）

体温参数设置命令包是主机向从机发送的命令,以达到设置体温模块参数的目的,体温参数设置命令包如图 B-37 所示。

模块 ID	HEAD	二级 ID	DAT1	DAT2	DAT3	DAT4	DAT5	DAT6	CHECK
12H	数据头	80H	探头类型	保留	保留	保留	保留	保留	校验和

图 B-37 体温参数设置命令包

探头类型的解释说明见表 B-32,复位时,主机向从机发送命令,将体温探头类型设置为 YSI 探头类型。

表 B-32 探头类型的解释说明

位	解释说明
7:0	探头类型:0-YSI 探头;1-CY 探头

17. 血氧参数设置（CMD_SPO2）

血氧参数设置命令包是主机向从机发送的命令,以达到设置血氧模块参数的目的,血氧参数设置命令包如图 B-38 所示。

模块 ID	HEAD	二级 ID	DAT1	DAT2	DAT3	DAT4	DAT5	DAT6	CHECK
13H	数据头	80H	计算灵敏度	保留	保留	保留	保留	保留	校验和

图 B-38 血氧参数设置命令包

计算灵敏度的解释说明见表 B-33,复位时,主机向从机发送命令,将计算灵敏度设置为中灵敏度。

表 B-33 计算灵敏度的解释说明

位	解释说明
7:0	计算灵敏度:1-高;2-中;3-低

18. 无创血压启动测量（CMD_NBP_START）

无创血压启动测量命令包是通过主机向从机发送的命令,以达到启动一次无创血压测量的目的,无创血压启动测量命令包如图 B-39 所示。

模块 ID	HEAD	二级 ID	DAT1	DAT2	DAT3	DAT4	DAT5	DAT6	CHECK
14H	数据头	80H	保留	保留	保留	保留	保留	保留	校验和

图 B-39 无创血压启动测量命令包

19. 无创血压停止测量（CMD_NBP_END）

无创血压停止测量命令包是主机向从机发送的命令,以达到停止无创血压测量的目的,无创血压停止测量命令包如图 B-40 所示。

模块 ID	HEAD	二级 ID	DAT1	DAT2	DAT3	DAT4	DAT5	DAT6	CHECK
14H	数据头	81H	保留	保留	保留	保留	保留	保留	校验和

图 B-40 无创血压停止测量命令包

20. 无创血压测量周期设置（CMD_NBP_PERIOD）

无创血压测量周期设置命令包是主机向从机发送的命令，以达到设置自动测量周期的目的，无创血压测量周期设置命令包如图 B-41 所示。

模块 ID	HEAD	二级 ID	DAT1	DAT2	DAT3	DAT4	DAT5	DAT6	CHECK
14H	数据头	82H	测量周期	保留	保留	保留	保留	保留	校验和

图 B-41 无创血压测量周期设置命令包

测量周期的解释说明见表 B-34，复位后，默认值为手动方式。

表 B-34 测量周期的解释说明

位	解释说明
7:0	0 - 设置为手动方式 1 - 设置自动测量周期为 1 min； 2 - 设置自动测量周期为 2 min； 3 - 设置自动测量周期为 3 min； 4 - 设置自动测量周期为 4 min； 5 - 设置自动测量周期为 5 min； 6 - 设置自动测量周期为 10 min； 7 - 设置自动测量周期为 15 min； 8 - 设置自动测量周期为 30 min； 9 - 设置自动测量周期为 60 min； 10 - 设置自动测量周期为 90 min； 11 - 设置自动测量周期为 120 min； 12 - 设置自动测量周期为 180 min； 13 - 设置自动测量周期为 240 min； 14 - 设置自动测量周期为 480 min

21. 无创血压校准（CMD_NBP_CALIB）

无创血压校准命令包是主机向从机发送的命令，以达到启动一次无创血压校准的目的，无创血压校准命令包如图 B-42 所示。

模块 ID	HEAD	二级 ID	DAT1	DAT2	DAT3	DAT4	DAT5	DAT6	CHECK
14H	数据头	83H	保留	保留	保留	保留	保留	保留	校验和

图 B-42 无创血压校准命令包

22. 无创血压模块复位（CMD_NBP_RST）

无创血压模块复位命令包是主机向从机发送的命令，以达到模块复位的目的，无创血压模块复位主要是执行打开阀门、停止充气、回到手动测量方式操作,无创血压模块复位命令包如图 B-43 所示。

模块 ID	HEAD	二级 ID	DAT1	DAT2	DAT3	DAT4	DAT5	DAT6	CHECK
14H	数据头	84H	保留	保留	保留	保留	保留	保留	校验和

图 B-43 无创血压模块复位命令包

23. 无创血压漏气检测(CMD_NBP_CHECK_LEAK)

无创血压漏气检测命令包是主机向从机发送的命令,以达到启动漏气检测的目的,无创血压漏气检测命令包如图 B-44 所示。

模块 ID	HEAD	二级 ID	DAT1	DAT2	DAT3	DAT4	DAT5	DAT6	CHECK
14H	数据头	85H	保留	保留	保留	保留	保留	保留	校验和

图 B-44 无创血压漏气检测命令包

24. 无创血压查询状态(CMD_NBP_QUERY)

无创血压查询状态命令包是主机向从机发送的命令,以达到查询无创血压状态的目的,无创血压查询状态命令包如图 B-45 所示。

模块 ID	HEAD	二级 ID	DAT1	DAT2	DAT3	DAT4	DAT5	DAT6	CHECK
14H	数据头	86H	保留	保留	保留	保留	保留	保留	校验和

图 B-45 无创血压查询状态命令包

25. 无创血压首次充气压力设置(CMD_NBP_FIRST_PRE)

无创血压首次充气压力设置命令包是主机向从机发送的命令,以达到设置首次充气压力的目的,无创血压首次充气压力设置命令包如图 B-46 所示。

模块 ID	HEAD	二级 ID	DAT1	DAT2	DAT3	DAT4	DAT5	DAT6	CHECK
14H	数据头	87H	病人类型/初次充气压力	病人类型/初次充气压力	保留	保留	保留	保留	校验和

图 B-46 无创血压首次充气压力设置命令包

病人类型的解释说明见表 B-35,初次充气压力的解释说明见表 B-36。成人模式的压力范围为 80~250 mmHg,儿童模式的压力范围为 80~200 mmHg,新生儿模式的压力范围为 60~120 mmHg,该命令包只有在相应的测量对象模式下才有效。当切换病人模式时,初次充气压力会设为各模式的默认值,成人模式初次充气的压力的默认值为 160 mmHg,儿童模式初次充气的压力的默认值为 120 mmHg,新生儿模式初次充气的压力的默认值 70 mmHg。另外,病人类型在系统复位后的缺省(默认)设置为成人模式,初次充气压力的缺省设置为 160 mmHg。

表 B-35 病人类型的解释说明

位	解释说明
7:0	病人类型:0-成人;1-儿童;2-新生儿

表 B-36　初次充气压力定义

位	解释说明
7:0	新生儿模式下,压力范围:60~120 mmHg; 儿童模式下,压力范围:80~200 mmHg; 成人模式下,压力范围:80~240 mmHg; 60 —设置初次充气压力为 60 mmHg; 70 —设置初次充气压力为 70 mmHg; 80 —设置初次充气压力为 80 mmHg; 100 —设置初次充气压力为 100 mmHg; 120 —设置初次充气压力为 120 mmHg; 140 —设置初次充气压力为 140 mmHg; 150 —设置初次充气压力为 150 mmHg; 160 —设置初次充气压力为 160 mmHg; 180 —设置初次充气压力为 180 mmHg; 200 —设置初次充气压力为 200 mmHg; 220 —设置初次充气压力为 220 mmHg; 240 —设置初次充气压力为 240 mmHg

26. 无创血压启动 STAT 测量(CMD_NIBP_CONT)

无创血压启动 STAT 测量命令包是主机向从机发送的命令,以达到启动 STAT 测量的目的,无创血压启动 STAT 测量命令包如图 B-47 所示。

模块 ID	HEAD	二级 ID	DAT1	DAT2	DAT3	DAT4	DAT5	DAT6	CHECK
14H	数据头	88H	保留	保留	保留	保留	保留	保留	校验和

图 B-47　无创血压启动 STAT 测量命令包

27. 无创血压查询测量结果(CMD_NIBP_RSLT)

无创血压查询测量结果命令包是主机向从机发送的命令,以达到查询测量结果的目的,无创血压查询测量结果命令包如图 B-48 所示。

模块 ID	HEAD	二级 ID	DAT1	DAT2	DAT3	DAT4	DAT5	DAT6	CHECK
14H	数据头	89H	保留	保留	保留	保留	保留	保留	校验和

图 B-48　无创血压查询测量结果命令包

参考文献

[1] 郭霖. 第一行代码 Android[M]. 2版. 北京:人民邮电出版社,2016.

[2] 李刚. 疯狂 Java 讲义[M]. 5版. 北京:电子工业出版社,2019.

[3] 明日学院. Android 从入门到精通[M]. 北京:中国水利水电出版社,2017.

[4] 代林峰. Android 网络开发[M]. 北京:机械工业出版社,2015.

[5] IanF. Danvin. Android 应用开发实战[M]. 胡训强,夏红梅,张文娟,译. 2版. 北京:机械工业出版社,2018.

[6] Jonathan Levin. 最强 Android 书:架构大剖析[M]. 崔孝晨,等译. 北京:电子工业出版社,2018.

[7] 王辰龙. 高级 Android 开发强化实战[M]. 北京:电子工业出版社,2018.

[8] 刘望舒. Android 进阶之光[M]. 北京:电子工业出版社,2017.

[9] 李兴华. Java 从入门到项目实战[M]. 北京:中国水利水电出版社,2019.

[10] 埃克尔. JAVA 编程思想[M]. 陈昊鹏,译. 4版. 北京:机械工业出版社,2007.